临床护理一本通

U0236672

骨科临床护理

主 编 丁淑贞 丁全峰

副主编 张 丽 周 军 王淑琴 贾 平

编 者（以姓氏笔画为序）

丁全峰 丁淑贞 王月珠 王海燕 王淑琴
田其濡 张 丽 张 彤 张 茹 张姝雯
张晓霞 杨 红 周 军 姜 艳 凌 峰
桑 甜 贾 平 高筱琪 蔡 玮 谭 燕

中国协和医科大学出版社

图书在版编目（CIP）数据

骨科临床护理／丁淑贞，丁全峰主编. —北京：中国协和医科大学出版社，
2016.1

（临床护理一本通）

ISBN 978-7-5679-0419-4

Ⅰ．①骨…　Ⅱ．①丁…　②丁…　Ⅲ．①骨科学–护理学　Ⅳ．①R473.6

中国版本图书馆 CIP 数据核字（2015）第 216523 号

临床护理一本通
——骨科临床护理

主　　编：丁淑贞　丁全峰
责任编辑：张晓雪　吴桂梅

出版发行：中国协和医科大学出版社
　　　　　（北京东单三条九号　邮编100730　电话65260431）
网　　址：www.pumcp.com
经　　销：新华书店总店北京发行所
印　　刷：涿州汇美亿浓印刷有限公司

开　　本：710×1000　1/16 开
印　　张：27.5
字　　数：415 千字
版　　次：2016 年 7 月第 1 版
印　　次：2023 年 9 月第 5 次印刷
定　　价：64.00 元

ISBN 978-7-5679-0419-4

前　言

　　护理学是将自然科学与社会科学紧密联系起来的为人类健康服务的综合性应用学科。随着医学科学的迅速发展和医学模式的转变，医学理论和诊疗技术不断进行更新，护理学科领域发生了很大的变化。"临床护理一本通"旨在为临床护理人员提供最新的专业理论和专业指导，帮助护理人员熟练掌握基本理论知识和临床护理技能，提高护理质量，是对各专科临床护理实践及技能给予指导的专业参考书。

　　近年来，骨科医学技术飞速发展，护理服务模式明显转变，其护理知识与要求也应随之相应地提高和完善。为了促进广大骨科医务人员在临床工作中更好地认识、了解骨科的疾病，普及和更新骨科的临床技能及护理知识，从而满足骨科专业人员以及广大基层医务工作者的需要，结合临床经验，我们编写了这本《骨科临床护理》。

　　本书包括了骨科专业的常见疾病和多发疾病，具体讲述相关疾病概述、临床表现、辅助检查、治疗原则、护理评估、护理诊断、护理措施及健康教育等内容，语言简洁，内容丰富，侧重实用性和可操作性，力求详尽准确。

　　本书适合骨科及相关专业广大医护人员使用。

　　由于时间仓促，编者经验水平有限，不足之处在所难免，恳请读者批评指正。

编　者

2015 年 10 月

目 录

第一章 骨科患者的一般护理

第一节 骨科患者入院后的护理

【体位的安置要求】

1. 功能位

正确安置患者体位，保持各关节于功能位，使固定关节发挥最大效能，有利于患者功能的恢复。人体各大关节的功能位如下。

（1）肩关节：前屈 30°，外展 45°，外旋 15°。

（2）肘关节：屈曲 90°。

（3）腕关节：背屈 20°~30°。

（4）髋关节：前屈 15°~20°，外展 10°~20°，外旋 5°~10°。

（5）膝关节：屈曲±5°或伸直 180°。

（6）踝关节：屈曲 5°~10°。

2. 卧位

（1）平卧位	（2）侧卧位
①垫枕不要过高，要顺沿到肩部，防止头前屈、下颌前翘及胸部凹陷；②足部盖被物等不宜过重，足底应用垫枕支撑，保持踝关节背屈 90°。	①用垫枕垫平头部与肩部之间的空隙；②靠床侧的膝屈曲度要比另一侧稍小，用垫枕垫于上侧大腿下，以防髋内收。
（3）半坐位	（4）俯卧位
①臀部尽量向后靠，使上身重量落在坐骨与股骨上，并在腰背部垫一软枕，以保持脊柱正常的生理曲线；②腘窝处垫软枕，足底顶沙袋，防止膝过伸及足下垂；又可增大支撑面防止身体下滑。	①自肋缘至骨盆处垫一薄软枕，以放松脊柱肌肉；②小腿下垫软枕，使踝部抬高，维持踝关节功能位。

【搬动患者的力学要求与方法】

骨科患者入院后应及时给予妥善安置，在搬动患者时要掌握搬动的原则及力学要求，运用正确的搬动方法。

（1）搬动的原则

1）骨折患者先固定，再搬动，避免因搬动加重骨折的程度。肢体肿胀者，搬动时可剪开衣袖或裤管。

2）疑有脊柱骨折者，搬动时应保持头颈与躯干成一直线，切忌背、抱等动作，防止脊柱扭曲。

3）颈椎骨折、脱位者，应在颈部两侧放置沙袋制动，搬动时需专人固定头部，以防脊髓损伤。

（2）搬动的力学要求

①防止病损部位产生剪切应力或旋转应力，以免加重原有病理损害及疼痛；②保持平衡稳定及舒适，避免患者其他部位受损；③护理人员应力求省力，减轻疲劳，防止发生自身损伤（如腰部损伤）。

（3）搬动的方法

①了解患者的体重，确定身体各部段的重心位置，合理分配力量和选择着力点。身体各部段的重量大概为：头、颈和躯干占体重的58%，双上肢占10%，双下肢占32%；②了解损伤部位和病情，采取相应的保护措施。如：颈椎损伤患者应专人保护头颈部平直，胸腰椎损伤患者应至少3人平行搬运，四肢骨折及多发骨折患者应局部妥善固定，同时应尽量保护患肢，以减少搬运时疼痛和加重损伤；③搬动者应适当加大双脚支撑面，双臂尽量靠向身体两侧以减小阻力臂；两人以上搬动时要同时用力，动作应平稳、轻柔、到位，保证患者安全舒适。

【入院后的护理评估】

认真观察病情变化，及时准确收集各项护理资料，发现异常及时通知医生。

（1）全身情况

①观察生命体征，及时准确测量体温、脉搏、呼吸、血压；②卧床患者，检查受压部位皮肤情况，必要时填写压疮评估表；③骨病患者，卧床减少活动，防止病理性骨折发生。

（2）局部情况

①观察患肢血液循环，检查肢体远端皮肤颜色、温度及动脉搏动情况；②观察局部疼痛情况；③观察伤口有无出血、感染等情况。

【骨科患者肢体畸形的预防与护理措施】

（1）足下垂畸形

足下垂畸形也称垂足畸形，即足前部向跖侧屈。这种畸形的出现，导致下地走路疼痛与困难。

1）原因：①长期卧床时，未重视踝关节的活动，足底无支撑，使踝关节长期处于跖屈状态；②患肢行皮牵引治疗时压迫肢体所致；③患者瘦弱，皮下脂肪少，强迫体位时，腓骨颈处极易受压，损伤腓总神经。

2）预防与护理：①加强宣教，患肢保持外展中立位，避免外旋压迫腓骨颈处；②每2~3小时按摩一次腓骨小头处；③指导患者踝泵锻炼，每次20~30下，每天2~3次；④加强腓骨颈处的保护，可在膝关节下垫软枕，暴露腓骨颈处；⑤长期卧床或截瘫患者使用专用支具，如防垂足板。

（2）膝关节屈曲畸形

腘绳肌是一组很容易发生挛缩的肌肉。如持续在腘窝部垫枕屈曲膝关节，此关节很快会发生挛缩。预防的方法是每天数次把枕垫拿开，进行膝关节屈伸活动，以增强肱四头肌肌力。

（3）屈髋畸形

①原因：长期卧床患者，因床面太软、臀部凹陷，使髋部处于屈曲位。如不注意矫正卧位和进行伸髋锻炼，则可能产生屈髋畸形；②预防：长期卧床患者应使用硬板床，禁用软床；如病情允许，应加强髋周肌群的锻炼，每日进行髋关节活动。

（4）肩内收畸形

1）原因：①卧床患者肩臂部用得少，活动得少，可发生某种程度的失用性萎缩；②当患者仰卧时，常常习惯于把两臂靠着躯干，两手放于腹部，导致肩部内收；③胸大肌等腋部内收肌组，也很容易发生挛缩，导致内收畸形。

2）预防：①将卧床患者的两臂离开躯干放置，以防内收；用枕垫起全臂，不使其后伸；②在病情允许下，鼓励患者自己梳头，扣背后的纽扣；③指导患者拉住床头栏杆向床头方向移动身体，以使膀臂外旋、外展。

第二节　骨科患者的术前护理

对骨科患者术前护理的重点是全面地进行评估，发现并消除威胁手术安全性的因素，细致地做好各项准备及健康指导工作，使患者能良好地耐受手术。

【骨科手术的分类】

骨科手术包括四肢、躯干骨、关节、肌肉、肌腱以及脊髓、周围神经和血管的各种手术，还包括部分整形手术，涉及整个运动系统，手术的性质根据时限要求分为三大类。

（1）急症手术

病情急迫，需在短时间内实施手术，以挽救生命和肢体。如断肢（指）再植、开放性骨折清创缝合等。

（2）限期手术

由于病情关系手术时间虽然不能拖延过久，但可以在限定时间内选择。如闭合复位内固定术、恶性肿瘤根治术等。术前准备和护理工作应该在较短时间内较全面地完成，提高患者全身和局部素质。

（3）择期手术

手术时间的迟缓不影响手术效果。如各种畸形矫正术、良性肿瘤切除等，术前准备时间宽裕，能保证患者有良好的身体素质和较强的手术耐受力。

【手术前的护理评估】

（1）健康史

①病史：了解疾病的性质，尤其对骨科疾病或损伤发生、发展的过

程，需详细询问病因、症状、治疗经过及病情的发展，询问受伤时间、地点、暴力的性质、方向、着力点等因素，评估损伤的部位、严重程度以及是否发生合并伤等；②手术史：了解既往是否接受过手术治疗以及手术名称、部位、时间、术后恢复情况；③用药史及过敏史：询问药物的名称、剂量、时间以及有无药物、食物、花粉、气体等过敏史；④个人史：询问有无吸烟史及饮酒史。

（2）身体状况

①年龄：青壮年对手术耐受力较好。婴幼儿及老年人对手术的耐受力较差，易出现并发症；②营养状况：营养不良会降低机体抵抗力，影响伤口愈合；肥胖者易引起伤口感染及延迟愈合；③体液、电解质平衡状况：评估患者有无脱水、电解质代谢紊乱及酸碱平衡失调；④体温：评估有无发热或体温不升；⑤重要器官功能评估：心、肺、肝、肾、脑等重要脏器功能状况。

（3）心理-社会状况

术前最常见的心理反应是焦虑和恐惧，其发生原因多与对手术缺乏了解，担心手术效果，害怕手术后疼痛和发生术后并发症有关。尤其是截肢、截瘫患者易存在抑郁、悲观、绝望的消极情绪。故在术前应评估患者的心理活动、心理特征、压力源及其应对方式。还需要了解患者的经济承受能力、家庭及社会对患者的支持程度。

【术前辅助检查】

（1）实验室检查

包括血、尿常规；出、凝血时间；肝肾功能；血电解质、血糖、血型、交叉配血试验等，是必须进行的检查项目。某些骨病及骨肿瘤进行血沉、血钙、血磷、碱性磷酸酶及本周蛋白的化验检查。血液类风湿因子及抗"O"检查对于风湿关节炎、类风湿骨关节疾病的诊断有意义。

（2）X线检查

X线检查是骨科最常用的辅助检查方法，可以了解有无骨折、脱位及损伤的部位、形状及程度；通过局部骨组织在X线片上的表现如破坏、增生及骨膜反应等，可以为骨病的诊断提供参考依据。手术前还应常规进行肺部X线检查，以观察肺脏的健康状况，评估对手术的耐受能力。

（3）CT、MRI 检查

CT 及 MRI 可获得人体组织的三维结构，图像清晰。这两种检查方法已被广泛应用于骨科疾病的检查。

（4）心电图检查

术前应常规进行心电图检查，进一步了解患者的心脏功能及对手术的耐受能力，以确保患者术中及术后的安全。

【术前常规准备】

（1）协助医生及帮助患者完成术前各种检查。检查前需要做碘过敏试验的要提前做好试验，需要禁食禁水的检查项目，要提前给患者交代清楚。

（2）对于术前需要进行自体血备血，术中回输的患者，协助血库做好术前患者血液的采集和留存。

（3）根据医嘱进行交叉配血和药物过敏试验。

（4）患者手术前 12 小时禁食禁水，防止患者在麻醉过程中发生呕吐，误吸而引起吸入性肺炎、窒息或意外。

（5）术前一晚为缓解患者的紧张情绪，根据患者情况给予镇静剂，保证患者的休息。

（6）术日早晨测量血压、脉搏、体温。如出现异常及时通知医生及时进行处理，必要时停止手术。女患者月经来潮后不能手术。

（7）遵医嘱准时给予术前药物肌内注射。

（8）全身麻醉患者术前给予清洁灌肠，防止术中因麻醉导致肛门括约肌松弛，大便排出，污染术区。

【护理诊断】

（1）焦虑、恐惧

与对手术不了解、担心预后不佳、害怕术后并发症有关。

（2）营养失调（低于机体需要量）

与消耗性疾病、禁食或进食不足有关。

（3）体液不足

与失水过多、摄入过少有关。

（4）知识缺乏

缺乏手术前后的配合知识。

【护理措施】

（1）补充营养，维持体液、电解质平衡

手术前需改善机体营养状况，使之能承受手术创伤带来的损害。因此，应增加营养，给予高蛋白、高热量、高维生素食物。患者若有贫血或低蛋白血症，应少量多次输血或清蛋白、血浆等血制品，使患者身体处于正氮平衡、体重增加的状态。若有体液、电解质平衡紊乱，手术前应予以纠正，方能保证手术的安全性。

（2）皮肤准备

术前备皮的目的是在不损伤皮肤完整性的前提下减少皮肤细菌数量，降低手术后伤口感染概率。

1）备皮范围：骨科手术的切口由于术中临时延伸、术中复位徒手牵引、术中体位变动等，要求皮肤准备范围较大。①颈部手术（前路）上至颌下缘，下至乳头水平线，左右过腋中线；②颈部手术（后路）：理发，头肩至肩胛下缘，左右过腋中线；③胸椎手术（后路）：第7颈椎至第12肋缘，左右过腋中线；④胸椎手术（侧后方）：上至锁骨及肩上，下至肋缘下，前后胸都超过正中线20cm；⑤腰椎手术（前路）：乳头下方至大腿上1/3，左右过腋中线，包括剃阴毛；⑥腰椎手术（后路）：肩胛下角至臀沟，左右过腋中线；⑦上肢前臂手术：上臂下1/3至手部，剪指甲，如果是臂丛麻醉则包括剃去腋毛；⑧上肢手术：肩关节至前臂中段，如果是臂丛麻醉则包括剃去腋毛；⑨手指手术：肘关节至手指，剪指甲，如果是臂丛麻醉则包括剃去腋毛；⑩下肢髋部手术：肋缘至膝关节，前后过正中线，剃阴毛；⑪膝部手术：患侧腹股沟至踝关节；⑫小腿手术：大腿中段至足部；⑬足部手术：膝关节至足趾。

2）备皮的注意事项：①一般手术备皮在手术前一日进行。关节置换患者备皮在手术当日晨进行，备皮后用碘酒、酒精消毒手术部位，并进行消毒包扎；②备皮前了解手术的部位、切口位置、患者的基本情况；③备皮时尽量减少对患者躯体的暴露，最好在换药室进行备皮，如果患者行动不便在床边进行时，注意保护患者隐私，注意保暖；④有牵引和石膏患者，在清洁皮肤后进行备皮，然后重新包石膏或维持牵引；⑤有伤口的患者备皮后给予重新换药，并包扎伤口；⑥备皮后嘱患者沐浴，更换衣服；⑦备皮时不能将患者皮肤划伤，否则容易导致患者术后伤口感染。

（3）手术前指导

①指导患者练习床上排便：躯干或下肢骨科手术后，患者往往不能下床活动，并且因手术和麻醉的影响，易发生尿潴留和便秘。因此，骨科患者手术前3日应练习床上排尿排便的动作；②指导患者练习深呼吸、咳嗽：深呼吸有助于肺泡扩张、促进气体交换、预防肺部并发症。因此，要教会患者深呼吸、有效呼吸、咳痰方法，并指导患者手术前需戒烟2周以上；③指导患者翻身及床上活动：功能锻炼可促进肿胀消退，防止关节粘连及肌肉萎缩，对手术后功能的恢复大有帮助，因此应使患者预先熟悉手术后的功能锻炼方法如抬腿练习、腰背肌练习等，有利于手术后早日进行功能锻炼。由于手术后患者需长时间卧床或固定，因而要指导患者学会向两侧翻身、双手支撑床面抬臀等方法。

（4）应用抗生素

预防手术后感染对于骨科手术来说，极为重要。如果伤口感染，所植入的内固定物将成为非常棘手的问题。如果予以取出将影响固定，不予取出则感染延续不止，难以治愈。因此，对于年老体弱的患者或预计手术时间长、损伤大的手术，可在术前3~7日内，应用适量的抗生素，以预防手术后感染的发生。

（5）胃肠道准备

除局麻外，手术前禁食8小时，禁水4~6小时。

（6）其他准备

①备血与输血：较大骨科手术及不宜应用止血带部位的手术，出血较多，手术前应做好血型检验、交叉配备试验等输血准备。如患者贫血或血容量不足，术前应给予输血，以改善全身状况。②保证充足的睡眠：手术前晚酌情给予镇静催眠药。③合并特殊疾病，如高血压、心脏病、糖尿病及肾病等，应遵医嘱做好疾病的治疗及控制等特殊准备工作。

（7）手术日晨护理

①测量体温、脉搏、呼吸、血压，如有体温升高，及时汇报给医生。②检查手术前准备是否完成，如皮肤准备、禁食、禁水、更换清洁衣裤。嘱患者取下首饰、义齿、眼镜、发夹、手表等。③遵医嘱进行导尿，并留置导尿管。④手术前30分钟按医嘱给予术前用药。⑤准备术中用物，如特殊药物、X线片、CT片或MRI片、绷带、石膏、支架等，送患者至手术室。⑥根据手术大小及麻醉方式准备麻醉床及用物，包括输液架、吸引器、氧疗装置、引流袋或负压引流器、各种监护设备等。截肢手术床边应备止血带，气性坏疽手术准备隔离病房及用物。

【术前健康教育】

手术是治疗骨科疾病的主要手段之一。护士在术前针对患者的病情和手术情况对患者进行健康教育，指导患者做好手术前的心理准备和生理准备；正确指导患者掌握功能锻炼的方法，进行有效的康复指导和卫生宣传教育，使患者和家属积极配合治疗，取得满意的疗效。术前健康教育包括以下内容。

（1）讲明手术的必要性和手术治疗的目的，可能取得的效果，手术的危险性，有可能发生的并发症和预防处理措施，协助患者完成各种检查。

（2）督促患者开始练习在床上大小便，防止术后尿潴留。

（3）进行手术中和手术后适应性锻炼，例如对颈椎前路手术的患者进行气管推移训练，目的是使颈部组织在手术中的适应性增强，使手术过程中患者的血压、心率、呼吸及吞咽变化程度减少，从而降低手术的风险。让患者了解咳嗽、咳痰的重要性和方法，吸烟的患者应在术前2周戒烟，以减少术后肺部感染的发生。

（4）督促患者做好个人卫生，洗澡、理发、更换病号服，剪指（趾）甲等。

第三节　骨科患者的术中护理

手术对患者来说是一种创伤，可引起一系列身体损害，甚至发生严重的并发症而危及患者生命。手术进行期间，护理工作的重点是积极配合手术医生，严密监测生命体征，及早发现并抢救呼吸、心脏骤停，以保护患者免受意外伤害。

【常用体位】

手术部位通常分为颈部、躯干（胸腰椎）及上、下肢等部分。根据手术要求摆放体位，充分暴露术野，便于操作。但应注意：摆放体位时首先要保证患者的舒适与安全，尤其俯卧位时保证患者呼吸顺畅，使其放松紧张的心情主动配合；保证患者肢体支托可靠不应有悬空，也不可强行牵拉或压迫肢体，以免造成肌肉、神经损伤。摆放体位常用物品为各种规格的海绵垫、沙袋、约束带、特殊支架等。

（1）仰卧位

适用于四肢手术。

①物品准备：支臂架1~2个，约束带2条，海绵膝垫1个；②固定方法：将患者仰位平卧，手臂外展放在支臂架上，用约束带固定；腘窝处放一海绵垫，以免双下肢伸直时间过长引起神经损伤，用约束带固定。

（2）俯卧位

适用于腰部、背部、颈椎后路、下肢、腘窝囊肿切除术，脊柱后路的畸形矫正及椎体骨折内固定手术、骶尾部等手术。①物品准备：大枕头2个、软膝垫1个、皮垫1个、海绵垫1个、侧臂板1个、约束带1个；脊柱手术可准备一个能调节高度的专用俯卧位支架；②固定方法：将患者俯卧，胸部、髋部各垫一个大枕头，将腹部空出，以利于呼吸；膝下垫一个软垫，踝部垫一个皮垫，使踝关节自然弯曲下垂，防止足背过伸；小腿上放一个海绵垫，用约束带固定；头部偏向一侧或支撑于头架上，双上肢固定于侧臂板上；男性患者防止阴茎、阴囊受压；如脊柱手术，手术部位渗血较多，安置体位最好用俯卧位支架，在双肩及髂前上棘支点处各垫一软垫，并在双膝下方及足部分别垫一软垫；注意保护双眼不受压。

（3）侧卧位

适用于髋臼骨折合并髋关节后脱位、人工髋关节置换术、股骨头无菌性坏死、股骨颈和股骨干骨折或股骨粗隆间骨折切开复位内固定、股骨上端截骨术等。①物品准备：腋垫1个、方垫2个、长筒海绵垫2个、肩托2个、双层托手板1个、约束带2~3条；②固定方法：侧卧90°，患侧向上；腋下垫一腋垫，用背托固定胸背部，或胸、背部各垫一长筒海绵垫，用约束带固定；将双上肢固定于托手架上；头下垫一软枕，两腿之间垫一大软垫，用约束带将大软垫和位于下方的下肢一起固定。

（4）侧俯卧位（45°）

适用于胸腰段椎体肿瘤、植骨术、人工椎体置换术、腰椎段结核病灶清除术。①物品准备：腋垫1个、大软枕1个、方垫2个、长筒海绵垫2个、背托2个、双层托手板1个、约束带2~3条；②固定方法：术侧向上，身体半俯卧45°；腋下垫一个腋垫，用背托固定胸腹部，或胸部和背部各垫一长筒海绵垫，用长约束带于背部固定，将双上肢固定于托手架上；头下垫一软枕，两膝之间垫一大软垫，位于下方的下肢伸直，位于上方的下肢屈曲 90° 自然放松，用约束带将髋关节处垫软垫加以固定。

（5）膝下垂位

适用于膝部手术，如半月板切除术、膝关节镜手术等。

【消毒范围】

（1）颈椎手术

上至枕骨结节，下至尾骨；左右分别至身体两侧腋中线。

（2）胸腰椎手术

上至肩峰，下至尾骨；左右分别至身体两侧腋中线。

（3）肩部手术

患侧上至颈部，下至肋缘，前后过中线；臂部至腕关节。

（4）肘部手术

上至上臂中段，下至腕关节。

（5）手部手术

前臂过肘关节。

（6）髋部及大腿手术

上至肋缘，下至踝关节。

（7）膝部手术

大腿中上段至踝关节。

（8）小腿手术

膝关节上端至足部。

（9）足部手术

膝关节至足部。

【铺置无菌单】

（1）铺无菌单的注意事项

①护士传递治疗巾或中单时，手持两端，向内翻转遮住双手，医生接单时手持中间，可避免接触护士的手；②打开无菌中单时，无菌单不可接触腰以下的无菌衣；③铺置大的无菌单，在铺展开时，要手握单角向内翻转遮住手背，以免双手被污染；④已铺置的无菌单巾不可随意移动，只能由切口内向切口外移动，如铺置不准确时，不能向切口内移动；⑤手术野四周及托盘上的无菌单为 4~6 层，手术野以外为 2 层以上。无菌单下垂床沿 35cm 以上。

（2）上肢手术无菌单的铺置

①患肢下横铺对折中单1个，中单全展铺1个；②一块四折治疗巾围绕手术部位上方，裹住上臂及气囊止血带，用一把布巾钳固定，手术部位以下的前臂和手，用折合中单或治疗巾2块包裹，无菌绷带包扎固定；③手术部位铺一大孔巾，手从孔巾中钻出。

（3）下肢手术单的铺置

①患肢下横铺2层夹大单，自臀部往下并覆盖健侧下肢；②治疗巾对折1块围绕手术部位上方，裹住消毒气囊止血带，以布巾钳固定；③折合中单包裹手术区下方未消毒区域，绷带包扎固定；④手术部位上缘用夹大单盖上身，与另夹大单连接处用两把布巾钳固定。

（4）髋部手术无菌单的铺置

①患侧髋下垫对折中单1块，覆盖健侧下肢；②双折夹小从大腿根部绕至髋部，再在上身铺置一夹大单与此交叉，以两把布巾钳固定；③下肢用一折合中单1块，用绷带包扎固定。

【护理评估】

（1）手术情况

了解麻醉种类、手术方式、手术出血量、尿量、术中输血、补液及用药情况。

（2）麻醉情况

评估患者神志、呼吸和循环功能、肢体感觉和运动等情况，判断麻醉程度。

（3）身体各系统的功能

①呼吸系统：观察呼吸运动、呼吸频率、深度和节律性，必要时测血气分析，以评估呼吸功能；②循环系统：检测血压、脉搏的变化，评估循环功能；③神经系统：评估患者感觉、运动功能。

【护理诊断】

（1）焦虑、恐惧

与环境陌生、对手术不了解；害怕麻醉、手术不安全；害怕术后疼痛或发生并发症有关。

（2）有受伤的危险

与麻醉后患者感觉减退及术中出血有关。

（3）有血管神经功能异常的危险

与手术止血带、约束带的使用过久有关。

（4）有皮肤完整性受损的危险

与手术体位固定过久、术中使用电刀有关。

（5）有感染的危险

与手术伤口开放，手术时间长有关。

【护理措施】

（1）心理护理

1）热情迎接患者，介绍手术室环境，以减轻患者的焦虑感。

2）采取语言保护性措施，酌情介绍麻醉及手术程序，消除患者恐惧感。

3）鼓励患者诉说自己的感受，给予心理安慰。

（2）体位护理

根据手术要求摆放体位，患者意识清醒时应给予解释其体位的目的及重要性，以取得患者合作。摆放体位的注意事项如下。

1）保证患者舒适与安全。

2）充分暴露手术部位。

3）保持呼吸道通畅，防止颈部、胸部受压而影响呼吸。保持循环正常，避免约束带固定过紧影响肢体血液循环。

4）保护受压部位，以防神经、肌肉过度牵拉而造成损伤。

5）注意保暖，避免身体不必要的暴露。

（3）避免患者受到意外损伤

1）严格遵守手术室查对制度，仔细核对患者的姓名、性别、年龄、科别、床号、诊断、手术名称、术前准备、术前用药及药物过敏试验等。接送患者途中，注意保暖，防止患者坠床。

2）严格遵守无菌操作原则，以预防伤口感染、保证患者安全。①手术人员穿上无菌手术衣后，从腰部到肩前缘以下，袖口到手肘以上的10cm为无菌区。手术台及器械台的台面以上是无菌区。②传递器械，不允许在手术者背后传递。手术者同侧交换位置时，应背对背进行横向移动换位。③手套污染或破损时，必须立即更换。④接触污染区的器械应放在另一个弯盘内，不能重复使用于无菌区。

3）维持皮肤完整

①保护受压部位，防止压疮。保持床单干燥平整，对易受压部位用软枕垫好，必要时给予按摩。②防止烫伤或灼伤。术中使用高频电刀时，电极板应摆放平整，要放在肌肉丰富的部位，以防止皮肤灼伤。③使用约束带、绷带时注意给予衬垫保护受压部位。

4）根据麻醉要求安置体位，全身麻醉或神志不清的患者或儿童，应适当约束或专人看护，防止坠床。

（4）维持四肢神经血管功能

摆放患者体位时，应使肢体处于功能位；使用约束带时，防止固定过紧导致肢体血液循环障碍及神经受压；观察肢端皮肤有无苍白或发绀，有无肿胀、感觉减退、不能活动、远端动脉搏动减弱或消失等血管神经功能异常情况。

（5）病情观察

1）观察有无麻醉意外的发生，做到早发现、早治疗、早处理。常见的麻醉意外有：①呼吸道梗阻；②呼吸抑制及呼吸延长麻痹；③缺氧及 CO_2 蓄积；④低血压及高血压；⑤心律失常或心脏骤停。

2）手术过程中密切观察患者生命体征情况，如出现大出血、心脏呼吸骤停等意外时，应立即配合医生及麻醉师进行抢救。

（6）药物应用的护理

手术中用药时应注意认真核对药名、浓度、剂量、有效期及药物的质量、用法等，执行后应及时记录；紧急情况下可执行口头医嘱，但需复述一遍，确认无误后再执行；使用可能导致过敏的药物前需核对病历，检查有无过敏史后再使用；应用药物后应注意观察药物反应；用过的药瓶、血袋等应放在固定位置，保留至手术结束后方可丢弃，以备查对。

第四节　骨科患者的术后护理

手术后护理的工作重点是尽快恢复患者的正常生理功能，观察并预防并发症的发生，积极采取措施促进伤口愈合，以及最大限度地促进关节功能的恢复。

【手术后的各项准备】

（1）病室准备

病室内应安静，空气清新，光线柔和，温湿度适宜，保持室温在 18～22℃，湿度 50%～60%。

（2）床单位准备

①以硬板床为主铺麻醉床，臀下及患肢切口处垫一次性防渗垫，避免尿液及切口渗出液污染床单，全麻患者头部也应垫防渗垫，防止呕吐物污染床单；②根据患者术后体位要求备好体位垫，以达到抬高患肢及保持肢体功能位的目的。

（3）用物准备

①床旁常规准备输液架、一次性引流瓶（袋）等物品，全麻及大手术患者需准备心电监护仪、吸氧装置、负压吸引器等；②颈椎手术床头应备气管切开包；股骨颈骨折手术要备矫形鞋、弹力绷带，需牵引者备牵引装置；截肢术备止血带、沙袋；显微外科手术备烤灯、室温计、电暖器等。

【护理评估】

1. 手术情况

了解麻醉种类、手术方式、手术出血量、尿量、术中补液、输血及用药情况；引流管的放置及外固定方式，是否应用持续镇痛泵等。

2. 身体状况

（1）麻醉恢复情况

评估患者神志、呼吸和循环功能、肢体感觉和运动等情况，判断麻醉是否苏醒及苏醒程度。

（2）身体各系统的功能

①呼吸系统：观察呼吸运动，呼吸频率、深度和节律性，必要时测血气分析，以评估呼吸功能；②循环系统：监测血压、脉搏的变化，评估循环功能；③泌尿系统：观察有无尿潴留，以及尿液的量及性状；④消化系统：询问患者有无恶心、呕吐、腹胀、便秘等情况；⑤神经系统：评估患者感觉、运动功能。

（3）伤口及引流情况

①观察伤口敷料有无渗血、渗液及其量、性状；②观察伤口有无红肿、压痛、渗液等感染症状；③观察引流是否通畅、有效，评估引流液的量及性状。

（4）体位

评估患者有无消极心理反应。手术后患者常出现焦虑、抑郁，多因渴望了解疾病的真实情况，担忧手术效果和功能的恢复，伤口疼痛等不适而发生。

【护理诊断】

（1）有窒息的危险

与呼吸道阻塞、颈部手术后血肿等压迫气管有关。

（2）有误吸的危险

与麻醉、昏迷后咳嗽反射减弱或呕吐等因素有关。

（3）体液不足

与术中血液、体液的丢失或术后呕吐、引流等有关。

（4）疼痛

与手术有关。

（5）尿潴留

与紧张疼痛、麻醉后排尿反射受抑制、不习惯床上排尿有关。

（6）有感染的危险

与手术、呼吸道分泌物排除不畅、留置导尿管有关。

（7）焦虑、抑郁

与对手术治疗及术后正常反应认识不足有关。

（8）知识缺乏

缺乏术后功能锻炼知识。

【护理措施】

（1）维持呼吸与循环功能

①监测生命体征：手术当日严密观察血压、脉搏、呼吸。大手术需给予心电监护，每15～30分钟测量1次，病情稳定后改为每1～2小时1次；中小手术每1～2小时测量1次，病情稳定后可改为4小时1次；②保持呼吸道通畅：全麻未清醒患者，应去枕平卧，头偏向一侧，有利于呼吸道分泌物或呕吐物排出，防止误吸。观察有无呼吸道阻塞现象，防止舌后坠、痰液堵塞气道引起缺氧、窒息。鼓励患者深呼吸、咳嗽、咳

痰，病情允许时可给予更换卧位、拍背，促使痰液排出，必要时给予吸痰。痰液黏稠者，可行雾化吸入，稀释痰液，以利排出，保持呼吸道通畅；③注意观察头颈胸石膏或支架固定、髋人字石膏固定患者有无因包扎过紧导致呼吸受限；④观察伤口出血情况，引流物的量及性状。若术中止血不彻底、大血管结扎不牢或结扎缝线松脱，会引起持续的出血，导致血压下降甚至休克而危及生命。因此，手术后需严密观察伤口出血情况，应注意敷料或石膏表面的血迹是否扩大或逐渐变干。石膏内伤口出血的观察，可用铅笔在石膏表面铺出血迹轮廓，隔 1~2 小时后再观察血迹是否超出划痕，以判断出血是否停止。对于截肢术后患者，应常规在床旁准备橡皮止血带，以备急用。若因大血管的结扎缝线脱落而致大出血，应立即用手紧压出血的部位并抬高患肢，协助医生系好止血带，急送手术室进行止血处理。

（2）改善营养状况，维持水、电解质平衡

使患者了解营养的重要性，多食高蛋白、高热量及富含维生素的食物，如豆类、瘦肉、奶类、蔬菜、粗粮、水果等。手术后应给予静脉补液，可根据病情输血、输入葡萄糖溶液或电解质溶液，以维持营养、保持水电解质平衡。还可将止血药物、抗生素及能量合剂等经静脉通道输入。

（3）术后恶心、呕吐的护理

手术后的恶心、呕吐是麻醉反应，麻醉作用消失后即可自行停止。其护理措施是：①关心、安慰患者，讲解呕吐原因，使患者安静，避免紧张；②呕吐时头应偏向一侧，以防呕吐物坠入呼吸道而引起窒息；③观察呕吐物颜色、量、性状及次数，大量频繁的呕吐可引起水、电解质丢失，应注意患者全身情况，如血压、脉搏等；④呕吐停止后应清理呕吐物，并加强口腔护理；⑤遵医嘱给予镇吐药。

（4）术后疼痛的护理

麻醉作用消失后患者即可感觉切口及手术部位疼痛，一般 24~72 小时后逐渐减轻。手术后外固定包扎过紧也可引起患肢肿胀和疼痛。疼痛会影响患者的休息和睡眠，需采取措施缓解疼痛，以使患者舒适：①观察患者疼痛的部位、性质及程度，了解疼痛的原因；②介绍疼痛的性质及规律，缓解患者的焦虑情绪；③指导患者运用无创伤性解除疼痛的方法，如松弛疗法、分散注意力等；④疼痛剧烈时，可适当给予镇痛剂或使用镇痛泵，并观察用药后的效果；⑤保持患肢功能位，抬高患肢 15°~

30°，促进静脉回流，减轻肿胀；⑥减少或消除引起疼痛的原因，如石膏包扎过紧时，可做石膏开窗或剖开，解除石膏、绷带对患部的压迫。

（5）术后腹胀的护理

手术后腹胀多因胃肠蠕动受抑制，肠腔内积气过多所致。其护理措施是：①鼓励患者早期活动，促进肠蠕动；②指导患者不要进食产气食物，严重腹胀时酌情禁饮水，行腹部热敷或腹部按摩，针刺疗法；③必要时遵医嘱给予胃肠减压，肛管排气，新斯的明肌内注射。

（6）术后尿潴留的护理

手术后麻醉导致排尿反射受抑制，患者紧张、疼痛，不习惯床上排尿等，都可引起尿潴留，解除尿潴留的措施是：①安慰患者，向患者解释尿潴留的原因，消除紧张心理；②创造良好的环境，鼓励患者自行排尿，病情允许时坐起或下床排尿；③按摩下腹部，应用诱导排尿法；④经上述处理仍不能解除尿潴留时，可采用导尿术。

（7）促进伤口愈合

①保持切口敷料清洁干燥，观察切口有无渗液、渗血，及时更换敷料。②观察切口有无发红、肿胀、热感、疼痛等感染症状。如有感染，应及时引流。③手术后应保证及时给予足量、有效的抗生素，预防切口感染。④注意引流管护理。手术中可放置引流管，连接引流袋或负压引流器，将渗出物引出体外，促进切口愈合。一般术后2～3日内渗血量逐渐减少并自行停止。应妥善固定引流管，防止扭曲、受压；保持引流通畅，观察引流量及性状；每日更换引流袋，严格遵守无菌技术。

（8）患肢血液循环及神经功能的观察

手术后固定包扎过紧，原发创伤和手术创伤所致的肿胀均对肢体形成压迫，能引起血液循环、神经功能障碍。如长时间的缺血，会造成肢体坏疽并可导致严重的全身并发症，例如休克、酸中毒、高血钾症及肾衰竭等。因此，手术后1周内必须严密观察患肢血液循环状况，以便及时发现早期缺血症状并及时处理。其护理措施有：①密切观察患肢血液循环，有无皮肤苍白或青紫、温度降低；肢端有无剧烈疼痛或麻木；肢端动脉搏动有无减弱或消失；毛细血管充盈时间是否延长，如发现异常应及时处理；②切口内放置引流管，用以引流术后切口内的渗血，保持引流管的通畅，有利于减轻患肢肿胀、改善患肢血液循环；③石膏、绷带包扎不可过紧，术后需严密观察有无肢体受压症状，表现为持久性局限性疼痛；④抬高患肢 15°~30°，以促进静脉回流，利于消肿；⑤密切观察、早期发现、及时消除影响患肢血液循环及神经功能的因素。

(9) 心理护理

手术后消极的情绪反应能影响患者的康复。因此，患者回病房或麻醉清醒后，应及时安慰患者手术已顺利完成，手术的目的已达到，以减轻心理负担。如手术效果不好或术后带来残疾，应同情关心患者，鼓励患者承认现实，正确面对长期的恢复过程，积极配合治疗，以取得最佳的治疗效果。对于术后疼痛的患者，应指导患者运用松弛疗法，疼痛剧烈时，遵医嘱给予镇痛剂，以减轻疼痛，解除焦虑。

(10) 功能锻炼

①应遵循循序渐进的原则：手术后 1~2 周内，练习患肢的肌肉等长收缩运动及健肢的全关节运动，每日数次，每次 5~20 分钟，以防止肌肉萎缩与关节粘连。小夹板外固定患者在早期即可进行带夹板的关节活动练习。外固定拆除后，则需加强骨关节的各种活动练习，使之尽可能地达到其应有的功能范围。锻炼的强度、时间及范围，应随全身及局部情况的好转而逐渐增加，不可使患者感到疲劳或疼痛；②以恢复患者的固有生理功能为主：上肢以恢复手部灵活性为主，主要练习伸指、握拳、拇指对掌等功能；肩、肘、腕则以伸、屈、旋转练习为主；下肢功能主要是负重及行走，可通过屈伸、蹲站等练习而达到恢复功能的目的；③以主动运动为主，被动运动为辅：功能锻炼应以主动运动为主，促进血液循环，防止肌肉萎缩和关节僵硬，以帮助肢体功能的恢复，而且患者可自行调整活动强度及幅度，避免疼痛或加重损伤。对于年老体弱、大手术后、截瘫或关节僵硬患者可协助做全身或肢体的被动运动。

(11) 并发症的预防及护理

患者长期卧床，可能发生一些并发症如压疮、坠积性肺炎、泌尿系感染、血栓性静脉炎等。因此手术后应注意并发症的预防。①压疮：骨科手术后因用石膏、夹板、支架等固定患肢而限制肢体的活动，有些患者也因疼痛、神经麻痹而未进行活动，因而易发生压疮，尤其是截瘫患者及年老体弱、营养不良的患者。其预防措施是：勤翻身、避免骨突起部位长时间受压；受压部位给予按摩，以促进局部血液循环；保持床单平整，易受压部位用气垫及棉圈托起，使其不与床面接触而避免受压。一旦发生压疮，应积极治疗；②坠积性肺炎、泌尿系感染等并发症：其预防措施是：加强翻身拍背、协助肢体活动、鼓励患者做深呼吸及咳痰、多饮水等。截瘫患者应注意导尿管护理，防止发生尿路感染；③血栓性静脉炎：由于肢体活动减少，以及静脉输液对血管的损伤与刺激，骨科术后的患者易并发下肢静脉血栓形成及血栓性静脉炎。在病情允许的情况下，应鼓励患者多进行患肢的功能锻炼，并协助进行瘫痪肢体的被动活动及按摩。如已发生静脉血栓或静脉炎时，应立即停止活动，遵医嘱给予抗凝治疗。

（12）拆线

骨科手术切口多在四肢或躯干，伤口较长。活动多、张力较大、过早拆线等易导致切口裂开，因此拆线时间较其他外科手术迟，一般术后10~14日拆线。可先行间断拆线，3~4日后观察切口，若生长良好，再拆除余线。

第五节　骨科患者的麻醉护理

骨科麻醉的目的是使患者在术中保持镇静、肌肉松弛、无痛感，便于术者安全地进行手术操作。可以根据患者的病情、技术力量和设备情况、手术的性质和要求、手术患者自己的意愿等情况选择全身麻醉或部分麻醉。

【麻醉方法分类】

随着麻醉学的进步，新的麻醉药品的产生，监测手段的提高，新的麻醉理论技术的不断应用，将几种麻醉药或麻醉方法互相配合，综合平衡复合应用，使麻醉方法的分类更加复杂化。骨科手术的麻醉方法简单分类如下。

（1）全身麻醉

①吸入麻醉；②静脉麻醉；③基础麻醉。

（2）部分麻醉

1）椎管内麻醉：①蛛网膜下腔阻滞麻醉（腰麻）；②脊膜外腔阻滞麻醉；③骶管阻滞麻醉及腰麻和硬膜外联合麻醉。

2）局部麻醉：①表面麻醉；②局部浸润麻醉；③区域阻滞麻醉；④神经阻滞麻醉。

（3）复合麻醉

指合并或综合使用不同的麻醉药物和（或）方法施行的麻醉。

【麻醉前的准备与护理】

（1）精神状态的准备

麻醉与手术不免使患者产生顾虑或紧张恐惧心理，因此应了解患者的心理状态，关心、安慰和鼓励患者，对患者做一些必要的解释，取得患者的信任与合作。对于十分紧张的患者，手术前晚可用适量镇静安定药。

（2）改善营养状况

营养不良可降低麻醉与手术的耐受力，术前应经口或其他途径补充营养，提高耐受力。

（3）进行适应术中和术后需要的训练

有关术中体位、语言问答等的配合与术后饮食、体位、大小便、切口疼痛、长时间输液、吸氧、留置导尿管及各种引流管等，应让患者了解，争取配合。对于术后咳嗽、咳痰、排尿方法等，在术前进行训练。术前2周应停止吸烟。

（4）胃肠道准备

择期手术成人一般麻醉前禁食12小时，禁饮4小时；小儿术前至少禁食8小时。禁食禁饮的目的在于防止麻醉中和术后反流、呕吐，避免误吸致肺部感染甚至窒息等意外，其重要性应向患者及家属交代清楚。

（5）膀胱准备

患者上手术台前应嘱其排空膀胱，防止术中尿潴留。对于危重患者或进行大手术的患者，术前留置导尿管，以利麻醉中观察尿量。

（6）口腔准备

麻醉前应清洁口腔，有活动义齿的患者手术前应将活动义齿摘下，以防麻醉时脱落致误吸、误吞。

(7) 备血

中等以上手术，麻醉前应检查血型和交叉配血，准备足量全血或成分血。

(8) 皮肤准备

如行腋路臂丛阻滞，麻醉前应剃除腋毛。

(9) 其他

麻醉前应称患者体重，因为全麻大多根据体重给药。手术前晚应巡视患者，发现患者感冒、发热、妇女月经来潮等情况时，除非急症，应推迟麻醉手术。

【全身麻醉及其分类】

全身麻醉是指麻醉药经呼吸、静脉等进入血液循环，产生中枢神经系统抑制，使患者意识消失、无痛觉、肌肉松弛的麻醉方法。其分为以下几种。

(1) 吸入麻醉

是指挥发性麻醉药或麻醉性气体经呼吸道吸入体内，产生全身麻醉（神志、感觉、运动及反射的抑制），包括气管内插管法、支气管内插管法、喉罩法，常用药物有七氟醚、异氟醚、安氟醚等。

(2) 静脉麻醉

将全身麻醉药注入静脉，经血液循环作用于中枢神经系统使患者保持安静睡眠、对外界刺激反应减弱或消失、听觉或视觉完全消失、应激反应降低的全身麻醉方法称为静脉麻醉。常用于吸入麻醉的诱导、静脉复合麻醉和静吸复合麻醉。

(3) 复合麻醉

是指两种以上全身麻醉药或麻醉方法先后或同时并用的麻醉方法。复合麻醉可充分利用各种全身麻醉药或麻醉方法的优点，取长补短，减少每一种麻醉药的剂量和副作用，以消除或减少不良反应，从而维持生理功能稳定，提高麻醉的安全性和可控性，更好地满足手术要求。可分为全静脉麻醉和静吸复合麻醉两种。

【全身麻醉护理配合】

（1）麻醉诱导

1）麻醉诱导前准备：全身麻醉药品、麻醉机和心电监护仪及麻醉用具（气管导管、咽喉镜、舌钳、吸痰用具、胶带等），急救设备和药品，有效的负压吸引，充足的氧气，可靠的静脉输液输血通路，配制所需的药物应有明显的标记（药品名称、剂量、浓度）。

2）查对患者术前准备情况，如术前禁食禁饮情况、术前用药情况等。解除约束患者呼吸的所有用物，如衣、裤等。取下患者的活动义齿，女患者应取下发夹、装饰物及胸罩等，而后应站在患者身边，给患者以精神上的鼓励，以减轻恐惧。

3）监测患者的基本生命体征，如血压、呼吸、脉搏、体温、心电图等。

4）协助诱导，按照麻醉医师的医嘱"三查七对"后静脉给药，根据不同病情、不同的年龄以及血压、呼吸、心率等情况，相应地掌握给药速度。

（2）协助插管

协助护士应站在患者头部的左侧，使患者头往后仰，以助显露声门。同时导管进入声门后应迅速将导管芯拔出，口腔置入牙垫，将导管接上麻醉机上的螺纹管，手控呼吸的同时，听诊双肺呼吸音，以利于调整气管导管的深度，到位后导管气囊内适量充气，而后用胶带将气管导管及牙垫牢固固定，痰多不易显露声门的患者，应协助护士及时抽吸。

（3）协助穿刺及导尿

对于时限长、手术大或估计术中失血量多的骨科患者，应配合麻醉医师做好有创的动脉和中心静脉穿刺。如用具的准备：消毒包、输液器、三通接头、套管测压管及配有肝素的盐水冲洗液等。摆好体位：如颈深静脉穿刺取头低位；桡动脉穿刺时垫高腕部等。根据膀胱的充盈及手术时间的长短为患者导尿。

（4）摆放体位

患者麻醉后应根据手术部位及全身情况安置好适当的体位。既要利于手术操作又不对呼吸循环产生不良影响。因患者全麻后已失去知觉，应特别注意防范引起局部压伤、烫伤、灼伤等，如受压部位垫上海绵垫，电极板是否平整，是否与患者全面接触等。摆放体位时应轻巧，防止体位突然改变时血流动力学的改变，使血压骤降。

（5）术中麻醉维持

1）仔细观察患者，注意患者的呼吸道通畅，防止痰液及分泌物阻塞，防止误吸，发生呕吐时应及时将头摇低，尽快吸出和清除呕吐物。

2）保持循环系统的稳定，观察血压、脉搏、尿量、皮肤颜色及心电图等，维持输液输血通畅，保证静脉用药。

3）观察患者体温，给予保温和防止高热，注意有无膀胱充盈，保持排尿通畅，低温麻醉时，防止因温度变化而致冻伤。

（6）苏醒

苏醒过程中，患者可能躁动，应防止患者坠床及不自觉地拔除输液管和引流管，术后拔管时，应将患者口腔和气管内分泌物吸净，拔管后若舌后坠，应托起下颌，置入口咽通气道。并协助麻醉医师和手术医师将患者移到推车上，以便送回病房或苏醒室。

【全身麻醉术后护理】

（1）给予床边心电监护。严密观察生命指征，每30分钟测量血压、脉搏、呼吸、血氧饱和度一次，注意呼吸的频率、节律、强度，记录在一般护理记录单上，平稳后改2小时一次。

（2）患者去枕平卧头偏向一侧，防止麻醉后患者呕吐误吸入肺，引起窒息或肺炎。禁食禁水6个小时。

（3）对患者意识进行判断，未完全清醒者应设专人看护，注意观察有无舌后坠、呼吸道有无分泌物，床边备吸痰器，必要时给予吸痰，防止发生窒息，同时可以指压眶上神经刺激患者尽快清醒。

（4）防止患者坠床。某些麻醉药物，如氯胺酮麻醉在患者未完全清醒前容易出现烦躁不安、躁动，出现幻觉等，应给予必要的保护，给患者加床档，专人看护，必要时用约束带固定患者肢体，防止患者坠床和各种引流管道、静脉管道脱落。

（5）预防压疮的发生。全身麻醉未清醒前及麻醉恢复期，由于麻醉药作用未消失，患者感觉、运动功能尚未恢复，容易出现压疮，注意骨隆突部位的按摩，尤其是糖尿病患者更易发生。

（6）6小时后给予患者流质饮食。

【硬膜外麻醉及其分类】

硬膜外阻滞是将局麻药注入硬膜外隙，阻滞脊神经传导功能，使其所支配区域的感觉和（或）运动功能丧失的麻醉方法，又称为硬脊膜外腔阻滞或硬膜外麻醉。其分类包括以下几种。

（1）高位硬膜外阻滞

穿刺部位在 $C_5 \sim T_6$，阻滞颈部及上段胸神经。常用于交感神经型颈椎病封闭。

（2）中位硬膜外阻滞

穿刺部位在 $T_6 \sim T_{12}$，阻滞中下段胸神经。常用于腹壁手术。

（3）低位硬膜外阻滞

穿刺部位在腰部各棘突间隙，阻滞腰神经。用于下肢及盆腔手术。

（4）骶管阻滞

经骶裂孔进行穿刺，阻滞骶神经，适用于小儿下肢手术。

【硬膜外麻醉后的护理】

（1）术后禁食禁水 4~6 小时后可改半流质或普食。

（2）去枕平卧 4~6 小时。

（3）观察麻醉平面消失情况，检查下肢感觉、运动功能情况。如果术后 4 小时仍未恢复，甚至进行性加重，出现大小便失禁，应考虑有无脊髓损伤的可能。及时通知医生进行处理。

（4）密切观察生命体征变化，并正确记录。

（5）硬膜外麻醉的患者常有尿潴留的发生，对症处理无效可以给予导尿。

（6）观察有无硬膜外血肿的发生。患者有凝血机制障碍时或术前给予低分子肝素钠等预防血栓形成的药物时，可在穿刺部位形成血肿，压迫脊髓造成截瘫。如发现患者下肢感觉、运动障碍，及时通知医生，血肿在 8 小时内手术清除，功能可望恢复。术前凝血功能不全者禁用硬膜外麻醉。

【蛛网膜下腔麻醉及其分类】

蛛网膜下腔阻滞是将局麻药注入蛛网膜下腔，阻断部分脊神经传导功能而引起相应支配区域麻醉作用的麻醉方法，又称脊椎麻醉或腰麻。分类包括以下几种。

（1）低平面蛛网膜下腔阻滞

脊神经阻滞平面达到或低于 T_{10}。对呼吸循环无影响，适用于盆腔及下肢手术。

（2）中平面蛛网膜下腔阻滞

脊神经阻滞平面高于 T_{10} 但低于 T_4。适用于脐区（中腹）和下腹部手术，对呼吸和循环影响轻，且易于纠正。

【蛛网膜下腔麻醉护理配合】

（1）检查术前药是否已用，了解患者有无局部麻醉药过敏史，准备好麻醉药品，如布比卡因、利多卡因、丁卡因等，备好升压药、急救药、氧气、吸引器以及硬膜外穿刺包和硬膜外导管。

（2）做好解释工作，取得患者配合，摆好麻醉体位，穿刺时嘱患者勿咳嗽或移动体位。使麻醉师顺利操作。

（3）穿刺完毕，妥善固定硬膜外导管，术后需行镇痛的患者尤为重要，改变体位时，防止导管扭曲或滑脱。

（4）协助进行麻醉药的配制，并及时建立静脉通路。注意观察生命体征，适时调整输液输血速度，协助麻醉师进行术中处理。

（5）根据手术部位，调整麻醉平面，如摇床或变换体位。

（6）对麻醉的术中并发症应做到心中有数，配合处理时应及时、迅速、准确。一旦出现全身脊椎麻醉或麻醉药物中毒时，应立即协助抢救，如给氧、气管内插管、人工呼吸及注射各种急救药物等。

【蛛网膜下腔麻醉后的护理】

（1）迎接术后回室的患者

与麻醉师和手术室护士做好床边交接。搬动患者时动作轻稳，注意保护双下肢、手术部位及各种引流管和输液管道。正确连接各引流装置，调节负压，检查静脉输液是否通畅。

（2）患者的护理

1）卧位：术后常规去枕平卧 6~8 小时，以预防蛛网膜下腔麻醉后头痛的发生。

2）血压下降：血压下降因脊神经阻滞后麻醉区域血管扩张，引起回心血量减少、心排出量减少所致。

3）监测生命体征并记录：①观察生命体征：密切观察患者的脉搏、呼吸、血压，使用床边心电监护仪连续监测并记录；②观察尿液的颜色和量：记录24小时液体出入量；③注意保暖，给患者盖好棉被，放置热水袋取暖时，水温不超60℃，以免烫伤；④在麻醉的恢复过程中，观察患者双下肢温觉、触觉是否正常，运动功能是否正常，以便了解麻醉作用消失情况。

（3）静脉补液和药物治疗

由于手术野的不显性液体丢失、脊神经阻滞后麻醉区域血管扩张、手术创伤以及术后禁食等原因，术后多需予以患者静脉输液直至恢复饮食。

（4）尿潴留

临床较常见。主要因支配膀胱的S_2、S_3、S_4副交感神经纤维很细，且对局麻药很敏感，被阻滞后恢复较迟，以及下腹部、肛门或会阴部手术后切口疼痛和患者不习惯卧床排尿等所致。

（5）腹胀

术后早期腹胀常是由于麻醉后胃肠道蠕动受抑制，肠腔内积气无法排出所致，应协助患者按摩腹部，增加肠蠕动，随着麻醉作用消失，胃肠功能逐渐恢复，肛门排气后症状可缓解及消除。

【局部麻醉及其分类】

局部麻醉简称局麻，又称部位麻醉；是麻醉药只作用于周围神经系统并使某些或某一神经阻滞；患者神志清醒，而身体某一部位的感觉神经传导功能被暂时阻断，但运动神经功能保持完好或同时有程度不等的被阻滞状态的麻醉方法。分类包括以下几种。

（1）表面麻醉

将渗透性能强的局麻药与局部黏膜接触，穿透黏膜作用于神经末梢而产生的局部麻醉作用，称为表面麻醉。

（2）局部浸润麻醉

沿手术切口线分层注射麻醉药，阻滞组织中的神经末梢，称为局部浸润麻醉。适用于体表手术、内镜手术和介入性检查的麻醉。骨科中常用于手、足外科及部分颈外科的手术。

（3）区域阻滞麻醉

围绕手术区四周和底部注射麻醉药，以阻滞进入手术区的神经干和神经末梢，称为区域阻滞麻醉。

（4）静脉局部麻醉

是指在肢体上结扎止血带后，静脉注入麻醉药，使止血带远端肢体得到麻醉的方法。由于受止血带结扎时间的限制，只能用于四肢肘或膝以下的 1~1.5 小时的短小手术。

（5）臂丛神经阻滞麻醉

将局部麻醉药注入臂丛神经干周围使其所支配的区域产生神经传导阻滞的麻醉方法称为臂丛神经阻滞麻醉。是临床上常用的麻醉方法之一。适用于手、前臂、上臂及肩部各种手术。

【局部麻醉后的护理】

（1）迎接和安置术后回病室的患者

与麻醉师和手术室护士做好床边交接。搬动患者时动作轻稳，注意保护手术部位及各引流管和输液管道。正确连接各引流装置，调节负压，检查静脉输液是否通畅。注意保暖。

（2）臂丛神经阻滞潜在并发症的预防护理

1）卧位：臂丛神经麻醉的患者术后采取舒适卧位。

2）预防全脊髓麻醉：肌间沟法有误入蛛网膜下腔和硬膜外间隙的可能性，引起全脊髓麻醉，患者表现为呼吸抑制，肋间肌运动受限而致，应加强对意识、呼吸及循环的观察和监测。

3）局麻药物毒性反应：静脉丛对局麻药吸收很快，若穿刺针或导管误入血管，将局麻药直接注入血管，或导管损伤血管，均可加快局麻药的吸收速度而引起不同程度的局麻药毒性反应。轻度中毒时患者常有嗜睡、眩晕、多言、寒战、烦躁不安、复视和定向障碍等；中度中毒时可出现肌肉震颤、恶心、呕吐等；重度中毒时可出现神志丧失、抽搐或惊厥、呼吸困难、循环衰竭等，应予以及时处理。

4）变态反应：两类局麻药中，以酯类发生机会多，酰胺类罕见。真正的变态反应是使用很少量的局部麻醉药后，出现荨麻疹、咽喉水肿、支气管痉挛、低血压及血管神经性水肿等。对严重者应立即静脉注射肾上腺素 0.2~0.5mg，然后给予肾上腺糖皮质激素和抗组胺药物。预防变态反应一般采用皮内敏感试验。

5）气胸：肌间沟入路法，锁骨上、下法阻滞后患者出现，患者回病室后，护士要观察有无胸闷、气短、呼吸困难等，如有以上症状，有发生气胸可能，要及时通知医生。

6）膈神经阻滞：双侧膈神经阻滞可致呼吸困难，应给予面罩供氧。喉返神经阻滞可致声嘶或轻度呼吸困难，短时间内可恢复。

急救处理：立即停用局麻药，吸氧或面罩给氧，肌注或静注地西泮。发生抽搐或惊厥者静脉注射硫喷妥钠 1~2mg/kg，气管插管。静脉加快输液，适当应用血管活性药维持循环稳定，心率慢者静脉注入阿托品，若出现呼吸心脏骤停，应立即进行心肺复苏。

预防：①一次用量勿超过限量；②注射药物前应回抽检查有无血液，避免麻药误入血管内；③麻醉前用巴比妥类、地西泮及抗组胺类药物，可预防和减轻毒性反应；④若无禁忌，麻醉药内加入少量肾上腺素。神经阻滞、高血压、心脏病等患者忌用肾上腺素；⑤年老体弱、幼小及病重者应减量。

（3）监测生命体征并记录

1）观察生命体征：密切观察患者的脉搏、呼吸、血压，使用床边心电监护仪连续监测并记录。

2）注意保暖，为患者盖好棉被，放置热水袋取暖时，水温不超60℃，以免烫伤。

（4）静脉补液和药物治疗

由于术中的不显性、显性液体丢失，术后需给患者静脉输液。

第六节 骨科患者的营养护理

骨科患者治疗的疗程一般比较长，若在治疗的同时配以合理的饮食，可促进骨折的愈合，缩短病程。尤其对于患有慢性疾病如糖尿病、儿童、孕妇和老年骨折患者，更应重视营养护理。因此，需了解患者营养代谢的特点，掌握营养支持疗法的护理技术，指导患者合理营养，并观察其效果。

【根据病情决定营养供给的途径】

(1) 经口进食

大多数骨科患者均适用于经口进食，包括流质饮食、半流质饮食、软食、普食等。应帮助患者建立良好的饮食习惯，并提供适宜的进食环境和鲜美可口、营养搭配合理的食物，必要时协助患者用餐。

(2) 管喂饮食

适用于骨折合并有脑创伤昏迷的患者，食物为混合奶、混合粉、要素饮食等。管喂是将胃管经一侧鼻腔或口腔插入胃内，从管内灌注流质食物、水和药物的方法。采取分次注入的方式，一般每日 4～6 次，每次 300～400ml，且现配现用。

(3) 外周静脉滴注营养药物

适用于多发性骨折、骨与关节结核、急性化脓性骨髓炎、化脓性关节炎及恶性骨肿瘤等高代谢状态的患者处于负氮平衡时，因经口进食不能满足机体需要，而需静脉营养支持。常用营养药物有复方氨基酸、脂肪乳剂、清蛋白，必要时少量多次输入血浆。输注时需选用直而粗的静脉，因为营养药物均为高渗溶液，容易引起静脉炎；输液时间不宜超过 8～12 小时，以免机械刺激而引起血栓性静脉炎。

【根据病情选择膳食的种类】

骨科患者常用的膳食种类有高热量、高蛋白饮食、高膳食纤维饮食，富含维生素、无机盐及微量元素的饮食。

(1) 高热量、高蛋白饮食

适用于手术前后的患者及处在分解代谢亢进状态下的患者，如创伤、高热、结核、感染等疾病。增加热量的方法：在一般饮食的基础上增加富含热量的食物，如谷类、食糖和植物油等。提高蛋白质的摄入量：适当增加优质蛋白质食物，如牛奶、蛋类及瘦肉类等。

(2) 高膳食纤维饮食

适用于长期卧床患者，无大肠、直肠或肛门阻塞性病变的便秘患者。富含纤维的食物有芹菜、韭菜、豆芽等蔬菜，水果和粗粮。此外，如琼脂（洋粉）、魔芋精粉、果胶可大量吸收水形成胶胨等。食用此类饮食时，应注意多饮水，因为高纤维食物通过增加粪便量以及它的吸水性，助粪便软化且刺激肠蠕动而改善便秘。

（3）富含维生素的饮食

维生素与创伤及手术后愈合和康复有关。

1）富含维生素 A 的食物：①植物性食物：菠菜、杏干、韭菜、油菜、茴香、莴笋叶、芥菜、苋菜、胡萝卜、红薯等；②动物性食物：动物肝脏、河螃蟹、鸡蛋、黄油、全脂牛奶、鸭蛋、鹌鹑蛋等。

2）富含维生素 C 的食物：①新鲜蔬菜：番茄、大白菜、小白菜等；②新鲜水果：柑、橘、红果、鲜枣、草莓以及猕猴桃、刺梨、沙棘等野果。

（4）富含无机盐及微量元素的饮食

创伤后随着尿氮的丢失，铁、钾、镁、锌、硫及磷的排出增加，还有锌、铜、铬、铁等微量元素在创伤愈合中起重要作用，所以创伤后及手术前后应注意补充。

1）富含铜的食物：瘦肉、肝、水产、虾米、豆类、白菜、口蘑、鸡毛菜、小麦、粗粮、杏仁、核桃等。

2）富含锌的食物：牡蛎、虾皮、紫菜、猪肝、芝麻、黄豆、瘦猪肉、绿豆、带鱼、鲤鱼等。

3）富含铁的食物：动物心、肝、肾、血、蛋黄、虾米、瘦肉类、鱼类为首选。其次为绿叶蔬菜、水果（红果、葡萄）、干果（柿饼、红枣）、海带、木耳、红小豆、芝麻酱、红糖等植物性食物，其吸收率不如动物性食物。

4）富含钙的食物：鱼松、虾皮、虾米、芝麻酱、干豆、豆制品、奶制品等，某些蔬菜也富含钙，如雪里蕻、茴香、芥菜茎、油菜、小白菜等。

【促进伤口愈合的饮食】

（1）高热量、高蛋白饮食

骨科患者由于创面出血、渗出、脓液形成、组织坏死等各种原因造成蛋白质的大量耗损，需要相应的补充；而且高蛋白可以减轻伤口水肿，防止感染。蛋白质补充：成人每日 2～3g/kg，儿童则为 6～8g/kg。另外，由于碳水化合物能参与蛋白质内源性代谢，能防止蛋白质转变为碳水化合物，因此，在补充蛋白质的同时必须供给足够的糖类。

（2）富含胶原的猪皮或猪蹄类食物

内含多种氨基酸成分（如甘氨酸、脯氨酸）的胶原纤维和蛋白多糖，且含有较多的锌，以促进伤口愈合。

（3）富含无机盐和维生素的食物

如富含铜、锌、铁、钙、维生素 A 和维生素 C 的食物。

【促进骨折修复的饮食】

原则上给予高蛋白、高热量、高维生素饮食，并按骨折愈合过程予以调配。对卧床患者，应增加纤维含量高的食物，以防便秘；对不能到户外晒太阳的患者需补充鱼肝油滴剂或维生素 D 片或强化维生素 D 牛奶、酸奶等；避免咖啡因和乙醇的摄入，以防骨量减少。对骨折合并有肾病、肝病及糖尿病疾患的患者，应权衡利弊，兼顾全面。

(1) 骨折早期的膳食

由于骨折后发生出血、疼痛，甚至休克，应注意纠正失水、失盐。伤情严重时，供给低脂、高维生素、高钠、高铁、含水分多、清淡味鲜、易消化的半流饮食，每日 4～5 餐。伤情较轻时，可供给普通饮食，每日 3 餐，下午另加维生素 AD 奶或强化钙酸奶。

(2) 骨折后期的膳食

由于骨折处血肿很快开始吸收及软骨细胞经过增生变性、钙化变为骨质，每日给予高蛋白、高脂肪、高碳水化合物、高维生素、高钙、高锌、高铜的饮食，总热量可达 12600～16700kJ。且应根据老人、妇女、儿童的体质特点给予适当调整，如生长期的儿童和绝经期后的妇女特别需要补充钙（增加骨量）和维生素 D（促进骨吸收和骨形成）。

(3) 骨折合并糖尿病患者的膳食

饮食原则是以既能促进伤口愈合和骨折修复，又不引起血糖过高为宜。可在糖尿病常规热量分配的比例上稍作调整，蛋白质应为优质蛋白，适量增加钙质的摄入，从而促进伤口与骨折的愈合；摄入高膳食纤维可延缓胃排空，从而降低餐后血糖，能有效控制 2 型糖尿病，且能防治骨折后长期卧床所致的便秘。

第七节　骨科患者的康复护理

骨科患者自己进行按摩、伸缩肌肉、活动关节，或通过他人的帮助进行被动锻炼来恢复肢体的正常活动，称为功能锻炼。其目的在于恢复躯体各部位关节固有的功能，防止肌肉僵硬或萎缩、关节挛缩、韧带短缩等并发症，尽快恢复全身健康。

【功能锻炼的原则】

（1）以恢复患肢固有功能为主

①上肢锻炼主要为恢复手指的抓、握、捏以及肩、肘、腕关节的屈伸旋转等功能；②下肢锻炼主要为恢复站立、行走和负重。

（2）以主动活动为主，被动活动为辅

①鼓励患者增强信心，积极配合功能锻炼，主动进行关节活动和肌肉收缩，能促进血液循环，增强肌肉力量，软化瘢痕，恢复肢体和关节功能；②对年老体弱和瘫痪的患者，应协助其进行肌肉和关节的被动活动。

（3）局部锻炼与全身锻炼兼顾

根据患者全身情况，病情平稳后再进行功能锻炼，除加强患肢活动外，还应重视全身性的锻炼，如深呼吸、扩胸运动，肛门括约肌的收缩等。

（4）锻炼要循序渐进

①活动强度、活动量、活动时间和活动范围，应因病制宜，因人而异，以患者未感到疲劳和疼痛为宜；②不可反复强力进行被动关节活动，不可急于求成，造成关节周围骨化而丧失活动功能。

【功能锻炼的基本要求】

（1）锻炼的主动性

除失去神经支配或患者处于昏迷状态外，均应主动进行功能活动。

（2）锻炼的适应性

外伤后的患者，尤其是伤情较重而复杂者，其精神与体力状态均不同于正常人。因此，在安排功能锻炼时，应考虑到伤情的特殊性，切勿要求过高、过急和过快。

（3）锻炼的计划性

即按患者不同骨折类型、不同年龄、不同特点进行功能锻炼。每日分数次循序渐进地按预定计划进行。

（4）锻炼的科学性

各种关节具有不同的活动范围和不同的固定方式。因此，对各关节及其附近组织的功能锻炼有不同要求，这些要求均是以运动生理学的基本原则为出发点，按照各部位的生理特征，科学的制定和合理安排后才可实施锻炼计划。

【功能锻炼的分期】

骨折的不同阶段其锻炼方式不同，一般为分早、中、晚3个时期。

（1）早期功能锻炼

①此期为伤后2周内，初期局部疼痛、肿胀明显，骨折断端复位后尚未愈合，容易发生移位；至术后2周末，创口基本愈合，疼痛缓解，鼓励患者进行主动锻炼；②此期锻炼以患肢肌肉舒缩活动为主，是在关节不活动的情况下，进行肌肉主动收缩和舒张练习，即静力练习。上肢术后患者进行握拳和手指活动；下肢术后患者进行股四头肌静态收缩和足趾活动；脊柱或髋部术后患者要协助完成翻身及患肢的活动等；③进行健康肢体关节与肌肉的活动。

（2）中期功能锻炼

①此期为伤后3~6周，此期骨折肢体的肿胀与疼痛明显缓解，骨痂逐步形成，骨折断端接近临床愈合；②此期锻炼以早期锻炼为基础，加大活动强度、活动量及活动时间，进行较大幅度的关节活动：a. 继续进行肌肉舒缩，逐步恢复患肢关节活动；b. 逐渐增大活动力量和范围，循序渐进，逐步恢复肢体的功能；③此期时间较长，鼓励患者坚持锻炼，促进患肢的恢复。但应注意，关节活动不要过于剧烈和粗暴，还要限制一些不利于骨折连接和稳定的活动，如上肢骨折术后，前臂不要左右摇摆，过度下垂，以免发生骨折移位或骨不连。

（3）晚期功能锻炼

①此期骨折已达到临床愈合，关节活动范围应逐渐恢复正常；②此期锻炼要有针对性，如针对股骨干骨折术后的膝关节屈曲障碍、股四头肌萎缩，应重点锻炼膝关节的活动。可进行持重锻炼，如上肢捏拿物品，下肢负重行走（先以双拐及健肢支撑身体，患肢足尖轻触地面，逐渐以脚掌着地进行负重活动）；③加强全身活动，配合理疗、针灸等，促进肢体尽快恢复。

第二章　骨科患者的急救护理

第一节　现场急救的护理

【现场急救的目的与原则】

（1）现场急救的目的

用最简单而又有效的方法抢救生命、固定和保护患肢、迅速转运，以便尽快得到妥善处理。

（2）现场急救护理的原则

①医护人员到达现场后，立即采取抢救措施，紧张而镇定地分工合作，使患者迅速脱离现场；②先救命后治病，应先解决直接威胁患者生命的问题，再做局部处理，如骨盆骨折合并尿道损伤和休克时，应先抗休克，再处理尿道损伤，骨盆锐器插入体内要原位固定，现场不可拔出；脱出的内脏不要还纳，用无菌敷料覆盖后一起送往救治医院；③现场有多个患者时，应组织人力协作，边抢救边做好伤员的分类工作。绝不可忽视异常安静的患者，因为有可能其伤情更为严重；④防止在现场急救中再次损伤，应就地取材，妥善固定，防止骨折端损伤原来未受伤的血管和神经；⑤防止医源性损伤，如输不相容的血液引起溶血反应，输液过快、过多引起肺水肿等；⑥保留标本，如呕吐物及断肢等，为进一步诊治提供条件；⑦尽快将患者送往救治机构，加强途中监护并详细记录。

【现场急救常用的处理方法】

现场急救不仅要注意骨折的处理，更要注意全身情况的处理。必须掌握合理的急救方法，才能又快又安全地将患者送至医院。

(1) 现场急救

①首先检查患者的全身情况，如有休克的征象，应注意保暖，尽量减少搬动，等待医务人员到达后立即补液；②对于重伤的患者，必须注意维持其呼吸道的通畅，要观察伤者是否有呼吸、心跳的异常。如果有，需要清除呼吸道异物，进行人工呼吸和胸外心脏按压等。

(2) 脱离致伤环境

①抢救人员到达现场后，应使伤员迅速安全地脱离致伤环境，禁忌将伤肢从重物下硬拉出来，以免造成继发性损伤；②肢体被机器打伤者应关闭机器，切忌将轮子等辗压物反转以退出伤肢，以免伤肢再次遭受辗压，必要时要拆开机器。

(3) 伤口处理

①一般创口出血，用无菌棉垫或洁净布类加压包扎伤口止血。②大出血应用指压法，将动脉压在骨的浅面端时控制血流，再改用其他止血法。③较大的创面可填塞纱布再加压包扎，但止血不彻底。止血带在其他方法不能奏效的情况下才可应用，但必须每隔1小时放松1~2分钟，同时应在缚扎处垫两层布，以防勒伤。止血带使用不当或被遗忘会造成永久性的血管和神经损伤。④伤口包扎最好用无菌的急救包、三角巾、四头带等，如无无菌敷料，也可暂时用洁净的布类物品代替，包扎的范围应超出创面5~10cm。⑤若伤口外露骨折端，并已污染，又未压迫重要血管、神经者，不应将其复位，以免将污物带到伤口深处。应送至医院清创处理后再复位。但若在包扎时，骨折端自行滑入伤口内，则应做好记录，以便在清创时做进一步的处理。

(4) 骨折端固定

避免骨折端在搬运时移动而损伤周围血管、神经或内脏，导致患者疼痛及出血加重，甚至诱发全身性并发症。凡可疑骨折者，现场应予以妥善固定；①关节损伤及大面积软组织损伤时，为避免创伤加重和减轻肿胀，也应尽可能临时固定；②尽可能先牵引患肢矫正畸形，再将肢体固定于夹板上，也可用木板、长棍等代替；③固定范围应包括骨折处的上、下两关节在内，也可将患肢与躯干固定（上肢）或与对侧肢体固定（下肢）；④躯干骨的固定一般在搬运上担架后进行；⑤颈椎骨折需平卧于担架上，固定头部；⑥胸腰椎骨折亦需平卧，固定躯干；⑦骨盆骨折除平卧外，可用布带对骨盆处进行捆绑包扎；⑧四肢软组织通常使用胶布条固定。

（5）骨折患者的搬运

①应尽量减少对骨折患者的搬运，尤其是有脊椎损伤的患者，防止出现或加重脊髓损伤。若一般情况较好者，尽量等待专业人员来；②注意清除患者身上可能妨碍搬运或导致挤压的物体，如手表、手机等；③搬运人员动作要协调一致，协同采用平托法或滚动法，尽量保持患者的平稳，避免单纯追求速度而导致伤情加重。

【现场急救的护理评估】

进行现场急救时，根据患者的外伤史、生命体征变化和受伤部位，进行简单的初步检查，快速评估危重伤员的伤情，找出危及生命的创伤并给予对症处理，如积极纠正休克与缺氧，必要时行心肺复苏，及时运送至附近医院。

（1）呼吸道情况

①气道情况：若气道不畅，迅速查明原因并对症处理；②呼吸情况：观察呼吸是否正常，有无气胸等存在。

（2）循环情况

观察血压和脉搏，评估出血量以判断是否有休克发生。

（3）中枢神经系统情况

观察瞳孔大小及对光反射情况及意识状态，评估有无偏瘫或截瘫现象。

（4）全身状况评估

进行紧急处理后，在生命体征稳定的情况下，及时进行全身检查，对病情做出全面评估。检查中，动作要轻柔并注意保暖。

【现场急救的护理措施】

1. 迅速解除致伤因素并脱离危险环境

尽量迅速排除造成继续损伤的原因，快速将患者安全脱离危险环境，如从倒塌的建筑物中将患者抢救出来，有重物压迫时应立即去除，但要避免过猛的动作，切忌将患者从重物下拖拉出来，以免加重伤害。

2. 积极处理危及生命的情况

（1）解除气道阻塞，保持呼吸道通畅

发生气道阻塞最常见的原因是异物阻塞和舌后坠。气道阻塞如纠正不及时，易导致窒息而引起患者死亡。

1）呼吸道异物的处理：①手指清除异物：如流质或半流质的呕吐物可用手指包裹纱布擦除；如固体异物可将一只手的拇指压住舌体，其余四指握住下颌向上提起，另一只手的示指、中指和环指呈弯曲状，从口腔的一侧沿黏膜插入咽喉后方，在对侧挖出异物，切忌伸直手指挖异物，以免将异物推向深处而加重阻塞。②背击法：患者背对救护者俯卧，用手掌迅速在患者背部连续拍击，诱发其呼气时排出异物。对于婴幼儿宜用拍背法，即将患者的脸向下，用两手指托起下颌及颈，将患者胸部压在操作者的前臂上，另一只手击背。

2）舌后坠的处理：舌根附于下颌，将下颌向前推移，舌根离开咽后壁，气道即可开放。①仰头抬颈法：操作者一手举患者的颈部，将颈部向上抬；另一手压前额，将其头部向后推，此方法禁用于头颈部外伤者。②仰头抬颏法：操作者一手放在患者的前额，向后压使头向后仰；另一手的示指、中指放颏部的下颌骨上，将颏部上抬，应避免手指不要压向颏下软组织深处，此方法对于解除舌后坠效果最佳。③抬颌法：操作者位于患者头部前方，双肘与患者在同一水平处，将双手的示指、中指环指放在下颌角的后方，向前抬起下颌，此方法适用于颈部或疑有颈部外伤者。

（2）心脏、呼吸停止的紧急处理

患者若呼吸心跳停止应就地抢救，进行人工呼吸和胸外心脏按压，切忌反复听心音、测血压、搬动患者而延误抢救时机。

（3）出血的处理

控制明显外出血最有效的急救方法是指压法、加压包扎法和止血带止血法。①压住出血伤口或肢体近端的主要血管，再迅速加压包扎，以能达到止血为宜，同时应抬高损伤部位的肢体以减轻出血量；②如四肢大血管破裂出血，加压包扎不能控制时，可采用充气或橡皮止血带止血，即在伤口的近端结扎止血带，止血带下放衬垫物，松紧以能止住出血为度，准确记录开始扎上止血带的时间，每隔1小时松开1~2分钟，使用时间一般不应超过4小时，以防肢体缺血性坏死。

（4）开放性气胸的紧急处理

①当胸部有开放性创伤时，应迅速用无菌的凡士林纱布及棉垫，在患者用力呼气末封盖伤口，加压包扎固定，将开放性气胸变为闭合性气胸，切忌用敷料填塞胸腔伤口，以免敷料滑入胸腔内。若没有无菌敷料，可用清洁的布类或敷料覆盖。②如有张力性气胸，呼吸极度困难，气管明显向健侧移位时，应立即穿刺排气。方法：用一个 14～16 号的粗针头在患者患侧胸壁第 2 肋间锁骨中线处刺入胸膜腔，当有气体喷射时，即可收到排气减压的效果。

3. 抢救休克

现场抗休克的主要措施是迅速止血、补充血容量和应用抗休克裤，但应根据病情而定。

（1）如现场无血压计，可根据脉搏估计血压，如可触及桡动脉搏动，收缩压至少为 80mmHg。

（2）如只可触及股动脉搏动，收缩压至少为 70mmHg；触及颈动脉搏动，收缩压至少 60mmHg。

一般认为，在 20 分钟内转运至医院者，则以快速转运为主或边转运边抗休克；如转运时间估计在 30 分钟以上，则应在现场实施必要的抗休克救治。

4. 保存好离断的肢体

离断肢体的保存视运送距离的远近而定，如受伤地点离医院较近，应迅速用无菌敷料或清洁的布包好，减少污染，随同患者一起迅速送往医院。如受伤地点距医院较远，则应将包好的断肢放入清洁的塑料袋中，将口扎紧，再置入加盖的容器内，外周用冰块保存，再迅速转运患者。注意不可将冰块直接侵入断肢创面，以防造成肢体冻伤，切忌将离断的肢体浸泡在任何液体中。记录受伤和到达医院的时间。

5. 伤口处理

（1）除去患者的衣物

应先脱健侧肢体再脱患侧，必要时可剪开衣袖或裤管。

(2) 有创面的伤口

应注意无论伤口大小都不宜用未经消毒的水冲洗或外敷药物。最好用无菌敷料或清洁的布类如衣服、毛巾等覆盖创面，外面用绷带或布类包扎。

(3) 外露的骨、肌肉、内脏或脑组织等

禁忌回纳入伤口内，以免将污染物带入伤口深部。

(4) 伤口内异物或血凝块

不要随意去除异物或血凝块，以免再度发生大出血。

(5) 颅脑伤

应用敷料或其他布类物品要大于伤口周围，然后包扎，以免骨折片在包扎时陷于颅内。

(6) 多处多根肋骨骨折的胸部伤

可用衣服、枕头或沙袋等加压包扎于伤侧，以避免胸壁浮动。

(7) 有内脏脱出的腹部伤

可先用大块无菌纱布盖好内脏，再用绷带、三角巾包扎伤口，以防内脏继续脱出。

(8) 骨折

先妥善包扎固定，不可在现场复位，以免盲目操作造成继发性损伤或在输送途中颠簸而使骨折端发生异常活动，加重损伤或休克。

6. 妥善固定

(1) 急救固定的目的

避免骨折端在搬动过程中对周围重要组织，如血管、神经或内脏的损伤；减轻患者的疼痛，便于运送。

(2) 急救固定的方法

将患肢临时固定起来，固定的范围要超过上下关节。固定材料应就地取材，树枝、木棍、木板、枪支等都适于作固定材料之用。在缺乏外固定材料时也可行临时性自体固定，如将受伤的上肢固定于胸部，将受伤的下肢同健侧肢体缚在一起固定，如肢体明显畸形，障碍固定时，可先手法牵引，之后再行固定。

7. 迅速转运

骨折患者经过妥善固定后，应迅速运往医院，运送途中应有医护人员密切观察和陪同。尤其是脊柱骨折的伤员，为防止脊髓进一步损伤，在搬运过程中应注意以下几点。

（1）胸椎、腰椎骨折患者的搬运

如急救现场没有担架，可使用平直的木板。具体方法是先使患者两下肢伸直，两上肢也伸直并放于身旁，木板放在患者一侧，由 3 人采用滚动法，使患者保持平直状态，成一整体滚动至木板或担架上，或者 3 人用手臂同时将患者的身体平托移至木板上。在搬运时，注意不得使患者的躯干扭转或屈曲，切忌使用搂抱，或一人抬头、一人抬足的方法，禁用凉椅、藤椅之类的工具运送患者。

（2）颈椎外伤患者的搬运

搬运时，由专人在头前用双手托住其下颌，沿纵轴方向略加牵引，并使头颈部随躯干一同缓慢搬移至木板上，严禁随意强行搬动头部，患者移上木板或担架后，应取仰卧位，在颈下垫一薄枕或衣物，保持头颈中立位，并用沙袋或折好的衣物放在其颈部的两侧加以固定，防止头部左右旋转活动。

（3）合并截瘫的患者搬运

运送截瘫患者时，木板上应铺一柔软的褥垫，患者衣物里的坚硬物件应及时取出以防压伤。禁用热水袋等进行保暖以免发生烫伤。

第二节　创伤性休克的急救护理

创伤性休克是指机体由于遭受严重创伤刺激，通过血管-神经反射引起的以微循环障碍为特征的急性循环功能不全以及由此导致的组织、器官血液灌注不足、缺氧和内在损害的综合征。创伤性休克均有较严重的创伤史，如高处坠落、重物击打、高速撞击、机器绞伤等。

【临床表现】

创伤性休克由于严重外伤，致重要脏器损伤大出血，使有效循环血容量锐减、微循环血液灌注不足，导致全身组织器官缺血、缺氧，而发生多器官功能紊乱、代谢障碍等病理生理改变的综合征。创伤性休克与失血和疼痛有关。

（1）休克代偿期（微循环缺血期）

创伤伴出血，当丧失血容量尚未超过20%时，由于机体的代偿作用，患者的中枢神经系统兴奋性提高，交感神经活动增加。表现为精神紧张或烦躁、面色苍白、手足湿冷、心率加速、过度换气等。血压正常或稍高，反映小动脉收缩情况的舒张压升高，故脉压缩小。尿量正常或减少。这时，如果处理得当，休克可以很快得到纠正。如处理不当，则病情发展，进入抑制期。

（2）休克抑制期（微血管淤血期）

患者神志淡漠、反应迟钝，甚至可出现神志不清或昏迷、口唇发绀、出冷汗、脉搏细速、血压下降、脉压缩小。严重时，全身皮肤黏膜明显发绀，四肢冰冷，脉搏扪不清，血压测不出，无尿。还可有代谢性酸中毒出现。皮肤、黏膜出现淤斑或消化道出血，则表示病情已发展至弥散性血管内凝血（disseminated intravascular coagulation，DIC）阶段。出现进行性呼吸困难、脉速、烦躁、发绀或咳出粉红色痰，动脉血氧分压降至8kPa（60mmHg）以下，虽给大量氧也不能改善症状和提高氧分压时，常提示呼吸困难综合征的存在。

（3）休克失代偿期

此期微血管对血管活性物质失去反应，呈麻痹性扩张，微循环血流更缓慢，黏稠的血液在酸性环境中处于高凝状态，大量微血栓形成，使微循环处于不灌不流的状态，同时可因DIC引起继发性纤溶而发生出血现象。临床上本期患者除血压进一步下降以外，还可因组织细胞严重缺血、缺氧，细胞内溶酶体破坏，释放出水解酶，造成细胞自溶、死亡，并引起各种器官发生不可逆的损伤和严重的出血倾向，引起多器官功能衰竭，以致休克不可逆转，故称为休克难治期或不可逆期。

【辅助检查】

（1）中心静脉压

静脉系统容纳全身血量的55%~60%。中心静脉压的变化一般比动脉压的变化为早。中心静脉压的正常值为0.49~0.98kPa（5~10cmH$_2$O）。在低血压情况下，中心静脉压低于0.49kPa（5cmH$_2$O）时，表示血容量不足；高于1.47kPa（15cmH$_2$O）时，则提示心功能不全、静脉血管床过度收缩或肺循环阻力增加；高于 1.96kPa（20cmH$_2$O）时，则表示有充血性心力衰竭。连续测定中心静脉压和观察其变化，要比单凭一次测定所得的结果可靠。

（2）肺动脉楔压

中心静脉压不能直接反映肺静脉、左心房和左心室的压力。肺动脉压的正常值为 1.3～2.9kPa（10～22mmHg）。肺动脉楔压的正常值为 0.8～2.0kPa（6～15mmHg），增高表示肺循环阻力增加。肺水肿时，肺动脉楔压超过 4.0kPa（30mmHg）。当肺动脉楔压已增高，中心静脉压虽无增高时，即应避免输液过多，以防引起肺水肿，并应考虑降低肺循环阻力。通过肺动脉插管可以采血进行混合静脉血气分析，了解肺内动静脉分流情况，也即是肺的通气/灌流之比的改变程度。导管的应用有一定的并发症。故仅在抢救严重的休克患者而又必需时才采用。导管留置在肺动脉内的时间不宜超过 72 小时。

（3）心排出量和心脏指数

休克时，心排出量一般都有降低。但在感染性休克时，心排出量可较正常值高，故必要时，需行测定，以指导治疗。

（4）动脉血乳酸盐测定

正常值为 1～2mmol/L。一般说来，休克持续时间越长，血液灌流障碍越严重，动脉血乳酸盐浓度也愈高。乳酸盐浓度持续升高，表示病情严重，预后不佳。乳酸盐浓度超过 8mmol/L 者，死亡率可达 100%。

（5）动脉血气分析

动脉血氧分压（PaO$_2$）正常值为 10～13.3kPa（75～100mmHg），动脉血二氧化碳分压（PaCO$_2$）正常值为 5.33kPa（40mmHg），动脉血 pH 正常为 7.35～7.45。休克时，如患者原无肺部疾病，由于常有过度换气，PaCO$_2$ 一般都较低或在正常范围内。如超过 5.9～6.6kPa（45～50mmHg）而通气良好时，往往是严重的肺功能不全的征兆。PaO$_2$ 低于 8.0kPa（60mmHg），吸入纯氧后仍无明显升高，常为呼吸窘迫综合征的信号。通过血气分析，还可了解休克时代谢性酸中毒的演变。

（6）弥散性血管内凝血的实验室检查

对疑有弥散性血管内凝血的患者，应进行有关血小板和凝血因子消耗程度的检查，以及反映纤维蛋白溶解性的检查，血小板计数低于 80×

$10^9/L$，纤维蛋白原少于 1.5g/L，凝血酶原时间较正常延长 3 秒以上，以及副凝固试验阳性，即可确诊为弥散性血管内凝血。

【护理评估】

（1）健康史

评估患者的一般资料、现病史，评估患者有无创伤史、既往病史、过敏史。

（2）身体状况

①评估患者循环情况（面、口唇、巩膜的颜色、皮肤温湿度、生命体征、心率、心律、中心静脉压等）、呼吸情况（呼吸方式、频率、节律、血氧饱和度、机械辅助呼吸及血气分析等）、神经功能情况（意识、瞳孔、生理反射等）、腹部情况（有无腹胀腹痛、腹膜刺激征）、胃肠道情况（有无恶心、呕吐，呕吐物的颜色、性状及量，肠鸣音，排泄物的颜色、性状及量）、肾功能情况（尿量、颜色、性状及尿比重等）、实验室指标（血常规、血生化、出凝血时间、肝功能等）；②评估患者有无冠心病、高血压病、糖尿病等全身疾病；③评估患者伤口的部位、渗血渗液情况；④评估患肢血循环情况：患肢皮肤颜色、温度、有无肿胀、肿胀的程度、毛细血管反应、动脉搏动情况等；⑤评估患肢的感觉、运动、反射情况；⑥评估患者疼痛部位、程度、性质，与腹压、活动、体位有无明显关系；⑦评估患者有无并发症：肺不张、肺炎、血胸、气胸、内出血、感染、切口裂开等，以及与手术相关的并发症，如脊髓损伤等。

（3）心理-社会状况

评估患者（家属）心理状态、家庭及社会支持情况、患者（家属）对该疾病的相关知识了解程度。

【现场急救护理】

（1）体位

患者平卧，仰卧中凹位，头胸抬高 10°~20°，下肢抬高 20°~30°。

（2）出血的处理

采取指压法、加压包扎法或止血带止血法对出血部位进行止血。

（3）解除气道阻塞

保持呼吸道通畅。

（4）心脏、呼吸停止的紧急处理

进行人工呼吸和胸外心脏按压。

（5）常规护理

注意保暖，尽量减少搬动，对骨折处采取临时固定方法，必要时应用镇痛剂。

【护理诊断】

（1）体液不足

与大量失血、失液有关。

（2）气体交换受损

与心排出量减少、受伤后疼痛、痰液黏稠、焦虑、组织缺氧、呼吸型态改变有关。

（3）组织灌注量的改变

与体液不足引起的心、肺、脑、肾及外周组织血流减少有关。

（4）体温型态的改变

与微循环障碍、细菌感染有关。

（5）心功能减退

与心肌损害、缺氧、低血容量有关。

（6）焦虑

与患者处于危重状态、担心疾病预后等有关。

（7）有发生意外性伤害的危险

与脑功能障碍、感觉反应迟钝、活动无耐力有关。

（8）有感染的危险

与创口、酸碱平衡紊乱、机体抵抗力降低、多种检查和留置管道有关。

（9）有皮肤完整性受损的危险

与微循环灌注不足致皮肤缺血缺氧、患者感觉及反应迟钝、长时间卧床导致局部受压、体温型态改变有关。

（10）自我照顾能力不足

与机体虚弱无力有关。

（11）活动无耐力

与心排出量减少、气体交换障碍有关。

（12）对死亡的恐惧

与脑部缺血缺氧、不适应监护室的环境、意识到自身有生命危险有关。

（13）家庭应对无效

与患者因急骤变化的病情而缺乏应对能力有关。

【护理措施】

1. 术前护理措施

（1）输液护理

①建立两条以上静脉通道，选择粗大血管，选择9号以上穿刺针头输液；②按"先盐后糖、先晶后胶、先快后慢、见尿补钾"的输液原则及时补充血容量。

（2）心理护理

①建立良好的护患关系；②说明手术的重要性，指导术前、术后配合知识；③调整患者及家属对手术的期望值；④耐心解答疑问，消除不良心理；⑤在患者入院时向患者热情详细地介绍医疗环境及医护人员以取得患者的信任，同时向患者介绍相关的疾病知识，使其增加战胜疾病的信心。

（3）疼痛护理

①观察患者疼痛部位、性质、程度和持续时间，进行疼痛评分；②必要时遵医嘱予镇痛剂缓解疼痛，创伤早期禁止热敷局部镇痛；③指导患者深呼吸、转移注意力等放松技巧。

（4）术前准备

①解释手术的方式、麻醉方式、手术前后配合事项及目的，术后常见不适的预防及护理；②告知所用各种药物的主要目的及不良反应；③配血、备皮；术前禁食8～12小时，禁水4～6小时。

（5）生活护理

协助生活护理，满足患者日常生活需要。

2. 术日护理措施

（1）送手术

①核对姓名、病历、物品；②测量生命体征，更衣，取下佩戴饰品、活动义齿，留置尿管；③确认患者已禁食、禁饮；女性患者有无月经来潮；④检查各种检查、检验结果及手术同意书是否齐全；⑤遵医嘱应用术前用药。

(2) 接手术

①了解术中情况、手术方式、麻醉方式；②监测意识、生命体征、尿量及 SPO_2；③低流量吸氧；指导患者深呼吸、有效咳嗽；④观察伤口敷料有无渗血、渗液；⑤妥善固定引流管，保持引流通畅；观察引流液量、颜色、性质；定时离心方向挤压引流管；⑥观察患肢血循环情况：患肢皮肤颜色、温度、有无肿胀、肿胀的程度、毛细血管反应、动脉搏动情况等；⑦观察患肢的感觉、运动、反射情况；⑧观察患者疼痛部位、程度、性质，与腹压、活动、体位有无明显关系；⑨去枕平卧 6 小时，每 2 小时翻身拍背，脊髓损伤及骨盆骨折患者轴线翻身，翻身时保持肩部、背部、臀部在一条直线上。

3. 术后护理措施

(1) 常规护理

1）监测意识、生命体征、尿量及 SPO_2 情况。

2）观察伤口敷料有无渗血、渗液，引流液的量、颜色、性质。定时离心方向挤压伤口引流管，保持引流管通畅。正常每天引流 50～200ml；活动性出血：每天引流 400ml 以上或 2 小时 200ml 以上。

3）饮食：无胃肠道损伤或手术的患者，禁食6 小时后进食流质或半流质；术后第一天后予高热量、高维生素、粗纤维、易消化饮食。

4）遵医嘱补充血容量，按时、按量使用抗生素、镇痛药、神经营养药等。

(2) 专科护理

1）体位：每 2 小时翻身拍背，脊髓损伤及骨盆骨折患者轴线翻身，翻身时保持肩部、背部、臀部在一条直线上。

2）密切观察双下肢感觉、活动及会阴部神经功能恢复情况。

(3) 并发症的观察及护理

1）肾衰竭

少尿期治疗与护理：①限制水分和电解质：严格记录 24 小时出入量；②预防高钾血症：除严格控制钾的摄入外，禁食含钾的食物及药物，清除坏死组织，不输库存血；③纠正酸中毒：应用碳酸氢盐治疗，严重酸中毒血液滤过治疗是最佳方法；④营养疗法：低蛋白、高热量、高维生素饮食或肠外营养；⑤控制感染；⑥严禁应用对肾脏有毒性的药物如氨基苷类及含钾药物；⑦血液净化：是救治急性肾衰竭有效的手段。

多尿期治疗与护理：①加强营养；②预防感染及并发症的发生，严密监测水、电解质平衡情况，预防缺水、低钾血症、低钠血症。

2）急性呼吸衰竭：①保证呼吸道通畅。②加强血流动力学的监护，保证组织血液的有效灌注；严密观察血压、中心静脉压、心率、心排出量，并详细记录。③严格记录每12~24小时液体和电解质出入量，以防止肺水肿或全身水肿的形成。

3）脑功能障碍：休克早期脑供血未明显改变，患者表现为烦躁不安；休克期因脑供血减少，患者出现神志淡漠；休克晚期可因DIC而导致昏迷或意识丧失。

4）胃肠道和肝功能障碍：①胃肠功能障碍：消化功能明显障碍、应激性溃疡、全身炎症反应综合征；②肝功能障碍：肝功能障碍、酸中毒。

5）心脏损害：冠脉灌注减少，心肌收缩力减弱。

6）酸中毒：根据血气分析结果，按医嘱予以静脉输注5%碳酸氢钠。

（4）功能锻炼

根据创伤的部位、性质、手术方式进行功能锻炼指导，如呼吸训练、踝泵运动、直腿抬高、抬臀运动等。

【健康教育】

（1）指导患者摄取饮食的种类和数量，并详细地记录24小时出入水量，以维持酸碱平衡，预防水、电解质紊乱。

（2）解释药物使用的作用及副作用。

（3）按创伤的部位、性质、手术方式进行活动指导。伤口拆线72小时后可洗澡。

（4）在做好家属安慰工作的同时，也应教育引导家属学会照顾患者。同时鼓励并帮助患者进行自我护理，以增强其自信心。

（5）术后出现头晕、眼花、出冷汗等不适时，及时报告医护人员。

（6）术后疼痛症状加重或感觉丧失、大小便异常时，及时报告医护人员。

（7）术后 1 个月内返院复查或遵医嘱，若伤口出现红、肿、热、痛、渗液等不适随诊。

第三节　骨筋膜室综合征的急救护理

骨筋膜室综合征即骨筋膜室内肌肉和神经因急性缺血而产生的早期症候群。主要表现为：患肢疼痛、麻木、手指或足趾不自觉屈曲，被动牵拉可引起剧烈疼痛，患肢肿胀、触痛明显。多见于前臂掌侧和小腿，常由创伤骨折的血肿和组织水肿，使其室内内容物体积增加或外包扎过紧造成局部压迫，使骨筋膜室容积减小而导致骨筋膜室内压力增高所致。

【辅助检查】

（1）筋膜间隔区组织压测定

正常前臂筋膜间隔区组织压力为 1.2kPa，小腿为 2kPa。当舒张压与组织压之间的差为 1.33~2.17kPa 时，即有诊断价值。

（2）超声多普勒检查

若出现肢体血循环受阻图像，可供诊断参考。

（3）实验室检查

肌肉坏死时，白细胞增多，血沉加快，尿中出现肌红蛋白。

【护理评估】

（1）健康史

1）评估患者的一般资料、现病史、有无外伤史、既往病史、过敏史。若有外伤史，了解患者受伤地点、时间、方式、原因等。

2）了解患者受伤后，现场急救的情况和转运方式等。

（2）身体状况

1）评估挤压部位状况：因筋膜间区的肌肉肿胀、出血，使筋膜间区内体积增大、压力增高，故应评估受压部位疼痛、肿胀的程度，被挤压肢体运动障碍、关节活动受限的状况。

2）观察受伤处皮肤色泽和感觉：由于受压部位皮肤张力高，触及时有较硬的感觉，应评估患者受压部位皮下淤血、红斑和皮肤表面水疱的状况，患肢感觉减退的情况及出现麻木感的程度，如肢体远端皮肤苍白、温度偏低，则提示病情严重；若皮肤逐渐转红，肢体温度逐渐转暖，则示病情有好转趋势。

3）观察血压和脉搏：肌肉广泛坏死时血压下降，脉搏加快。

4）观察肾功能：严重时可发生休克、肾衰竭。

5）评估有无冠心病、高血压病、糖尿病等全身疾病。

（3）心理-社会状况

骨筋膜室综合征发病较急，患者及家属对突如其来的打击会产生不知所措的感觉，作为医护人员，根据患者的不同情况，分析他们的心理状况，是焦虑或是恐惧，还是忧虑等，充分体谅他们的情绪并做好相应的措施，尤其是对于需要截肢的患者，更应做好细心的观察。

【护理诊断】

（1）焦虑、恐惧

与患者预感到自己的健康受到威胁、担心疾病预后不佳、不理解手术的程序、不适应环境有关。

（2）有周围神经血管功能障碍的危险

与骨筋膜室综合征有关。

（3）疼痛

与创伤、肌肉缺血、缺氧有关。

（4）体温升高

与创伤、坏疽有关。

（5）有皮肤完整性受损的危险

与局部持续性受压、皮肤感觉障碍、切开减压术后伤口大量渗液有关。

【护理措施】

1. 术前护理措施

（1）心理护理

1）建立良好的护患关系。

2）配合医生说明手术的重要性，指导术前、术后配合知识。

3) 调整患者及家属对手术的期望值。

4) 耐心解答疑问,消除不良心理。

5) 在患者入院时向患者热情详细地介绍医疗环境及医护人员以取得患者的信任,同时向患者介绍相关的疾病知识,使其增加战胜疾病的信心。

(2) 疼痛护理

1) 适当抬高患肢,禁止热敷、红外线照射及按摩。

2) 观察疼痛的部位、性质、节律性、程度以及疼痛发作时的伴随症状,并进行疼痛的评分。

3) 急性筋膜间室综合征早期,疼痛的性质呈进行性加剧,而且肢体不会因有效固定或经处理而减轻,阿片类镇静镇痛药通常不能有效缓解疼痛。随着缺血时间延长,表现为痛觉迟钝,甚至感觉消失转为无痛。

4) 指导患者深呼吸、转移注意力等放松技巧。

(3) 生活护理

协助生活护理,满足患者日常生活需要。

(4) 术前准备

1) 解释手术的方式、麻醉方式、手术前后配合事项及目的,术后常见不适的预防及护理。

2) 指导患者床上大小便训练;必要时配血,备皮;术前禁食8~12小时,禁水4~6小时。

2. 术日护理措施

(1) 送手术

1) 核对姓名、病历、物品。

2) 更衣,取下佩戴饰品、活动义齿,留置尿管。

3) 确认患者禁食、禁饮的时间;女性患者有无月经来潮。

4) 检查手术同意书、各种检验结果是否齐全。

5) 遵医嘱使用术前用药。

(2) 接手术

1) 了解术中情况、手术方式、麻醉方式。

2) 监测意识、生命体征、尿量及SPO_2。

3) 必要时低流量吸氧、心电监护;指导患者深呼吸、有效咳嗽。

4）观察伤口敷料有无渗血、渗液。

5）妥善固定引流管，保持引流通畅，观察引流液量、颜色及性质，定时离心方向挤压引流管。

6）观察患肢血循环情况：患肢皮肤颜色、温度、有无肿胀、肿胀的程度、毛细血管反应、动脉搏动情况等。

7）观察患肢的感觉、运动、反射情况。

8）观察患者疼痛部位、程度、性质，与活动、体位有无明显关系。

9）去枕平卧6小时，每2小时翻身拍背。

3. 术后护理措施

（1）常规护理

1）持续监测意识、生命体征、尿量及 SPO_2 情况。

2）观察伤口敷料有无渗血、渗液。

3）保持引流通畅，定时离心方向挤压引流管，观察引流液的量、颜色、性质。观察是否有活动性出血。

4）饮食：禁食6小时后进食流质或半流质，术后第1天后予高热量、高维生素、粗纤维、易消化饮食。

5）医嘱使用抗生素、消肿、镇痛、神经营养等药物。

（2）专科护理

1）体位：保持肢体功能位，各肢体功能位分别为：①股骨干骨折：髋关节前屈15°～20°，外展10°～20°，外旋5°～10°，呈外展中立位；②胫腓骨骨折：患肢抬高，高于心脏水平，踝关节跖屈5°～10°；③胫骨平台骨折：膝关节屈曲5°或伸直0°；④前臂骨折：保持肘关节屈曲90°或伸直0°；⑤踝关节骨折：跖屈5°～10°。

2）密切观察：伤口敷料有无渗血、渗液；引流管是否通畅；引流液的量、颜色、性质；观察肢体/肢端肤色、皮温、肿胀程度、毛细血管再充盈反应、感觉、活动、神经功能恢复情况。

（3）并发症的观察及护理

1）出血：观察伤口敷料有无渗血、渗液，引流液的量、颜色、性质，肢体肿胀程度。

2）感染：观察体温变化、伤口情况，按医嘱予抗感染治疗。

3）肾衰竭

少尿期治疗与护理：①限制水分和电解质：严格记录 24 小时出入量；②预防高钾血症：除严格控制钾的摄入外，禁食含钾的食物及药物，清除坏死组织，不输库存血；③纠正酸中毒：应用碳酸氢盐治疗，严重酸中毒血液滤过治疗是最佳方法；④营养疗法：低蛋白、高热量、高维生素饮食或肠外营养；⑤控制感染；⑥严禁应用对肾脏有毒性的药物如氨基苷类及含钾药物；⑦血液净化：是救治急性肾衰竭有效的手段。

多尿期治疗与护理：①加强营养；②预防感染及并发症的发生，严密监测水、电解质平衡情况，预防缺水、低钾血症、低钠血症。

（4）功能锻炼

1）术后第 1 天就开始进行规律性的肢体功能锻炼，运动范围由小至大，次数从少到多，时间由短到长，强度由弱到强，活动度以不感到疲劳为宜。原则主要以主动活动为主，被动活动为辅。

2）患肢锻炼方法主要包括：①股四头肌等长等张收缩：每次 50 下，每天 3 次；②直腿抬高 5~10cm，并保持 1~5 分钟，每天 3 次；③前臂旋转练习：旋前、旋后。

【健康教育】

（1）向患者解释各种药物的作用及副作用。

（2）按创伤的部位、性质、手术方式进行活动指导。伤口拆线后 72 小时后可洗澡。

（3）术后 1 个月内返院复查，若原创伤处出现红、肿、热、痛、渗液等应随诊。

（4）术后出现头晕、眼花、出冷汗等不适时，及时报告医护人员。

（5）术后疼痛症状加重或出现感觉丧失、大小便异常时，及时报告医护人员。

（6）患者出院后，嘱其应继续坚持患肢功能锻炼 8 周以上，并随时复诊，观察 1~2 年。

第四节　脂肪栓塞综合征的急救护理

脂肪栓塞综合征（FES）是严重创伤性骨折（特别是长管状骨骨

折）后，以意识障碍、皮肤淤斑、进行性低氧血症、呼吸窘迫为特征的综合征。主要表现为：呼吸功能不全、发绀、胸部 X 线片显示有广泛性肺实变，因缺氧可导致烦躁不安、嗜睡，甚至昏迷和死亡。脂肪栓塞的主要病变发生在肺，其次是脑。

FES 发生率与创伤的严重程度及长骨骨折的数量成正比，是多发性骨折的严重并发症，多见于长骨干骨折后，很少发生于上肢骨折的患者，儿童发生率仅为成人的 1%。随着骨折积极的开放手术治疗，其发生率有大幅度下降。由于脂肪栓塞综合征发病急骤、病势凶险，死亡率较高，故 FES 是创伤骨折后威胁患者生命的严重并发症之一。

【临床表现与诊断】

（1）主要症状

1）肺部症状：以呼吸急促、呼吸困难、发绀为特征，伴有 PaO_2 下降和 PCO_2 升高。

2）无头部外伤的神经症状：意识模糊、嗜睡、抽搐、昏迷。

3）皮肤黏膜出血点。

（2）次要症状

心率>120 次/分；体温>38℃；血小板计数<$150×10^9$/L；尿或痰中找到脂肪滴；视网膜栓塞；血氧分压下降（60mmHg 以下），血红蛋白下降（100g/L 以下）。

（3）肺脂肪栓塞表现

发生率约为 75%。开始于缺氧导致的呼吸急促及随后的过度换气，发绀有时不会出现，但有时可能成为 FES 的早期体征。涉及肺的 FES 患者大部分出现严重的低氧血症，PaO_2 水平可低于 50mmHg，如果肺的条件恶化，有可能合并呼吸困难和代谢性酸中毒，部分患者有咯血现象。胸部 X 线片显示两肺大块斑片状阴影，称之为"暴风雪样"改变，尤其在肺的上中部多见。

（4）脑脂肪栓塞表现

发生率约为 86%。起始症状包括谵妄不安、嗜睡和意识模糊，继续发展可导致昏迷。如治疗及时，大部分患者可完全恢复，但因大脑皮质的高敏感可能留下不同程度的后遗症；轻者有个性变化、创伤后紧张综合征等；重者有四肢瘫等严重神经病理学障碍。合并头部外伤的复杂骨折患者，其病理学表现的原因常难以确定，而受伤后至出现初期神经症状间隔时间有助于诊断。

（5）皮肤淤点

发生在 50%~60% 的患者中，常在伤后 24~48 小时内出现。在患者的两侧腋部、胸部前外侧、颈前部、脐周、结膜和口腔黏膜等处出现。淤点的解剖学基础与大脑、肺等其他有病理生理过程的受累器官所观察到的相似，显微镜检查示脂肪滴阻塞毛细血管，且被小血管周围出血包围。

【辅助检查】

有条件时可行眼底检查，观察视网膜是否有渗出或出血情况。病情严重时胸部 X 线检查可显示弥漫性大块的"暴风雪"样浸润性阴影。

【预防与治疗】

（1）治疗原则

早期诊断、积极预防、及时治疗。

（2）预防措施

1）在患者抢救中，长骨骨折处理需十分小心，尽量少搬动，患肢应尽快用夹板固定，因为早期制动既能减少骨折端活动及组织再损伤，又可降低 FES 发生率。

2）严重创伤后及时补充血容量，在防止和治疗休克的同时，也是预防创伤后脂肪栓塞综合征发生的最重要的措施，所以在外伤现场、救护途中及入院早期的静脉输液尤为重要。

3）早期镇痛可限制类交感神经反应，通过加速脂肪分解而增加自由脂肪酸释放，从而减少 FES 的发生。

（3）监测

肺脂肪栓塞的患者，可因呼吸窘迫而致死亡，对有可能发生 FES 的患者，需通过血氧定量法和血气分析来监测其呼吸功能。一旦出现呼吸急促及呼吸困难等症状时，应及时通过面罩或鼻导管吸氧，如肺功能恶化可行气管插管和机械换气处理。

（4）合理使用药物，注意用药后的反应

1）使用肝素治疗，有助于刺激脂肪酶活性，减少脂肪聚集，减少早期脂肪栓的形成。因它是一种抗凝剂，应观察患者是否有出血倾向。

2）皮质类固醇激素可提高 PaO_2，对抗游离脂肪酸毒性作用所引起的肺部炎症反应，可降低血小板附着、稳定溶酶体膜、降低毛细血管通透性、减少间质性肺水肿或脑水肿，对 FES 的预防和治疗有肯定作用，但对重大创伤或免疫力低下的患者，有增加特殊并发症的不利因素，故在使用该药治疗时，应仔细观察患者用药后的反应。

【护理评估】

（1）健康史

1）评估患者的一般资料、现病史、有无外伤史、既往病史、过敏史。若有外伤史，仔细询问受伤地点、时间、方式、原因等。有严重创伤史的患者，应严格检查患者全身皮肤的情况，如有无大面积的擦伤等。

2）详细询问患者受伤后，进行现场急救的情况和转运的方式等。

3）详细询问患者是否有其他疾病，是否进行过手术治疗，以确定疾病对患者的影响。

（2）身体状况

1）评估患者循环情况（生命体征、心率、心律、中心静脉压等）、呼吸情况（呼吸方式、频率、节律、血氧饱和度等）、神经功能情况（意识、瞳孔、生理反射等）、肾功能情况（尿量、尿比重等）、实验室指标（尿常规、血常规、血生化、血沉等）、X 线检查（"暴风雪状"阴影）。

2）评估有无冠心病、高血压病、糖尿病等全身疾病。

3）评估骨折受伤部位，疼痛、肿胀的程度，畸形的状况以及活动受限的情况等。

4）观察患者意识及表情：当患者发生脑脂肪栓塞时，初期有头痛、烦躁不安、失眠等症状；病情加重后，会出现谵语、精神恍惚，甚至昏迷；若累及生命中枢，可致死亡。

5）评估患者生命体征：如患者在伤后第 2 天或第 3 天突然出现心率加快，大于 120 次/分；体温超过 39℃；面色苍白；呼吸大于 30 次/分；呼吸困难逐渐加重，表示病情进一步恶化，应给予鼻导管或面罩吸氧。对于高热患者行降温处理时，谨防体温不升。

6）应仔细检查患者的胸部、颈部、腋窝等处皮肤，观察有无出血点。有条件时，可行眼底检查，观察视网膜是否有苍白点状出血灶。

7）肺部检查时，可以听到啰音，严重时胸片可见"暴风雪"阴影征象。

8）皮肤出血点：出现在肩、颈、前胸、腋、腹、前大腿等，尤以眼睑结合膜和眼底为显见。出血点呈针尖大小，圆形，色红，且渐变色。

（3）心理-社会状况

评估患者心理状况，了解患者是否存在焦虑、恐惧等负面心理反应。评估患者（家属）家庭及社会支持情况、患者（家属）对该疾病的相关知识了解程度。

【护理诊断】

（1）疼痛	（2）焦虑、恐惧
与严重创伤、脂肪栓塞导致机体缺血缺氧、精神紧张等有关。	与不适应医院的环境、担心疾病预后有关。
（3）知识缺乏	（4）呼吸模式的改变
与缺乏疾病相关知识有关。	与肺脂肪栓塞有关。
（5）皮肤受损的危险	（6）潜在并发症
与局部持续受压、意识障碍、皮肤出现淤斑或出血点有关。	心、肺、脑等重要脏器功能不全。

【护理措施】

1. 术前护理措施

（1）心理护理	（2）生活护理
1）建立良好的护患关系。 2）向患者解释病情，耐心疏导，缓解悲观和恐惧心理，增强患者信心，鼓励患者积极配合治疗护理。	协助生活护理，满足患者日常生活需要。昏迷患者禁食，给予口腔护理，每天2次。

2. 术后护理措施

（1）妥善固定，正确搬运，积极预防本病的发生

创伤后，就地对患肢立即给予结实的外固定，搬动患者时注意动作要轻柔，特别是在固定以前，严禁随意搬动，以防断端之间的血管破裂，引起或加重局部出血等，这对于预防脂肪栓塞是很有必要的积极措施。

（2）监测生命体征变化，及早发现，及时治疗

1）严重创伤者，尤其是多发性骨折的患者，曾发生过低血容量休克，若患者出现呼吸困难、节律增快、心率加速、神志恍惚、皮肤有出血点等症状时，在立即报告医生的同时，也要做好抢救的准备工作。一经确诊为 FES，应及时转入监护病房。

2）取平卧或半卧位，保持呼吸道通畅，维持肺功能。

①由于 FES 主要栓塞的脏器是肺部，因此会影响肺气体交换的功能，所以，首要的抢救措施是保持呼吸道通畅，改善患者的缺氧状况；②观察患者呼吸困难的程度，对于轻度缺氧者，可给予鼻导管或面罩吸氧，严重缺氧的患者应建立通畅的气道，并做好机械辅助通气治疗的护理工作；③密切观察呼吸功能，当血气分析显示有呼吸窘迫综合征时，如 PaO_2 降低等，应给予高浓度氧气吸入，尽早使用呼吸机辅助呼吸，以减轻和抑制肺水肿的发生，严密监测动脉血气、电解质的情况；④做好气管切开患者的护理，严格无菌操作技术，加强湿化和吸痰，以保持呼吸道通畅；⑤遵医嘱并结合病情逐渐撤离呼吸器，对于呼吸器依赖型的患者，应做好耐心细致的心理护理。

（3）迅速建立有效的静脉通道

及时的补液输血，预防低血容量休克，以改善组织灌注，维持血压和水、电解质平衡，有效防止脂肪从破裂的骨髓腔溢入血流；阻止脂肪酸的异常调动；防止血清内脂肪乳化状态的破坏。

（4）加强生活护理，避免不良刺激，消除或减轻疼痛

1）保持病室安静，空气新鲜，保证足够的休息和睡眠。

2）加强皮肤护理，保持皮肤清洁、干燥，避免刺激物，以防破损。

3）维持良好的姿势和体位，减少卧床过久而引起的不适感。加强皮肤护理，定时翻身，妥善固定好患肢，防止压疮的发生。

4）缓解或消除疼痛：a. 运用心理安慰的方法，如暗示，用以分散患者的注意力，减轻焦虑不安的情绪；b. 减少刺激疼痛的各种因素，如患者在咳嗽咳痰时，可用手帮助其按住伤口或用枕头抵住伤口；c. 必要时可遵医嘱使用镇痛药，并观察患者用药后的疗效和不良反应。

（5）合理使用药物，观察用药后的反应

1）遵医嘱应用肾上腺皮质激素，减轻肺水肿，消除脂肪栓塞。

2）早期应用抗生素预防感染。

（6）加强心理护理

脂肪栓塞的患者有可能出现呼吸窘迫的情况，使之易产生焦虑、恐惧等负面心理，应耐心、细致地做好思想工作，关心体贴患者，解除其各种不良情绪反应及精神负担，使之能积极配合治疗和护理。

【健康教育】

（1）脂肪栓塞重在预防。骨折后应进行正确的固定，操作手法应轻柔，对预防脂肪栓塞十分重要。告诫骨折患者骨折处未固定时应绝对禁止活动。

（2）若有出血点，嘱患者勿抓破皮肤，病情好转时皮肤出血点会渐渐消失。

（3）出现呼吸困难、胸闷、胸痛、头晕、烦躁不安、谵妄、嗜睡、高热等不适时，及时报告医护人员。

（4）向患者解释各种药物的作用及副作用。

（5）做好患者的自我病情观察，注意有无呼吸困难、胸闷、头晕等不适。

（6）保持身心健康，积极乐观地面对生活。

（7）锻炼身体，提高机体抵抗力，避免过度劳累，预防感冒。

第五节　挤压综合征的急救护理

挤压综合征是指肢体、臀部等肌肉丰富的部位受到压砸或长时间重力压迫后，受压肌肉组织大量变性、坏死，出现以肌红蛋白尿、高钾血

症和急性肾衰竭为特征的临床症候群。主要表现为：受压部位有压痕、肿胀、发硬、皮下淤血，皮肤出现水疱，脉率快，尿呈茶褐色，少尿或无尿。本病死亡率高，占发病率的 40%～50%。致病原因是创伤，四肢骨折固定不当，止血使用不当，骨筋膜室综合征处理不及时、不恰当等。

【临床表现】

肢体疼痛，严重肿胀、淤血，局部皮肤有水疱，有时可伴有神经损伤，严重影响肢体的正常活动，甚至会发生休克、急性肾衰竭，严重会导致死亡。

【辅助检查】

（1）测定天门冬氨酸氨基转移酶（AST）、肌酸磷酸激酶（CPK）等肌肉缺血坏死所释出的酶，以了解肌肉坏死程度。

（2）检查血红蛋白、红细胞计数、血细胞比容，以估计失血、血浆成分的丢失，贫血和少尿期尿潴留的程度。

（3）测定血小板、出凝血时间，可提示机体凝血、纤溶机制的异常。

（4）白细胞计数以提示有无感染存在。

（5）血气分析、血镁测定等，均有助于进一步的临床研究。

【护理评估】

（1）健康史

询问患者受伤史，包括受伤地点、时间、方式、原因等；了解患者在受伤后，进行现场急救的情况和转运方式等。

（2）身体状况

1）评估挤压部位状况：因筋膜间区的肌肉肿胀、出血，使筋膜间区内体积增大、压力增高，故应评估受压部位疼痛、肿胀的程度，被挤压肢体运动障碍、关节活动受限的状况。

2）观察受伤处皮肤色泽和感觉：由于受压部位皮肤张力高，触及时有较硬的感觉，应评估患者受压部位皮下淤血、红斑和皮肤表面水疱的状况，患肢感觉减退的情况及出现麻木感的程度，如肢体远端皮肤苍白、温度偏低，则提示病情严重；若皮肤逐渐转红，肢体温度逐渐转暖，则提示病情有好转趋势。

3）观察血压和脉搏。

4）观察肾功能：①少尿期的变化：尿量明显减少，24小时尿量少于400ml时为少尿，24小时尿量少于100ml时为无尿，少尿期一般持续8~15天，此期越长，预后越差。②多尿期的变化：24小时尿量超过400ml时，即显示肾功能恢复进入多尿期；3~5天以后，24小时尿量可达3000~4000ml，此期由于肾浓缩功能及调节电解质平衡的功能尚未恢复，所以易发生水、电解质的负平衡，出现脱水、低血钾、低血钠等现象。此期一般持续1~2周。③恢复期情况：病情好转的患者，多尿期后3~7天肾滤过率逐渐增加，但完全清除体内的酸性代谢产物等，及肾功能恢复正常还需要历经数月或更长时间。

（3）心理-社会状况

评估患者（家属）心理状态、家庭及社会支持情况、患者（家属）对该疾病的相关知识了解程度。

【护理诊断】

（1）疼痛

与创伤、炎症有关。

（2）焦虑

与担心疾病预后、疼痛有关。

（3）皮肤完整性受损

与长期卧床，皮肤大面积的擦伤，肢体肿胀，皮肤张力明显增高，皮肤的排泄功能受到妨碍，营养缺乏等有关。

（4）体液不足

与广泛挤压伤，导致肢体严重缺血、缺氧，毛细血管通透性显著增加，大量血浆和含电解质的液体渗入组织间隙，使血容量明显减少有关。

（5）活动无耐力

与严重挤压伤、急性肾衰竭有关。

（6）体液过多

与肾功能不全导致水钠潴留有关。

（7）舒适的改变

与疼痛、放置多种导管、强迫体位有关。

（8）营养失调（低于机体需要量）

与缺乏饮食知识有关。

【护理措施】

（1）及早诊断，及时处理

1）肢体受伤后，首先迅速解除受压肢体的压迫，使患者脱离危险区域。

2）妥善包扎伤口，临时固定制动患肢，避免加重损伤，禁止按摩、热敷，有出血者应立即止血，禁忌加压包扎和使用止血带。

3）碱化体液，给患者口服碱性饮料，如将 8g 的碳酸氢钠溶入 1000ml 的温开水中给患者饮用。

（2）环境与休息

患者入院后，安排一个安静、安全、整洁、舒适的治疗休养环境，尽量将患者安置在单人房间。绝对卧床休息，以降低代谢率，减少蛋白质分解代谢，从而减轻氮质血症及肾脏负担。

（3）生活护理

协助或指导患者行口腔护理，每 2 小时皮肤护理 1 次，并保持床单、被套、衣裤的干净，避免口腔感染和皮肤破损。

（4）心理护理

应以热情的态度、精湛的技术及稳重的举止，为患者治疗和护理，以取得患者及家属的信任与合作。对于产生恐惧悲观情绪的患者，应给予耐心细致的讲解，使其树立战胜疾病的勇气。向患者介绍有关挤压综合征的知识，并告知治疗和护理的方法。

（5）病情监测

给予心电监护，对患者生命体征进行严密观察。纠正低血容量，预防休克。

（6）密切观察挤压部位的情况

1）对于伤情较轻，局部肿胀不明显；患肢末梢血运无明显障碍；挤压部位肢体的功能无明显影响；可暂时做固定肢体使之制动。

2）对于肿胀逐渐加重，患肢远端发生血液循环障碍时，应立即报告医生，并做好局部切开减压的准备。

3）对于减压后的伤口，应给予充分引流，保持伤口干燥，如伤口敷料有大量渗液应及时更换，同时应密切观察患肢的颜色、温度、感觉及末梢血运，并做好记录。

（7）急性肾衰竭少尿期的护理

1）严密观察患者生命体征及神志变化，每小时测量体温、脉搏、呼吸、血压 1 次，并记录在护理单上。

2）准确记录 24 小时出入液体量，严格控制入液的量及成分。入量包括输入液体量、各种食物中所含水量及饮水量；出量包括尿量、大便、各种引流管的引流量、伤口渗血渗液、呕吐物及不显性失水量等。对于尿失禁或昏迷患者，应在无菌操作下给予导尿，并留置尿管，准确记录尿量。

3）少尿期的营养十分重要，尽可能供给患者足够的热量，选低盐、低脂、高维生素、高糖、优质低蛋白易消化的食物，每日食物中的热量不低于 1500kcal，蛋白质应限制在 0.5g/（kg·d）以下，以免加重高血钾及氮质血症。

4）加强基础护理，积极做好口腔、皮肤及尿管的护理，使患者舒适，减少并发症发生。

（8）急性肾衰竭多尿期的护理

多尿期的肾实质逐渐修复，肾小管上皮开始再生，肾间质水肿消退，但由于患者尚未脱离危险期，所以威胁生命的情况仍可发生。由于大量排尿常引起水、电解质紊乱，故在护理上特别注意，应给予患者高热量、高蛋白、高维生素饮食，使患者得到充分的营养，但在利尿早期不可摄入过多的蛋白质，当每日尿量大于 1500ml 时，可酌情给予优质蛋白质。

（9）急性肾衰竭恢复期的护理

①多休息，可逐渐适当地增加活动量，绝不可参加剧烈运动；②嘱咐患者定期来医院复诊，以便检查肾功能恢复情况；③1 年以内禁止使用对肾脏有损害的药物，如巴比妥类、庆大霉素等。

（10）积极预防和纠正高血钾症

高血钾是急性肾衰竭患者常见的死亡原因之一，故对于高血钾的预防极为重要。

1）避免摄入含钾较多的食物，如红枣、香蕉、橘子、牛奶等；禁止使用钾盐类药物，如氯化钾等；避免使用促进血钾升高的药物，如肝素等。

2）禁止输库存血，因为保存 1 周库存血的血清钾可达 16mmol/L，因此，纠正对于贫血者或低血容量休克的患者应输入新鲜血。

3）纠正缺氧性的酸中毒，由于缺氧性的酸中毒可使分解代谢亢进、组织细胞缺血缺氧，使钾离子从细胞内移到细胞外，导致血钾浓度上升。

4）可口服甘露醇、大黄等，促使钾离子从肠道排出。

5）进行心电监护，密切观察心率、心律的变化，随时注意有无高血钾的图形出现。

6）发生高血钾的患者，除执行上述措施外，还应采取紧急治疗护理，可静脉注射碱性药物如 5% 碳酸氢钠，还可将 10% 葡萄糖酸钙 10～20ml 加入 50% 葡萄糖中静脉缓慢注射等，并备好急救药品及根据医嘱做好透析的准备工作。

【健康教育】

向患者介绍有关挤压综合征的知识，并告知治疗护理的方法。

第六节　急性呼吸窘迫综合征的急救护理

创伤后呼吸窘迫综合征是严重创伤后常见的并发症之一。在严重创伤经积极治疗后仍未能挽救的患者中，约 1/3 是由于发生了急性呼吸衰竭而死亡。这种综合征并不具有独特的病因和病理改变，而是一种临床综合征。近年来统一称之为急性呼吸窘迫综合征（acute res piratory distress syndrome，ARDS）。凡严重创伤患者，在伤后出现呼吸功能障碍，以致不能维持正常的动脉血氧分压（PaO_2）和二氧化碳分压（$PaCO_2$），即使增加吸入的氧浓度，也不能改善发绀情况，而出现缺氧和 CO_2 潴留及肺顺应性进行性减低时，即称为急性呼吸窘迫综合征。

【辅助检查】

实验室检查是确定诊断、分析病情、指导治疗及估计预后的重要依据。应动态观察监测，包括以下 3 个方面。

(1) 血气分析

对 ARDS 的诊断和病情判断有重要意义。动脉血氧分压（PaO_2）正常参考值为 12kPa（90mmHg）；ARDS 初期临床症状不严重时，PaO_2 就可降低至 8.0kPa（60mmHg）。由于 PaO_2 可随吸入氧浓度（FiO_2）增加而增高；已用呼吸机支持时，应用 PaO_2/FiO_2 的数值表示呼吸衰竭程度。动脉血二氧化碳分压（$PaCO_2$）正常参考值为 5.3kPa（40mmHg），ARDS 初期呼吸率加快，或用呼吸机过度换气，可使 $PaCO_2$ 降低 <4.8kPa（36mmHg）；进展后期 $PaCO_2$ 增高，提示病变加重。

(2) 呼吸功能监测

包括肺泡-动脉血氧梯度〔$A-aDO_2$，正常者 0.6～1.3kPa（5～10mmHg）〕、死腔-潮气量之比（V_D/V_T，正常者 0.3）、肺分流率（Q_S/Q_T，正常为 5%）、吸气力〔正常者 -8～-10kPa（-80～-100cmH$_2$O）〕、有效动态顺应性（EDC，正常为 100ml/100Pa）、功能性残气量（FRC，正常者 30～40ml/kg）等。其中一部分根据 PaO_2/FiO_2 等测量推算，另一部分通过呼吸压力计等测定。

(3) 血流动力学监测

置入 Swan-Ganz 漂浮导管，监测肺动脉压（PAP）、肺动脉楔压（PAWP）、心排出量（CO）、混合静脉血氧分压（PVO_2）等，可以了解 ARDS 的病理生理变化、心功能状态等，作为治疗的参考。

【护理评估】

(1) 健康史

了解 ARDS 发生前有无创伤或感染等疾病的过程。

(2) 身体状况

1）呼吸情况：①ARDS 的初期，患者呼吸加快，有轻度的呼吸窘迫感，但未出现明显的呼吸困难。随疾病的进展，会出现明显的呼吸困难，患者表现为鼻翼扇动，辅助呼吸肌运动加强，吸气困难，胸廓向后仰伸。②呼吸频率由开始 1～2 日的 20～30 次/分，逐渐增加至每分钟 40

多次，甚至超过 60 次/分，呼吸非常窘迫。③肺部体征表现为，早期听诊无啰音，X 线检查除原有病变和损伤外，无明显异常；以后随呼吸道分泌物增多，肺部有啰音，X 线胸片显示纹理增多、边缘模糊，出现斑片状阴影或呈毛玻璃样改变，甚至可形成广泛性、大片致密阴影。

2）意识、心率和皮肤的温度、色泽：由于进行性低氧血症，中枢神经处于缺氧状态，患者发生意识障碍，如烦躁、谵妄、甚至昏迷、心率加快、口唇和肢体的末梢出现发绀、皮肤湿冷，即使吸入高浓度纯氧也不可能改善症状，此时就必须行气管切开并加以机械通气支持，才能缓解缺氧情况，否则患者会陷入深昏迷，导致心律失常，甚至心跳停止，此时行心肺脑复苏才有可能挽回患者的生命。

3）液体出入量：ARDS 患者由于肺泡和肺间质水肿，机械通气时血管升压素分泌的增加，常导致体液潴留。所以，应严密观察并准确记录出入水量，以利于有效地消肿，保持血压的稳定。

（3）心理-社会状况

评估患者（家属）心理状态、家庭及社会支持情况、患者（家属）对该疾病的相关知识了解程度。

【护理诊断】

（1）气体交换受损

与肺毛细血管内皮细胞和肺泡 Ⅱ 型细胞受损，引起肺间质和肺泡水肿，肺活性物质减少，导致肺顺应性降低、通气/血流比例失调、肺内动静脉分流增加及弥散障碍，造成换气功能严重受损的低氧血症有关。

（2）低效性呼吸型态

与气体交换严重受损、呼吸中枢抑制、缺氧有关。

（3）语言交流障碍

与患者呼吸困难导致说话费劲，气管插管、气管切开导致无法进行语言交流有关。

（4）焦虑/恐惧

与不了解气管插管、气管切开的作用和效果；担心疾病的预后；不适应监护室环境有关。

（5）自理能力缺陷

与脑组织缺氧及 CO_2 潴留导致患者意识障碍，患者的肢体功能活动受限有关。

（6）潜在并发症	（7）舒适的改变
失用综合征。	与放置多种导管、强迫体位有关。

（8）有皮肤完整性受损的危险

与治疗的需要使局部皮肤持续受压；意识障碍如烦躁时抓伤皮肤；营养不良有关。

【护理措施】

（1）一般护理

1）体位：ARDS 患者应绝对卧床休息，可取半卧位。

2）营养支持：①ARDS 由于应激反应导致高分解代谢，使蛋白质消耗明显增加，故应给予充足的营养支持，以增加机体抵抗力。②一般情况下，每日需热量 83.7~125.5kJ/kg，其中蛋白质为 1~3g/kg，其余的热量由糖类和脂肪补足，脂肪占总热量的 20%~30%；对于恢复期的患者，每日的总热量可更高些。③营养补给的途径有：经口、经胃管或经胃肠外等途径。注意不宜摄入过多的糖，以免引起高血糖和造成 CO_2 增多。

（2）氧疗

按医嘱及时使用高浓度氧或纯氧，但不可超过 6 小时，以免引起氧中毒，从而加重肺组织的损害。吸氧时应保持吸氧管和氧气面罩的通畅，避免管道打折、脱落或受压。

（3）严密监测呼吸循环功能

1）呼吸功能的监测有呼吸频率、潮气量：有条件可在床边做肺功能测定，肺功能测定包括最大吸气压力、肺活量、第一秒用力呼气量；定时测量动脉血气，进行脉搏血氧饱和度监测；监测呼气时的 CO_2 浓度，是判断有无 CO_2 潴留的好方法。

2）对于机械通气患者，应不断记录吸入氧气的浓度、潮气量、通气模式、机械通气频率的设定、实际通气频率、吸气停顿压、最大吸气压、呼气末压及平均气道压等参数。

3）患者的心率、血压等循环指标的监护也是必不可少的，可在其床旁置心电监护仪进行持续监护。

（4）机械通气的护理

早使用机械通气是支持 ARDS 患者肺功能和提高血氧分压最有效的方法，其护理要点如下。

1）选择呼气末正压呼吸方式：ARDS 一旦确诊，应立即实施机械通气，并选择呼气末正压，因这种方式可增加肺呼吸末的肺容量，使功能残气量增加，从而促进肺泡气体中的氧向血液弥散，防止肺萎缩，改善肺通气和氧合，使肺的顺应性增加，一般从低值开始，以 0.29～0.49kPa 为宜，依据病情变化逐渐调整，直到最佳值，但不可超过 1.47kPa，以免造成气道压伤。

2）持续气道正压辅助呼吸：当患者存在自主呼吸时，在呼气期和吸气期由呼吸机向气道输入一个恒定的正压气流，使整个呼吸期均为正压，此时，给予适当持续气道正压辅助呼吸，即可改善胸廓的顺应性。

（5）做好呼吸道的护理

积极做好机械通气的护理，及时给予湿化、吸痰等，以保持呼吸道通畅，护理如下。

1）清理呼吸道：创伤后应检查呼吸道有无异物，防止误吸，做到及时清理呼吸道；吸痰时，注意吸痰管插入的深度和两次吸痰所间隔的时间，并且保持吸痰装置的清洁和无菌。

2）湿化气道：ARDS 患者多行气管切开或气管插管，并给予人工辅助呼吸，因此，气管内应每 2～3 小时滴注无菌生理盐水 1～2 滴给予湿化，每次湿化气道后应给予吸痰，积极清理呼吸道。

3）雾化吸入：每日 2 次，雾化吸入液中一般加入抗生素、黏痰溶解药等药物，使痰液稀释易于咳出；对于雾化吸入器的功能，护士应十分熟悉，并要严格遵守无菌操作，谨防交叉感染；在雾化吸入过程中，应严密观察患者的情况，如患者感觉呼吸困难时，可调整雾化器的方位和距离。

4）协助患者，促进其排痰：ARDS 患者多伴有咳嗽反射无力，应帮助患者翻身，并在呼气时拍其背部，如背部有伤口时，可轻拍其胸部，鼓励患者咳嗽，使痰液顺利排出。

（6）密切观察病情变化，做好护理记录

1）由专人护理，随时记录病情变化。

2）观察患者 T、P、R、Bp 及神志和口唇、指（趾）甲有无发绀等现象。

3）准确记录患者 24 小时出入量，从而限制液体量，以维持水、电解质的平衡，有效地消除肺水肿，是救治 ARDS 的重要措施之一。患者每日液体总的入量应小于总的出量，保持在 500~1000ml 液体的负平衡，且严格控制输液速度，避免在短时间内快速输入大量液体，可用输液泵有计划地控制全天补液量。

4）观察患者痰液的颜色、量、气味、黏稠度。

5）高浓度给氧的患者应注意氧分压的变化，使血压维持在 70mmHg 左右，以免造成氧中毒。

6）如发现患者吸气时有明显三凹征的现象，呼吸节律不齐、频率由快变慢，缺氧症状加重时，应立即通知医生，并协助做好抢救工作。

（7）积极做好生活护理

1）保持病室空气的新鲜，病床的整洁、干燥，防止被呕吐物、呼吸道分泌物等污染，使患者舒适。

2）加强口腔护理，防止口腔感染。

3）做好皮肤护理，防止烦躁的患者抓伤自己，对于深昏迷的患者应积极预防压疮的发生，保持皮肤清洁干燥，受压部位的皮肤应定时按摩，在病情许可下按时翻身变换体位。

（8）加强心理护理

ARDS 患者有面临死亡的危险，患者及家属都表现极为紧张和恐惧。因此，应尽量减少、消除引起焦虑、恐惧的医源性因素。

1）耐心向患者和家属讲解特殊治疗、检查等重要性及配合的要点。

2）对疾病的预后多给予明确、有效和积极的信息，必要时可介绍该疾病的成功病例。

3）抢救时，护士应保持态度和蔼、镇静自如，以娴熟的救护技术，认真细致地进行紧张而有序的抢救工作，给患者和家属在心理上有信赖和安全感，使患者处于最佳心理状态，而有利于抢救成功率的提高。

（9）合理使用药物

1）对于进水量过少或失血过多而引起血容量减少的患者，应遵医嘱及时补充液体或输入新鲜的同型血，注意输液的速度不可过快，输液量不可过多，以免诱发或加重水肿。

2）观察用药后反应，如应用呼吸兴奋剂时应注意其药效和药物反应，当患者出现烦躁不安、颜面部潮红、面部肌肉颤动等情况时，应立即减慢输液速度，或停止使用，并及时通知医生给予相应处理。

（10）准备好抢救物品

病床旁准备各种抢救药物，如呼吸兴奋剂、利尿剂、强心剂等；准备氧气、气管切开包、静脉切开包、吸痰器、吸痰管等，以积极配合医生进行抢救工作。

【健康教育】

（1）指导患者取半卧位，在床上适当活动，加强基础护理，注意皮肤清洁卫生，保持床铺清洁干净，指导患者进行有效的咳嗽训练，从而改善呼吸功能。

（2）正确指导患者进行能使肺泡复张，增加有效肺容积的方法，改善患者的低氧血症。

1）叹息：因正常生理情况下的深呼吸，可有效促进塌陷肺泡复张，但其作用短暂，疗效非常有限。

2）控制性肺膨胀：是一种增加肺有效容积的新方法，由叹息原理发展而来，即在吸气开始时给予气道足够的压力，使肺泡充分开放复张，使低氧血症改善维持较长时间。

第三章　骨科疾病常见症状的护理

第一节　发　热

发热是指由于致热源的作用使体温调定点上移而引起调节性体温升高。

【护理诊断】

(1) 体温调节中枢功能失调 颈部外伤、脊髓受伤或病变、中暑、脱水。	(2) 机体对手术创伤的反应 外科热。
(3) 感染 感染性疾病（结核、骨髓炎）、感染性伤口、切口感染等。	(4) 变态反应 输血、输液反应，药物疹，排斥反应。
(5) 某些疾病 恶性肿瘤。	

【护理措施】

(1) 病因治疗

配合医生积极查明发热原因，观察热型变化，以便有针对性地给予治疗。

(2) 减少体热产生及增加体热散失

1）置空调房间，保持室温 18～22℃，湿度 50%～70%，且通风透气。

2）温水或酒精擦浴、冰敷、冰盐水灌肠。

3）遵医嘱使用退热剂，必要时人工冬眠疗法。

采取降温措施 30 分钟后应复查体温，并继续观察其变化：>37.5℃，每日测 3 次；>38.5℃，每日测 4 次；>39℃，每日测 6 次。

（3）减少发热对身体造成的影响

1）高热时卧床休息，吸氧。

2）给予清淡且易消化的高能量、富含维生素的流质或半流质饮食，保证营养及水分的摄入。

3）保持口腔清洁，口唇干燥时涂液状石蜡或护唇油，以防口腔炎及口唇干裂。

4）保持皮肤清洁：沐浴、擦浴、更衣、换床单，避免着凉，预防压疮。

第二节 疼　　痛

疼痛是个体经受或叙述有严重不适的感觉，可伴有痛苦表情、烦躁不安、活动受限、保护性体位，是骨科患者最常见的症状之一，患者的剧烈疼痛往往伴随着病情的变化，护士在临床护理中要能准确分析出引起患者疼痛的原因，对症进行处理，及时发现患者病情的变化，防止并发症的发生。

【护理评估】

应用视觉模拟评分法或面部量表评分法对疼痛程度进行评估。创伤、骨折、手术切口可以给患者带来疼痛；骨折固定不确切、神经血管损伤、伤口感染、组织受压缺血也会引起患者疼痛。

（1）健康史

应对患者的既往病史进行评估，对于有心血管疾病的患者，疼痛可以引起血压升高，诱发心血管疾病发作。

（2）身体状况

首先对引起疼痛的部位、疼痛的性质和诱发因素进行评估。手术切口疼痛一般在术后 3 日内较为剧烈，以后逐日递减缓解。骨折引起的疼痛在整复固定及牵引后明显减轻，如固定不确切，在移动肢体时疼痛加剧。骨折后继发感染所致的疼痛，发生在创伤 3 日后，疼痛进行性加重或呈搏动性疼痛，皮肤红、肿、热，伤口可有脓液渗出或有臭味。肢体严重肿胀或固定包扎过紧引起组织缺血所致疼痛，表现为剧烈疼痛呈进行性加重，肢体远端脉搏消失、皮温下降、皮肤颜色苍白。糖尿病性坏疽等截肢患者可出现幻肢痛，在截肢后相当长的时间内患者对已经切除部分的肢体存在着一种虚幻的疼痛的感觉，其特点多为持续性疼痛，且以夜间为甚，但少有剧烈疼痛。关节功能训练机在进行关节功能锻炼时可引起患者疼痛。

【护理诊断】

（1）化学刺激

炎症、创伤。

（2）缺血、缺氧

创伤、局部受压。

（3）机械性损伤

体位不当、组织受到牵拉。

（4）温度不宜

热或冷。

（5）心理因素

幻觉痛、紧张。

【护理措施】

（1）根据疼痛原因，采取相应的措施。骨折引起的疼痛应及时清创、复位、固定。因感染导致的疼痛及时报告医生进行伤口的引流，保持敷料的干燥，遵医嘱按时足量给予抗生素。

（2）对进行石膏或夹板固定的患者，警惕石膏或夹板固定过紧导致缺血疼痛的发生，应及时解除压迫，重新绷带包扎或石膏固定，防止引起肢体缺血性肌挛缩和骨筋膜室综合征的发生。

（3）对于使用关节功能训练机进行训练引起疼痛的患者，在训练前30 分钟预防性给予镇痛药，防止因疼痛导致患者训练时间和强度减少，引起关节粘连。

（4）进行各项护理操作时动作轻柔，尽量减少患者的搬动，给患者翻身时，对骨折、手术部位给予托付或支具保护，防止引起患者的疼痛。

当患者下床活动时，用吊带托起受伤或手术肢体。

（5）对需要翻身的患者，妥善保护好伤肢和术肢，避免过度转动及对创面的直接压迫。

（6）对于出现幻肢痛的截肢患者，可采取心理诱导和心理治疗，通过交往、暗示、说服、诱导等方法，使患者学会放松和转移自己的注意力，消除不良心理因素。幻肢痛不主张用镇痛药物，防止患者形成对药物的依赖，对顽固性幻肢痛，可考虑采用普鲁卡因局部封闭、交感神经阻滞或切除术。

（7）药物镇痛：患者自控镇痛（PCA）是通过 PCA 仪镇痛，通过静脉或硬膜外途径给药而镇痛。骨科关节、脊柱、截肢患者等手术创面大的手术术后多采用此法镇痛。临床一般通过静脉给药，持续使用 48～72 小时，常见的不良反应有恶心、呕吐、尿潴留等，严重的不良反应是对呼吸有抑制作用。尤其是对于高龄术后的患者，可引起患者的嗜睡，在观察病情变化时注意进行鉴别。介绍 PCA 的基本知识，教会患者如何防止扭曲、脱出等，交代使用时可能出现的不良反应，对尿潴留的患者在撤除 PCA6～8 小时后，即麻醉镇痛药在体内作用消失后，才能拔除导尿管。

常用的镇痛药物有非阿片类洛芬待因、塞来昔布等，阿片类吗啡、哌替啶、布桂嗪（强痛定）等。提倡预防用药，预防用药所需剂量较疼痛剧烈时用药量小得多，镇痛效果好，能起到事半功倍的效果，且 24 小时总用量一般比疼痛时再用药的药量小。

第三节　休　　克

休克是机体遭受强烈刺激引起的以微循环障碍为主的急性循环功能不全。常由大量出血、严重创伤、外科大手术、失水、烧伤、严重感染、过敏反应及某些药物的毒性反应等原因引起。根据发病原因，休克分为感染性休克、失血和失液性休克、心源性休克、过敏性休克等。

【护理评估】

（1）健康史

了解引起休克的各种原因，如有无大量出血、严重烧伤、损伤等。

（2）身体状况

观察患者精神状态、神志、皮肤色泽和温度、生命体征、周围循环及尿量的改变。了解患者意识是否清楚，有无烦躁、嗜睡、表情淡漠等；有无生命体征异常，有无脉搏加快、血压下降等。有无口唇及指端苍白，有无尿量减少等。

（3）心理-社会状况

评估患者及家属的情绪反应，心理承受能力及对疾病治疗及预后的了解程度。

【护理诊断】

（1）体液不足

与失血、失液、体液分布异常有关。

（2）组织灌流量改变

与有效循环血量减少有关。

（3）气体交换受损

与肺组织灌流量不足、肺水肿有关。

（4）有受伤的危险

与脑细胞缺氧导致的意识障碍有关。

（5）有感染的危险

与侵入性监测、留置导尿管、免疫功能降低、组织损伤、营养不良有关。

（6）潜在并发症

多器官功能障碍综合征。

【护理措施】

（1）估计失血量

成人骨盆骨折：500～5000ml；股骨干骨折300～2000ml；小腿骨折：100～1000ml；肱骨骨折：100～800ml；前臂骨折：50～400ml。

（2）妥善固定骨折部位，减少搬动

以免损伤加重而增加出血量和疼痛，从而导致休克或使休克加重。

（3）病情观察

了解手术情况，尤其是术中失血量；严密观察伤口渗血（敷料及引流）量。严密监测骨折和手术患者体温、脉搏、呼吸、血压、面色、神志、尿量，并进行血红蛋白、红细胞及血细胞比容的追踪检测，以便及早发现休克代偿期并进行处理，即进行预见性护理。

（4）休克时的处理

1）迅速建立有效静脉通路，遵医嘱扩容（输血、右旋糖酐-40、输液等），先输晶体液和全血；高流量吸氧。

2）在扩容治疗同时果断采取止血措施：表浅伤口使用沙袋或敷料压迫止血；四肢动脉出血则上止血带；活动性出血点使用止血钳钳夹；遵医嘱使用止血药物，如巴曲酶、PAMBA、EACA、维生素 K 等。

3）对开放性损伤、骨折合并有内出血患者，在扩容、止血的同时积极完善术前准备，进行手术止血。

第四节　躯体移动障碍

躯体移动障碍是指个体独立移动躯体的能力受限。其表现为不能有目的的移动躯体，强制性约束，包括机械性原因和医疗限制，如牵引、石膏固定等。

【护理评估】

（1）评估患者的行为能力。

（2）评估患者日常生活活动状态（是否需要别人帮助，帮助的多少）。

（3）评估患者每天活动的量。

（4）评估皮肤完整性，有无发红、局部组织淤血等。

【护理诊断】

（1）骨折。

（2）治疗受限，如牵引、石膏固定等。

（3）神经受损。

（4）体力和耐力下降。

（5）意识障碍，如合并有脑外伤等。

【护理措施】

（1）协助卧床患者洗漱、进食、排泄及个人卫生、活动等。

（2）移动患者躯体时，动作稳、准、轻，以免加重肢体损伤。

（3）告诉患者疾病康复过程，如成年骨折一般2~3个月后愈合，使患者心中有数，增强自理信心，并逐渐增加自理能力。

（4）指导并鼓励患者做力所能及的自理活动，如瘫痪患者用吸管吮吸饮用水及漱口。

（5）指导并协助患者进行功能锻炼，预防关节僵硬或强直。

1）制动的关节肌肉做"等长收缩"运动（关节在制止不动的状态下，做肌肉收缩活动），防止肌肉萎缩、软组织粘连。

2）未制动的关节至少每日做2~3次活动，以防僵硬。活动方式如下：①肩关节：前屈、后伸、内收、外展、外旋、内旋等；②肘关节：前屈、后伸；③尺桡关节：旋前、旋后；④腕关节：背屈、掌伸、桡偏、尺偏；⑤髋关节：前屈、后伸、外展、内收、外旋、内旋；⑥膝关节：前屈、后伸、外旋、内旋；⑦踝关节：背屈、跖屈；⑧跗骨关节：足内翻、足外翻；⑨脊柱：前屈、后伸、左右侧屈。

（6）防止由于缺少活动引起的并发症

1）视病情使用气垫床垫、气圈等抗压力材料，每2~3小时翻身并按摩骨突处，以防止压疮。

2）观察患肢有无受压及末梢血运情况，防止压迫性溃疡等异常情况发生。

3）每日按摩不能移动的肢体2~3次，以促进血液循环，防止血栓形成。

4）鼓励患者深呼吸和有效咳嗽，防止肺部感染。

5）进食充足的水分（每日>3000ml）和粗纤维食物，以防便秘。

（7）保持肢体于功能位，预防肢体畸形：首先应了解人体各大关节的功能位。肩关节：外展45°、前屈30°、外旋15°；肘关节：屈曲90°；腕关节：背屈20°~30°、尺倾5°~10°；髋关节：前屈15°~20°、外展10°~20°、外旋5°~10°；膝关节：屈曲5°或伸直180°；踝关节：背屈90°。然后采取下述措施以预防肢体畸形的发生。

1）用支被架、预防垂足板、沙袋等防止足部受压，以保持踝关节功能位，每日数次按摩踝关节和足背、足趾，以预防足下垂畸形。

2）每日进行膝关节伸屈活动，以防止屈曲、挛缩畸形。

3）卧硬板床并进行伸髋锻炼，以预防屈髋畸形。

4）患者仰卧时，两臂离开躯干放置，以防肩关节内收；全臂用枕垫起，以防肩关节后伸；若病情允许，指导和协助患者自行梳头、扣后背纽扣、拉住床头栏杆向床头方向移动身体，以使臂膀外旋外展，从而避免肩内收畸形。

第五节　肢体血液循环障碍

肢体血液循环障碍是指肢体组织细胞无法获得足够的血液供应，造成明显的或潜在的功能损害。

【护理诊断】

（1）骨折。

（2）外伤：如骨筋膜室综合征。

（3）血管损伤。

（4）局部受压。

【护理措施】

（1）密切观察病情

对四肢损伤的手术患者进行床头交接班。密切观察肢端颜色、温度、毛细血管回流反应、脉搏、疼痛性质及有无被动牵拉指（趾）痛等，发现异常及时报告医生。

（2）及时处理肢体血液循环障碍

①迅速解除外固定及敷料；②必要时协助医生做好紧急手术探查准备；③对缺血肢体，禁止做按摩、热敷，防止增加局部代谢而加重组织缺血。

（3）采用预防性措施，避免血液循环障碍

1）受伤、手术肢体局部制动，避免继发出血或加重损伤。

2）抬高患肢、术肢 15°～30°，以利静脉血及淋巴液回流，减轻疼痛和肿胀。

3）主动询问患者伤肢、术肢的感受，并仔细检查有无血液循环障碍迹象，及时调整外固定或伤口敷料的松紧度。切忌未检查肢体血液循环状况，盲目给予止痛剂而掩盖病情。

4）对于术后使用自控镇痛装置的患者，应观察肢体的运动功能，尤其是脊柱手术后患者应观察双下肢活动状况，严防术后并发症被掩盖而错失补救时机。研究发现，自控镇痛装置能抑制痛觉，但对运动功能无明显影响。

第六节 压 疮

压疮是由于局部软组织持续受压、血流动力学改变，导致组织细胞缺血、缺氧、营养代谢障碍而发生变性、坏死的病理过程。

【护理评估】

（1）根据患者不同的卧位观察骨突出和受压部位。

（2）了解患者皮肤营养状况：皮肤弹性、颜色、温度、感觉。

（3）了解患者受压皮肤状况：潮湿、压红，压红消退时间、水疱、破溃、感染。

（4）了解患者躯体活动能力：有无肢体活动障碍、意识状态。

（5）了解患者全身状态：高热、消瘦或者肥胖、昏迷或者躁动、疼痛、年老体弱、大小便失禁、水肿等高危因素。

（6）对患者的压疮分期进行判断：淤血红润期、炎症浸润期、溃疡期（Ⅰ度浅度溃疡期、Ⅱ度坏死溃疡期）。

【护理诊断】

（1）局部持续受压	（2）皮肤感觉障碍
瘫痪、牵引、石膏、大手术后不能自行变换体位。	神经受损。

（3）体液刺激

大小便、汗液、伤口渗出液等。

（4）摩擦

床单不平整、有碎屑，移动患者拖、拉、推。

（5）剪切力

半坐卧位＞30°，且时间较长时。

（6）皮肤营养不良

骨折合并糖尿病等。

（7）恶病质

恶性肿瘤、结核、急性化脓性骨髓炎等。

（8）皮肤脆弱

老人、小儿。

（9）皮肤水肿

受伤后肢体肿胀，严重创伤后并发症（如肾衰竭时全身水肿）。

（10）保暖措施使用不当

当体温不升、瘫痪患者使用热水袋时烫伤。

（11）意识障碍

躁动时抓伤。

（12）搔抓

当出现变态反应或皮肤切口在愈合过程中自行搔抓时损伤。

（13）降温措施使用不当

冰敷时冻伤。

【护理措施】

1. 预防压疮

原则是防止组织长时间受压，立足整体治疗；改善营养及血循环状况；重视局部护理；加强观察，对发生压疮危险度高的患者不但要查看受压皮肤的颜色，而且要触摸质地。具体措施如下。

（1）采用 Braden 评分法

采用此评分法来评估发生压疮的危险程度，见表 3-1。评分值越小，说明器官功能越差，发生压疮的危险性越高。

表 3-1 Braden 评分表

评分内容		评分及依据			
		1 分	2 分	3 分	4 分
感觉	对压迫有关的不适感受能力	完全丧失	严重丧失	轻度丧失	未受损害
潮湿	皮肤接触潮湿的程度	持久潮湿	十分潮湿	很少潮湿	
活动	身体活动程度	卧床不起	局限于椅上	偶可步行	经常步行
活动能力	改变或控制体位的能力	完全不能	严重受限	轻度限制	不受限
营养	通常摄取食物情况	恶劣	不足	适当	良好
摩擦和剪切力	有	有	潜在危险	无	无

（2）间歇性解除压迫

这是预防压疮的关键。①卧床患者每 2~3 个小时翻身 1 次，有条件的可使用特制的翻身床、气垫床垫、智能按摩床垫等专用器具。②对长期卧床或坐轮椅的患者，在骨隆突处使用衬垫、棉垫、气圈，有条件者可使用减压贴等，以减轻局部组织长期受压。③对使用夹板的患者需经常调整夹板位置、松紧度、衬垫等。若患者在夹板固定后出现与骨折疼痛性质不一样的持续疼痛，则有可能形成了压疮，应立即报告医生给予松解、调整固定以解除局部受压。④对使用石膏的患者，要勤翻身，预防压疮。⑤减少摩擦力和剪切力。半坐卧位时，可在足底部放一坚实的木垫，并屈髋 30°，臀下衬垫软枕，防止身体下滑移动而产生摩擦，损害皮肤角质层；搬动患者时避免拖、拉、推等；平卧位抬高床头一般不高于 30°，以防剪切力。

（3）保持皮肤清洁和完整

①每日用温水擦浴 2 次，以保持皮肤清洁；抹洗擦干皮肤后外敷"肤疾散"或痱子粉以润滑皮肤；对瘫痪肢体与部位勿用刺激性强的清洁剂且勿用力擦拭，防止损伤皮肤。②对易出汗部位（腋窝、腘窝、腹股沟部）随时擦拭，出汗多的部位不宜用肤疾散等粉剂，以免堵塞毛孔。

③及时用温水擦拭被大小便、伤口渗出液污染的皮肤。当大便失禁时，每次擦拭后涂鞣酸软膏，以防肛门周围皮肤糜烂；小便失禁时，女患者用吸水性能良好的"尿不湿"，男患者用男性接尿器外接引流管引流尿液，阴囊处可用肤疾散或痱子粉保持干爽，避免会阴部皮肤长期被尿液浸渍而溃烂。

（4）正确实施按摩

①变换患者体位后，对受压部位辅以按摩，尤其是骶尾部、肩胛区、髂嵴、股骨大转子、内踝、外踝、足跟及肘部；②对病情极严重、骨折极不稳定（如严重的颈椎骨折合并脱位）、大手术后当日的患者，翻身可能促使病情恶化、加重损伤，需对骨突受压处按摩，以改善局部血液循环；③按摩手法：用大、小鱼际肌，力量为轻→重→轻，每个部位按摩 5~10 分钟，每 2~3 小时按摩 1 次；④按摩时可使用药物，如 10%樟脑乙醇或 50%红花乙醇，以促进局部血液循环；⑤若受压软组织变红，不宜进行按摩。因软组织受压变红是正常的保护性反应，解除压力后一般 30~40 分钟褪色；若持续发红，则提示软组织已损伤，按摩必将加重损伤。

（5）加强营养

补充丰富蛋白质、足够热量、维生素 C 和维生素 A 及矿物质等。

2. 压疮的处理

（1）红斑期

局部淤血、组织呈轻度硬结。应立即解除压迫，并用红外线照射，冷光紫外线照射，避免局部摩擦而致皮肤破溃。

（2）水疱期

表皮水疱形成或脱落，皮下组织肿胀、硬结明显。应在无菌条件下，用注射器抽出疱内渗液后，涂 2%碘酊或 0.5%碘伏。破溃处也可用红外线、烤灯配合理疗。一般不主张涂以甲紫，因甲紫仅是一种弱的涂料型抑菌剂，收敛性强，局部使用后形成一层厚的痂膜，大大降低局部透气、透水性，使痂下潮湿、缺氧，有利于细菌繁殖，反使感染向深部发展。

（3）溃疡期

溃疡可局限于皮肤全层或深入筋膜、肌肉，甚至侵犯滑膜、关节、骨组织。必须进行创面换药，范围大者需采用外科手术（如肌瓣移植术）进行治疗。换药可清除坏死组织，取分泌物做培养和药敏试验，局部使用抗生素和营养药。过去普遍认为创面干爽、清洁有利于愈合。目前则提出湿润疗法，认为在无菌条件下，湿润有利于创面上皮细胞形成，促进肉芽组织生长和创面的愈合。另外认为高压氧也是一种有效的治疗方法。但也有主张采用封闭性敷料，认为缺氧可以刺激上皮的毛细血管生长和再生，有利于形成健康的肉芽组织，促进上皮的再形成。总之，各种处理方法有优点也有局限性，需权衡利弊，根据实际情况酌用，尤其是深部溃疡时，应慎重对待。

第七节　便　　秘

便秘是指个体排便次数减少，粪便干硬，伴有排便费力。

【护理诊断】

（1）长期卧床，缺少活动。

（2）中枢神经系统引起排泄反应障碍，脊髓损伤或病变。

（3）肠蠕动反射障碍：①骨盆骨折；②谷类、蔬菜摄入不足；③轻泻剂使用时间过长。

（4）机械性障碍：①腹部、盆腔及横膈肌等肌肉软弱；②年老体弱，缺乏 B 族维生素，低钾。

（5）排便环境改变。

（6）液体摄入不足。

（7）摄入纤维素不足。

（8）正常排泄之解剖结构有机械性的障碍，如痔疮患者排便时疼痛与出血。

（9）心理因素：担心排便导致邻近会阴部的伤口受到影响（搬运后移位、出血、疼痛），担心床上排便污染房间空气而遭他人嫌弃或不愿给人添麻烦等而未能定时排便。

【护理措施】

（1）重建正常排便型态

定时排便，注意便意，食用促进排泄的食物，摄取充足水分，进行力所能及的活动等。

1）可于早餐前适当饮用较敏感的刺激物（如咖啡、茶、开水或柠檬汁等热饮料），以促进排便。

2）在早餐后协助患者排便。因在饭后，尤其是早餐后，由于肠蠕动刺激而产生多次的胃结肠反射。

3）给患者创造合适的环境（如用屏风或布帘遮挡）、充足的时间排便。

4）利用腹部环状按摩协助排便。在左腹部按摩，可促进降结肠上端之粪便往下移动。

5）轻压肛门部位促进排便。

6）使用甘油栓塞肛，刺激肠壁引起排便反应并起局部润滑作用，以协助和养成定时排便的习惯。

7）使用轻泻剂，如口服大黄碳酸氢钠（每次 3g，每 6 小时 1 次，连服 3 次）以软化大便而排出秘结成团的"粪石"。该药还有一定的降温作用。因此，使用大黄碳酸氢钠治疗低热伴有粪石者有一举两得的疗效。在此，也提醒护理人员，对于发热患者应首先询问有无便秘，并给予相应处理。

8）告诉患者在排便时适当用力，以促进排便。协助进行增强腹部肌肉力量的锻炼。

9）合理饮食：多食植物油，起润肠作用；选用富含植物纤维的食物，如粗粮、蔬菜、水果、豆类及其他粗糙食物。这些不易被消化的植物纤维可增加食物残渣，刺激肠壁促进肠管蠕动，使粪便及时排出；多食果汁、新鲜水果及果酱等食物，蜂蜜、凉拌黄瓜、萝卜、白薯等食物也有助于排便；多饮水和多喝饮料，每日饮水量 3000ml 以上，可防止粪便干燥；少食多餐，以利于消化吸收；多食酸奶，以促进肠蠕动；避免食用刺激性食物，如辣椒、生姜等。

10）协助医生积极为患者消除引起便秘的直接因素，如妥善处理骨盆骨折、痔疮局部用药等。

（2）解除不适症状

①肛门注入甘油灌肠剂 10~20ml，临床证明对直肠型便秘效果尤佳；②对便秘伴有肠胀气时，用肛管排气；③在软化大便的前提下，油类保留灌肠；④戴手套用手指挖出粪便，但应防止损伤直肠黏膜或导致痔疮出血。

（3）维持身体清洁和舒适

大便后清洁肛门周围并洗手，更换污染床单，倾倒大便并开窗排除异味等。

第八节 尿潴留

尿潴留是指膀胱胀满而不能自动排出的状态。

【护理诊断】

（1）脊髓损伤，神经反射中断。

（2）液体量摄入不足。

【护理措施】

（1）对心理因素导致的尿潴留患者给予暗示，以放松肌肉，并创造排尿环境，消除顾虑。

（2）注意给患者创造适宜的排尿环境，关闭门窗，屏风遮挡，请无关人员回避等。

（3）利用条件反射诱导排尿：让患者听流水声音或温水冲洗会阴。还可以用手按压膀胱协助排尿。

（4）对行麻醉术后，或不习惯卧床排便等功能性尿潴留患者，采用甘油灌肠剂 10~20ml 肛门塞入法可助排尿。其机制是肛门括约肌和膀胱括约肌在内的协同作用。

（5）针刺中极、三阴交等穴，以促排尿。

（6）上述措施无效或尿潴留系梗阻引起，则选用导尿术，必要时留置导尿管。对于留置导尿管的患者使用气囊导尿管，插管见尿后，再插入 3~4cm，必须确认尿管之气囊进入膀胱后才能注入生理盐水 10~30ml 以固定；在拔管前应先抽出生理盐水，而后拔管，以免损伤尿道和前列腺致大出血。在带教实习生时尤应交待上述要求；对患者及家属也应进行宣教，以免患者因插管不适时自行违规拔管。至于留置导尿管的引流袋，尽量使用抗逆流袋且每周更换 1~2 次，并保持会阴部清洁，消毒尿道口及尿管近端 10cm 处，每日 2 次，以防感染。

（7）在术前应有计划地训练床上排尿，以免因不适应排尿姿势的改变而导致尿潴留。

（8）老年患者在尿管拔除后，小便能自行解出，下腹疼痛，伴有尿频、尿急等类似尿路感染症状，查体耻骨联合上充盈明显，有高血压史的患者往往伴有血压的升高，但多为尿潴留引起，患者大部分的尿不能自行排尽，应给予留置导尿。临床中注意和尿路感染相鉴别。

第四章　骨折患者的护理

第一节　骨折概述

【骨折的定义与病因】

骨的连续性和完整性中断称为骨折。

骨折可因创伤所致，也可由于骨骼疾病，如骨髓炎、骨肿瘤导致骨质破坏，受轻微的外力作用即发生骨折，前者称为创伤性骨折，后者称为病理性骨折。骨折的产生原因如下。

（1）直接暴力

暴力直接作用于骨骼，使受撞击的部位发生骨折，常伴有不同程度软组织损伤或有开放伤口。例如，汽车辗压小腿引起的胫腓骨骨折。

（2）间接暴力

暴力通过传导、杠杆、旋转和肌肉收缩作用造成暴力作用点以外的远处部位骨折。如滑倒时手掌撑地，外力经传导而致肱骨髁上骨折；高处坠落，双足着地导致胸腰段椎体的压缩骨折；骤然跪倒时，股四头肌猛烈收缩，致髌骨骨折。

（3）积累劳损

骨骼某处长久承受一种持续应力，使该处发生骨折，称为疲劳骨折。如长距离跑步、行军造成的第2、3跖骨和腓骨干下1/3处骨折。

（4）骨骼疾病

当骨骼处于病理状态时，即使遭受轻微外力或肌肉拉力，就可发生骨折，称为病理性骨折。如骨髓炎、骨肿瘤、骨质疏松症并发的骨折。

【骨折的分类】

骨折依据其受伤机制与伤后解剖状态，可以分为若干类型。这些分类复杂而重叠。对骨折的治疗、护理方法的选择、预后判断和效果评价极为重要。骨折有以下几种分类。

（1）按骨折发病原因分类

分为外伤性骨折和病理性骨折。

（2）按骨折断端是否与外界相通分类

1）闭合性骨折：骨折处皮肤或黏膜完整，骨折端与外界不相通。

2）开放性骨折：骨折附近的皮肤或黏膜破损，骨折端与外界相通。

（3）按骨折的程度及形态分类

1）不完全性骨折：骨的连续性或完整性部分中断，尚有一部分骨组织保持连续，按其形态又可分为以下几种。

①青枝骨折：多见于儿童。骨质和骨膜部分断裂，有时可有成角畸形。表现为骨皮质劈裂，如同青嫩树枝被折，因而称为青枝骨折。②裂缝骨折：骨质发生裂缝，像瓷器上的裂纹，无移位，常见于颅骨、肩胛骨等处骨折。

2）完全性骨折：骨的连续性或完整性全部中断。根据骨折线的方向和形态可分为：

①横骨折：骨折线与骨干纵轴接近垂直。②斜骨折：骨折线与骨干纵轴呈一定角度。③螺旋骨折：骨折线呈螺旋状，多由于扭转性外力所致。④粉碎骨折：骨折碎裂成两块以上，多因受较大的直接暴力打击而引起。⑤压缩骨折：骨松质因外力压缩而变形。多见于脊椎骨和跟骨。⑥嵌插骨折：骨干的坚质骨嵌插入骺端的松质骨内，发生在长管状骨干骺端骨皮质与骨松质交界处，如股骨颈骨折、肱骨外科颈骨折，多因压缩性间接外力所致。⑦凹陷性骨折：骨折块局部下陷，如颅骨、颜面骨骨折。⑧骨骺分离：通过骨骺的骨折，骨骺的断面可带有部分骨组织，多见于少年儿童的骨折。

（4）按骨折发生的时间分类

1）新鲜骨折：一般指3周内的骨折，血肿未完全机化，两骨折断端尚未愈合，仍可闭合复位者。

2）陈旧骨折：一般伤后3周以上的骨折。

（5）按骨折后或骨折复位固定后的移位倾向分类

1）稳定性骨折：骨折端不易移位或复位后不易再移位的骨折，如不完全骨折、压缩及嵌插骨折、复位后较稳定的横骨折、裂缝骨折、青枝骨折等。

2）不稳定骨折：骨折端易移位或复位固定后骨折端易再发生移位的骨折，如斜骨折、粉碎骨折、螺旋骨折以及有缺损的骨折、负重大并有支持功能部位的横骨折（如股骨干骨折）等。

【骨折的临床表现】

1. 全身表现

（1）休克

多见于多发性骨折、股骨骨折、骨盆骨折、脊柱骨折和严重的开放性骨折。患者因广泛的软组织损伤、大量出血、剧烈疼痛或合并内脏损伤而引起休克。

（2）体温略高于正常

当严重骨折，如股骨骨折、骨盆骨折伴有大量内出血，血肿吸收，使体温高于正常，通常不超过38℃。开放性骨折伴有体温升高时，应考虑感染。

2. 局部表现

（1）骨折与一般组织损伤共有的体征

1）疼痛、压痛、活动痛：这三种痛是任何组织损伤都有的表现，没有骨折的痛局限于肢体一侧，骨折压痛绕肢体1周。

2）局部肿胀、淤斑：肿胀严重的部位皮肤可以出现水疱。

3）功能障碍：由于骨折后肢体内部支架结构断裂，肌肉失去附着或失去应有的杠杆作用，加之疼痛、肿胀、肌肉痉挛或神经损伤，可使肢体部分或全部丧失活动功能。

（2）骨折的特有体征

1）畸形：骨折后由于骨折段的移位可使患肢的外形发生改变，表现为成角、侧方、旋转、短缩等。

2）反常活动：骨折部位失去正常的稳定和支持功能，则出现异常的假关节活动。

3）骨擦音或骨擦感：骨折断端相互碰撞摩擦出现骨擦音或骨擦感，这在一般检查中可触及，但不可故意试验。

以上三项体征，只会在骨折后出现。单一或全部出现时，都可确诊骨折。

【骨折的辅助检查】

(1) X线检查

对于了解骨折的具体情况有重要参考价值，对骨折的诊断及治疗有重大的指导意义，X线摄片应拍正、侧位片，并需包括邻近关节，有时还要加拍特定位置或健侧相应部位的对比X线片。它能发现临床检查难于发现的损伤和移位，应根据健康史和体格检查确定X线片投照体位、部位、范围以及投照中心。

1）两个角度摄片观察：一般摄正、侧位片，必要时再加斜位或切线位等。

2）摄片的两个时机：一般骨折在损伤后立即摄片可明确诊断，但有些骨折如腕舟状骨骨折、股骨颈裂纹或嵌插骨折，在损伤当时不易发现，需在10天后，即骨折端有吸收时常可出现骨折线，再摄片将有助于诊断。

3）两个关节摄片：前臂和小腿骨折X线片应包括邻近两个关节。

4）两个肢体对照：为诊断骨损害的程度和性质，有时需要健侧对比，如儿童股骨头骨骺疾病，一定要对比方可看出来。

(2) CT检查

有些部位的骨折仅靠X线诊断很困难，需借助于CT。如肩部、髋部的骨折或脱位，脊柱骨折或脱位，病理性骨折等。

【骨折的治疗原则】

1. 骨折的复位

复位是将移位的骨折段恢复正常或接近正常的解剖关系，重新建立骨骼的支架作用。

(1) 骨折是否需要复位

多数骨折需要复位，通过复位可以恢复对线和断端接触面，从而增加骨折的稳定性。但有些骨折复位后可能失去稳定性，如肱骨外科颈嵌入骨折，复位反而失去稳定性；没有神经损伤的椎体附件及小于正常椎体1/3的椎体压缩骨折，则不需要复位。

(2) 复位的时机

原则上应当尽早复位，伤后立即进行，在反应性肿胀之前复位容易成功。对于严重肿胀，皮肤有张力性水疱者可暂缓复位，采用牵引维持5~7天，待肿胀消退后再行复位。

(3) 骨折复位的标准

1）解剖复位：将移位的骨折段恢复正常的解剖关系，对位（指两骨折端的接触面）、对线（指两骨折端在纵轴上的关系）良好，重建骨的支架作用。

2）功能复位：复位尽了最大的努力，仍未达到解剖复位，但骨折愈合后对肢体功能没有明显影响者。其基本要求是：①侧方错位不超过骨折断端的 1/3；②成角不超过 10°；③短缩在成人下肢不超过 1cm，儿童不超过 2cm；④上肢允许 10°以内的旋转错位；⑤无分离错位。

满足上述条件，骨折愈合后可不影响生理功能。

（4）复位的方法

1）手法复位：应用手法使骨折复位，称为手法复位。手法复位是最基本的复位方法，绝大多数闭合骨折应当首先选择手法复位。复位可在适当的麻醉下进行，手法准确，用力恰当，严禁粗暴和反复多次的复位，力求复位一次成功。

2）牵引复位：是用牵引力和反牵引力对骨折进行治疗。根据牵引实施的方法可分为：①一次牵引法：即在较短时间内完成牵引任务，如手力牵引。一次牵引法仅有使骨折复位的作用。②持续牵引法：即需要数日或数月方能完成牵引任务，如持续皮肤牵引和持续骨牵引。持续牵引法兼有复位和外固定两种作用，通过牵引，骨折可以自行复位。无论采取哪种牵引方法，都应防止因牵引过度而引起的骨折断端持久分离，从而造成骨折延迟愈合或不愈合。

3）切开复位：切开复位是采取手术的形式切开骨折部位的软组织，暴露骨折端，在直视下将骨折复位。然后根据不同情况选择应用对人体无不良反应的金属内固定物或自体、异体植骨片固定骨折端，从而达到解剖复位和相对固定的要求。切开复位争取在 2 周内进行。切开复位适应证：①关节内骨折手法复位后对位不良，可能影响关节功能者；②骨折断端间有软组织嵌入者；③由于肌肉或肌腱牵拉，致骨折端分离者；④多发骨折，特别同一肢体多发骨折，不易闭合复位固定者；⑤合并血管、神经损伤需要手术探查者；⑥经手法复位未达到功能复位标准，严重影响患肢功能者。

2. 骨折的固定

只要是完全骨折，从整复后到骨折愈合之前，骨折段仍然要受到肢体重力的影响和肌肉牵拉的作用，始终存在着再移位的倾向。而骨折愈合需要一个相当长时间的过程，在这段时间里，为了持续有效地保持骨折复位的良好位置，必须用各种方法对骨折肢体加以固定。

（1）外固定

主要用于骨折经手法复位后的患者，也有些骨折经切开复位内固定术后需加用外固定者，其主要方式有小夹板固定、石膏绷带固定、外展架固定、外固定器固定和持续牵引固定。

（2）内固定

内固定是通过手术将固定物直接作用于骨折段。骨折内固定的方法有闭合整复经皮穿针内固定和通过手术切开复位，使用钢丝、钢针、螺钉、钢板螺钉、髓内钉、加压螺钉内固定以及自体、异体移植骨片内固定。从而使骨折达到解剖复位和相对固定的要求。

3. 功能锻炼

功能锻炼是骨折治疗和护理的重要环节之一。没有积极、正确、合理的功能锻炼，即使复位固定都很满意，也往往得不到良好的功能。因而，在骨折复位及固定后，应鼓励患者早期进行功能锻炼，最大限度地恢复伤肢的功能，减少骨折并发症的发生。

（1）早期锻炼

一般在骨折后 2 周内。此时，损伤部肿胀消退，骨痂尚未形成。锻炼方式主要限于肢体原位不动，自主的肌肉收缩和舒张，如握拳和足趾运动。

（2）中期锻炼

一般在骨折后 3~6 周。损伤反应消退，肿胀消失，骨痂逐步生长成熟。上肢可较大幅度地活动肩、肘、腕关节，下肢练习抬腿及伸膝关节。

（3）晚期锻炼

此期是关键时期，此期骨折已达临床愈合标准，特别是早、中期功能恢复不足的患者，肢体部分肿胀和关节僵硬应通过锻炼，尽早使之消除，并辅以药物熏洗和物理治疗，促使关节活动范围和肌力的恢复，早日恢复正常功能。可以除去外固定，进行全面锻炼，直到功能恢复。

【影响骨折愈合的因素】

1. 全身因素

（1）年龄

儿童骨折愈合较成人迅速。

（2）健康状况

营养不良，严重的肝肾疾病、恶病质、糖尿病、维生素 C 缺乏症（坏血病）、梅毒、老年性骨萎缩、骨软化等状况下，骨折愈合缓慢。

（3）心理状况

保持健康稳定的心理情绪，积极主动配合医护人员的治疗护理，有益于骨折愈合。此外，病室阳光充足，空气流通，温、湿度适宜，舒适的养病环境也有助于骨折愈合。

2. 局部因素

（1）软组织损伤情况

严重软组织损伤或缺损不利于骨折愈合。

（2）骨折类型

闭合骨折较开放骨折愈合快，长斜面骨折较短斜面骨折愈合快，严重粉碎骨折不利于愈合。

（3）局部血液供应

骨折局部血液供应状况是影响骨折愈合的根本因素。骨的血液供应来自骨的滋养血管以及关节囊、韧带、肌肉附着处，如长骨骨折一端血运障碍则愈合缓慢。

（4）骨膜完整性的破坏

骨折端骨膜剥离部分越广泛，骨折端骨质和骨膜缺血程度越严重，直接影响骨膜内成骨，影响骨折愈合。

（5）骨断端的接触和稳定

骨折两断端间有紧密的接触，有一定的生物压力则骨折愈合快；如骨折两断端间有软组织嵌入或分离时，骨折将不愈合。

（6）感染的影响

开放骨折若发生感染则影响骨折愈合，内固定手术后感染不利于骨折愈合。

3. 医源性因素

如果骨折治疗护理过程中操作不正确、不恰当，也会严重影响骨折的顺利愈合。

（1）复位

粗暴或反复多次的手法整复会加重骨折周围软组织和骨外膜的损伤，不利于骨折愈合。

（2）手术

开放性骨折清创时，若过多地摘除骨折碎片，造成骨质缺损，不利于骨折愈合。切开复位时因需切开软组织及剥离骨外膜，势必进一步破坏骨折局部的血液供应，导致骨折延迟愈合。如果手术操作粗暴，剥离骨外膜广泛，将可能导致骨折不愈合。

（3）牵引

持续性骨牵引治疗时若牵引过度，使骨折分离移位，将导致骨折延迟愈合或不愈合。

（4）固定

骨折复位后固定不牢固，骨折部仍有剪力或旋转力存在，妨碍骨痂生长，影响骨折愈合。

（5）功能锻炼

骨折复位固定后科学的功能锻炼可改善患肢的血液循环，加快血肿吸收和骨痂生长，并能减少失用性肌萎缩、骨质疏松、关节僵硬等并发症发生，有利于骨折愈合和肢体功能恢复。过早和不恰当的功能锻炼会妨碍骨折部位的固定，将影响骨折愈合。

影响骨折愈合的因素错综复杂，因此，在实际治疗护理工作中，应针对每一位患者的实际情况，根据骨折愈合的客观规律，善于发挥有利因素的作用，积极预防、纠正或补救不利因素的干扰，促进骨折顺利愈合。

【骨折的愈合过程】

（1）血肿机化期

骨折后，骨断端及周围软组织内血肿形成。几天内，新生的毛细血管、成纤维细胞和吞噬细胞侵入血肿，继而形成纤维组织并逐渐增多，把骨折两端连在一起，达到纤维愈合。这一过程需2~3周。

（2）骨痂形成期

骨断端通过骨膜的成骨细胞形成骨样组织，并逐渐钙化，称为骨膜内骨化，分别形成内骨痂和外骨痂。内骨痂、外骨痂及桥梁骨痂三者汇集融合，成为骨断端的支持，达到骨折的临床愈合期。此期约从伤后3周开始。

（3）骨痂改造塑形期

随着肢体的活动和负重，在应力轴线上的骨痂不断地得到加强和改造；在应力线以外的骨架逐步被清除；使原始骨痂逐步被改造成为永久骨痂。此为骨性愈合期，从伤后 6~8 周开始，但完成塑形需要相当长的时间。

【骨折的愈合标准】

（1）临床愈合标准

骨折后经过一段时间，当两骨间形成骨痂时，虽然 X 线片示仍有骨折缝隙，而断端间已经足够稳定，可完成一定的负重功能，称为临床愈合。临床愈合标准包括：①骨折局部无压痛及纵向叩击痛；②局部无反常活动；③X 线片显示骨折线模糊，有连续的骨痂；④外固定解除后肢体能满足以下要求：上肢能向前平举 1kg 重物持续达 1 分钟；下肢能不扶拐在平地连续行走 3 分钟，并不少于 30 步；⑤连续观察 2 周骨折不变形。

骨性愈合标准有：①具备临床愈合标准；②X 线片显示骨痂通过骨折线，骨折线消失或接近消失。

（2）临床愈合所需时间

从观察开始之日推算到最后一次复查的日期，为临床愈合所需时间。成人常见各部位骨折的临床愈合所需时间见表 4-1。

表 4-1　骨折临床愈合时间（月）

上肢	时间（月）	下肢	时间（月）
锁骨骨折	1~1.5	股骨颈骨折	3~6
肱骨外科颈骨折	1~1.5	股骨粗隆间骨折	2~2.5
肱骨干骨折	1~2	股骨干骨折	2~3
肱骨髁上骨折	1~1.5	胫、腓骨骨干骨折	2~2.5
尺骨、桡骨骨干骨折	1.5~2	踝部骨折	1~1.5
桡骨下端骨折	1~1.5	跖骨骨折	1~1.5
掌骨、指骨骨折	0.5~1		

【骨折的并发症与护理】

1. 早期全身并发症

（1） 失血性休克

多见于长骨骨折、骨盆骨折及多发性骨折。处理措施为：①监测脉搏、呼吸、血压、尿量、局部出血情况；②及时补充血容量和液体；③吸氧、保暖；④患肢及时固定，避免搬动，减少出血。

（2） 脂肪栓塞

成人骨干骨折时，由于骨髓被破坏，局部压力升高时，脂肪滴进入破裂的静脉，随血流而引起肺、脑、肾、下肢等周身性脂肪栓塞，可危及生命。

对长管状骨折，尤其是以股骨干为主的多发性骨折患者应提高警惕。脂肪栓塞多以肺为主，临床表现为烦躁不安、呼吸困难、神志障碍、皮下淤点、血压下降、进行性低氧血症等，胸部 X 线片显示多变、进行性加重的肺部阴影。一经确诊，立即转入监护病房。

2. 早期局部并发症

（1） 感染

开放性骨折，皮肤、黏膜保护屏障被破坏，局部组织挫伤及污染都可能导致感染。感染可为化脓性感染，也可为厌氧菌感染，如破伤风、气性坏疽。处理措施为：①现场抢救及时正确，避免创口再次感染；②早期手术清创；③增强体质，增强抗病能力；④使用有效抗生素；⑤密切观察伤口。

（2） 内脏合并伤

如肋骨骨折合并肺损伤，引起血胸或血气胸，游离肋骨骨折合并肝、脾、肾损伤，骨盆骨折合并膀胱、尿道损伤等。处理措施有：①严密观察生命体征，特别注意呼吸的频率、节律及深度的变化；②重视患者的主诉，发现异常及时处理，并做好手术前的准备工作；③注意排尿情况，如疑有尿道损伤者，应留置导尿管，严禁患者自行排尿，以免尿液外渗，引起腹膜炎和盆腔炎。

（3） 神经损伤

颈椎、胸椎骨折脱位，可以造成脊髓损伤，其后果更重于骨折本身；腰、骶骨折，可造成马尾神经丛损害；上肢骨折可造成桡神经、正中神经、尺神经损伤；下肢骨折可造成腓总神经损伤。处理措施有：①急救现场体位摆放正确，脊柱不得扭曲，减轻脊髓压迫的程度；②翻身时，头、颈、躯干、下肢要保持在同一轴线上，避免脊柱扭曲而加重脊髓损伤；③观察排尿、排便功能；④观察肢体的感觉是否麻木、刺痛或变冷，有无垂腕、垂足的现象；⑤搬运时肢体应妥善固定于功能位，防止进一步损伤。

（4）大血管损伤

肱骨髁上骨折可能伤及肱动脉，股骨髁上骨折可能伤及腘动脉，胫骨上段骨折可能伤及胫前或胫后动脉。处理措施有：①观察生命体征；②观察肢体远端的血液循环；③有活动性出血时，应用止血带止血；④做好手术探查的准备。

3. 晚期全身并发症

坠积性肺炎、尿路感染及结石、压疮、静脉血栓形成。

护理：参见"骨科患者的术后护理"。

4. 晚期局部并发症

（1）创伤性关节炎	（2）损伤性骨化（骨化性肌炎）
关节内骨折未能准确复位，致畸形愈合后，由于关节面不平整，可造成创伤性关节炎，活动时引起疼痛。处理措施有：①关节内骨折后解剖复位：是防止创伤性关节炎发生的关键，如手法整复不能达到解剖复位，应早期手术复位，并做好手术前后相关的护理；②注意鉴别关节活动后引起的疼痛，如果确定为创伤性关节炎，注意减少负重活动，以免增加关节面的磨损和破坏。	关节或关节附近骨折、扭伤、脱位等，骨膜剥离后，形成骨膜下血肿，经机化骨化后，在关节附近软组织内形成骨化样组织，引起疼痛，影响关节活动功能。肘关节损伤最易发生。处理措施有：①防止广泛的骨膜剥离和血肿形成是预防本并发症发生的关键，应及时固定骨折或脱位，减轻骨膜损伤和局部出血；②注意患肢固定与休息，早期功能锻炼以肌肉舒缩练习为主，切勿活动受伤关节，更禁忌做强力的被动牵伸，以防再次出血加重血肿；③损伤早期不做理疗，防止过量出血及血肿增大。

（3）关节僵硬

受伤肢体长时间固定缺乏关节功能活动，关节周围组织中纤维蛋白沉积，关节周围组织粘连，肌肉挛缩，关节活动障碍，称为关节僵硬。处理措施有：①长期卧床的患者应卧硬板床，忌卧各种软床，肢体置于功能位；②患者穿"丁"字鞋将足踝固定于功能位，被子等重物不要压在足趾上，防止垂足畸形；③瘫痪肢体的关节、肌肉要经常按摩、理疗，辅以被动活动，促进局部的血液供应；④早期适量的功能锻炼是防止关节僵硬的有效方法。

（4）缺血性骨坏死

骨折后骨折段的血液供应被切断使骨组织远端坏死，称为缺血性坏死。最常见于股骨颈骨折后股骨头缺血性坏死，其次为腕舟骨骨折、距骨颈骨折等。

骨缺血坏死一般在伤后 2 周开始，但 X 线征象出现较晚，其中 50% 在 2~3 年后出现。目前尚无有效的预防办法，对容易发生缺血性坏死的骨骼应延长固定时间，对股骨颈骨折可能发生缺血坏死的患者，应推迟下床活动时间及患肢负重时间，以减轻骨骼变形。

（5）骨折延迟愈合

骨折经过治疗后，如果超过同类骨折的平均愈合时间仍未形成骨性愈合时，即为骨折延迟愈合。表现为骨折部位水肿、疼痛、压痛持续存在。X 线摄片见骨痂稀少，骨折线清晰，但两骨折端尚无硬化或髓腔封闭现象。

骨折延迟愈合并非不愈合，一旦发现，及时确定引起延迟愈合的原因。影响骨折愈合的不良因素解除后，骨折仍有愈合可能。因此，在治疗护理中应排除不利因素，加强有利因素，如给患者加强营养；积极治疗各种影响骨折愈合的全身性慢性疾病，使骨折满意复位；正确固定，科学的功能锻炼，使骨折顺利愈合。

（6）骨折不愈合

骨折不愈合是指骨折正常修复过程完全停止，已不能形成骨性连接。临床表现为：患肢持续疼痛，局部肿胀、压痛、无力。此时，骨折断端形成假关节，检查时可发现异常活动。X 线摄片两骨折端被浓密硬化的骨质所封闭，骨折面平滑且相分离。

一旦形成骨折不愈合，需要手术治疗，植骨、内固定并加用管形石膏外固定。手术后护理与骨折手术后护理相同。

（7）骨折畸形愈合

骨折畸形愈合是指骨折愈合的位置未能达到功能复位的要求，有成角、旋转或重叠畸形。其发生的主要原因是复位不满意和因复位后固定不牢固骨折端再移位。处理措施有：①早期满意的整复和有效固定是防止发生畸形愈合的关键。关节内骨折应采取手术治疗使骨折解剖复位。②较轻度畸形愈合如不影响功能不需治疗，通过骨折塑形能得到一定程度的改善和纠正。③畸形严重、功能影响严重者需及时治疗。对于病程较短、骨折愈合不牢固的，可在麻醉下将骨折处重新折断、重新整复或结合牵引复位。如畸形愈合已达到骨性愈合而无法折断时，采用手术将骨凿断重新对合或截骨矫形。④无论手术或非手术疗法，其愈合速度都要比新鲜骨折慢，因此，外固定应更加牢固，治疗时间也相对延长。

【骨折的护理措施】

（1）心理护理

骨折多因意外创伤所致，严重者会构成生命威胁。患者因疼痛、出血以及肢体功能障碍等而出现不同程度的紧张、痛苦、焦虑、愤怒等情绪变化，护士要态度和蔼，多与患者沟通，了解患者的思想情绪，护理操作要轻柔、认真、熟练，以取得患者的信任。向患者报告成功的病例及病情好转的佳音，不谈有损患者情绪的话，使患者树立治疗疾病的信心和勇气。

（2）卧位护理

1）保持室内空气新鲜，温湿度适宜，床单位干净整齐。

2）取平卧位，四肢骨折患者可抬高患肢略高于心脏水平，以利于静脉血液及淋巴液回流，减轻或消除肢体肿胀。

（3）病情观察

1）注意生命体征的观察，尤其是严重创伤患者，给予心电监护，对意识状态、呼吸、血压、脉搏、体温、尿量及用药用氧等情况做好记录。

2）观察骨折肢体末梢血液循环及感觉、运动情况，发现异常及时通知医生，如肢体肿胀伴有血液循环障碍，应注意检查外固定物是否过紧；除创伤、骨折引起患者疼痛外，固定不满意、组织受压缺血等也会引起疼痛，应加强临床观察，不要盲目给予镇痛剂，警惕骨筋膜室综合征的发生。

（4）疼痛护理

1）针对疼痛的不同原因对症处理，确定为创伤疼痛者，在局部对症处理前可应用吗啡、哌替啶等镇痛药，以减轻患者的痛苦。

2）护理操作时动作要轻柔、准确，勿粗暴剧烈，如移动患者时，应先取得患者配合，在移动过程中，对损伤部位重点扶托保护，缓慢移至舒适体位，争取一次性完成，以免引起和加重患者疼痛。

（5）生活护理

1）指导患者进食高营养、高蛋白、高维生素、富含纤维易消化饮食，以保证机体营养的需求；鼓励患者多饮水，每日进行腹部按摩，预防便秘。

2）给予患者生活上的照顾，满足基本需要，协助其翻身、排便等，定期为患者擦浴、洗头、剪指甲、更换衣服床单，使患者感觉舒适。

（6）预防并发症

1）对长期卧床的患者，定时给予翻身叩背，按摩骨隆突处，并鼓励患者有效咳嗽、咳痰，防止压疮及坠积性肺炎的发生。

2）骨折或软组织损伤后伤肢局部发生反应性水肿、骨折局部内出血、感染、血循环障碍等也会造成伤肢不同程度的肿胀，应迅速查明肿胀的原因，及时对症处理；加强牵引或石膏固定的护理，警惕骨筋膜室综合征的发生。

（7）功能锻炼

1）在病情允许的情况下，尽早鼓励患者进行伤肢的功能锻炼，防止关节僵硬及肌肉失用性萎缩。

2）锻炼应遵循循序渐进的原则，活动范围从小到大，次数由少到多，时间由短至长，强度由弱至强，与患者共同制定锻炼计划。具体参见"功能锻炼的原则"。

第二节　上肢骨折概述

常见的上肢骨折包括：锁骨骨折、肱骨外科颈骨折、肱骨干骨折、肱骨髁上骨折、尺桡骨骨折等。

【上肢骨折的护理评估】

1. 术前评估

（1）健康史

患者的年龄、受伤经过。既往有无骨骼病变，如肿瘤、炎症等；有无骨折、外伤史。

（2）身体状况

1）局部：骨折的类型及局部体征和患肢功能状况；患肢的外固定装置是否有效、夹板的松紧度是否适宜、石膏有无断裂；骨突部皮肤组织有无红肿、破溃；有无胶布过敏反应；骨牵引针处有无红肿及渗出等。

2）全身：生命体征是否平稳，有无合并其他部位损伤或并发症。

（3）心理-社会状况

评估患者及其家属对骨折的心理反应、认知状况、对骨折复位后康复知识的了解及支持程度。

2. 术后评估

（1）手术情况

麻醉和手术的方式、术中补液、输血情况等。

（2）康复状况

包括生命体征、引流状况、伤口愈合及功能恢复程度；有无并发症的发生。

（3）心理和认知状况

患者和家属对术后康复治疗的配合、活动及康复锻炼相关知识的了解程度及心理反应等。

【上肢骨折的护理措施】

石膏固定在骨科领域中，常被用做维持骨折固定。上肢骨折在骨折中占首位，一般采用石膏或小夹板固定。肱骨髁上骨折因为移位而引起肱动脉的损伤，造成损伤性动脉痉挛、血栓形成及缺血性肌挛缩等许多不良后果。这在儿童是多见的，需要高度警惕。骨筋膜室综合征患者切开减压术后伤肢应平放，防止手的动脉闭塞。切开复位内固定患者要观察切口渗血情况，局部有无红、肿、热等。强调对上肢骨折合并肌腱、神经损伤的患者，要观察手的功能恢复，指导患者做好患肢功能锻炼。

【上肢骨折的健康教育】

（1）营养指导

调整膳食结构，保证营养素的供给。

（2）功能锻炼

指导患者有计划和正确地进行功能锻炼，早期进行远端关节的功能锻炼，待快愈合时进行近端关节的功能锻炼。

（3）随访

遵医嘱定期复查，评估功能恢复情况。

第三节　锁　骨　骨　折

锁骨为 1 个 S 形的长骨，横形位于胸部前上方，有 2 个弯曲，内侧 2/3 呈三棱棒形，向前凸起，外侧 1/3 扁平，凸向后方。其内侧端与胸骨柄构成胸锁关节，外侧端与肩峰形成肩锁关节，从而成为上肢与躯干之间联系的桥梁。锁骨骨折多发生于锁骨中、外 1/3 交界处，是常见的骨折之一，约占全身骨折的 6%。直接暴力和间接暴力均可造成锁骨骨折，但多为间接暴力，如跌倒时手掌着地或肘、肩着地，暴力均可传达至锁骨引起骨折。锁骨骨折可发生于各种年龄，但多见于儿童及青壮年，约有 2/3 为儿童患者，其中以幼儿多见。

【临床表现】

局部肿胀、疼痛，锁骨中外 1/3 畸形。肩关节活动受限，患肩下垂，患者常以健手扶托患肘以减轻因牵拉造成的疼痛。局部压痛，可摸到移位的骨折端，可触及异常活动与骨擦感。

【辅助检查】

（1）触摸检查

检查时，可扪及骨折端，有局限性压痛，有骨摩擦感。

（2）X 线检查

上胸部的正位 X 线检查一般能发现骨折线，即可确诊。

(3) CT 检查

无位移的骨折 X 线诊断困难时可行 CT 检查明确诊断。

【治疗原则】

(1) 非手术治疗

1) 儿童青枝骨折及成年人的无移位骨折，用三角巾或颈腕吊带固定 3~6 周。

2) 有位移的中段骨折，采用手法复位，肩横 "8" 字绷带或棉捆 "T" 形板固定。儿童固定 2~3 周，成年人固定 4 周，粉碎骨折者固定 6 周。

(2) 手术治疗

有以下情况者可考虑行切开复位内固定术。

1) 患者不能忍受横 "8" 字绷带固定的痛苦。

2) 复位后再移位，影响外观。

3) 合并神经、血管损伤。

4) 开放性骨折。

5) 陈旧骨折不愈合。

6) 锁骨外端骨折，合并喙锁韧带断裂。

【护理评估】

(1) 健康史

1) 评估患者受伤的原因、时间；受伤的姿势；外力的方式、性质；骨折的轻重程度。

2) 评估患者受伤时的身体状况及病情发展情况。

3) 了解伤后急救处理措施。

(2) 身体状况

1) 评估患者全身情况：评估意识、体温、脉搏、呼吸、血压等情况。观察有无休克和其他损伤。

2) 评估患者局部情况。

3) 评估牵引、石膏固定或夹板固定是否有效，观察有无胶布过敏反应、针眼感染、压疮、石膏变形或断裂，夹板或石膏固定的松紧度是否适宜等情况。

4) 评估患者自理能力、患肢活动范围及功能锻炼情况。

5) 评估开放性骨折或手术伤口有无出血、感染征象。

(3) 心理-社会评估

由于损伤发生突然，给患者造成的痛苦大，而且患病时间长，并发症多，就需要患者及家属积极配合治疗。因此应评估患者的心理状况，了解患者及家属对疾病、治疗及预后的认知程度，家庭的经济承受能力，对患者的支持态度及其他的社会支持系统情况。

【护理诊断】

(1) 有体液不足的危险

与创伤后出血有关。

(2) 疼痛

与损伤、牵引有关。

(3) 有周围组织灌注异常的危险

与神经血管损伤有关。

(4) 有感染的危险

与损伤有关。

(5) 躯体移动障碍

与骨折脱位、制动、固定有关。

(6) 潜在并发症

脂肪栓塞综合征、骨筋膜室综合征、关节僵硬等。

(7) 知识缺乏

缺乏康复锻炼知识。

(8) 焦虑

与担忧骨折预后有关。

【护理措施】

1. 非手术治疗及术前护理

(1) 饮食护理

给予高蛋白、高维生素、高钙及粗纤维饮食。

(2) 心理护理

青少年及儿童锁骨骨折后，因担心肩部、胸部畸形，影响发育和美观，常会产生焦虑、烦躁心理。应告知其锁骨骨折只要不伴有锁骨下神经、血管损伤，即使是在叠位愈合，也不会影响患侧上肢的功能，局部畸形会随着时间的推移而减轻甚至消失，治疗效果较好，以消除患者心理障碍。

（3）体位护理

局部固定后，患者宜睡硬板床，取半卧位或平卧位，避免侧卧位，以防外固定松动。平卧时不用枕头，可在两肩胛间垫上一个窄枕，使两肩后伸外展；在患侧胸壁侧方垫枕，以免悬吊的患肢肘部及上臂下坠。患者初期对去枕不习惯，有时甚至自行改变卧位，应向其讲清治疗卧位的意义，使其接受并积极配合。告诉患者日间活动不要过多，尽量卧床休息，离床活动时用三角巾或前臂吊带将患肢悬吊于胸前，双手叉腰，保持挺胸、提肩姿势，可缓解对腋下神经、血管的压迫。

（4）病情观察

观察上肢皮肤颜色是否发白或青紫，温度是否降低，感觉是否麻木，如有上述现象，可能系"8"字绷带包扎过紧所致。应指导患者双手叉腰，尽量使双肩外展后伸，如症状仍不缓解，应报告医生适当调整绷带，直至症状消失。"8"字绷带包扎时禁忌做肩关节前屈、内收动作，以免腋部血管、神经受压。

（5）功能锻炼

1）早、中期：骨折急性损伤经处理后2~3日，损伤反应开始消退，肿胀和疼痛减轻，在无其他不宜活动的前提下，即可开始功能锻炼。

准备：仰卧于床上，两肩之间垫高，保持肩外展后伸位。

第1周：做伤肢近端与远端未被固定的关节所有轴位上的运动，如握拳、伸指、分指、屈伸、腕绕环、肘屈伸，前臂旋前、旋后等主动练习，幅度尽量大，逐渐增大力度。

第2周：增加肌肉的收缩练习，如捏小球、抗阻腕屈伸运动。

第3周：增加抗阻的肘屈伸与前臂旋前、旋后运动。

2）晚期：骨折基本愈合，外固定物去除后进入此期。此期锻炼的目的是恢复肩关节活动度，常用的方法有主动运动、被动运动、助力运动和关节主动牵伸运动。

第1~2日：患肢用三角巾或前臂吊带悬挂胸前站立位，身体向患侧侧屈，做肩前后摆动；身体向患侧侧屈并略向前倾，做肩内外摆动。应努力增大外展与后伸的运动幅度。

第3~7日：开始做肩关节各方向和各轴位的主动运动、助力运动和肩带肌的抗阻练习，如双手握体操棒或小哑铃，左右上肢互助做肩的前上举、侧后举和体后上举，每个动作5~20次。

第2周：增加肩外展和后伸主动牵伸，双手持棒上举，将棍棒放颈后，使肩外展、外旋，避免做大幅度和用大力的肩内收与前屈练习。

第3周：增加肩前屈主动牵伸，肩内外旋牵伸，双手持棒体后下垂将棍棒向上提，使肩内旋。

以上练习的幅度和运动量以不引起疼痛为宜。

2. 术后护理

（1）体位护理

患侧上肢用前臂吊带或三角巾悬吊于胸前，卧位时去枕，在肩胛区垫枕使两肩后伸，同时在患侧胸壁侧方垫枕，防止患侧上肢下坠，保持上臂及肘部与胸部处于平行位。

（2）症状护理

1）疼痛：疼痛影响睡眠时，适当给予镇痛、镇静剂。

2）伤口：观察伤口有无渗血、渗液情况。

（3）一般护理

协助患者洗漱、进食及排泄等，指导并鼓励患者做些力所能及的自理活动。

（4）功能锻炼

在术后固定期间，应主动进行手指握拳、腕关节的屈伸、肘关节屈伸及肩关节外展、外旋和后伸运动，不宜做肩前屈、内收的动作。

【健康教育】

（1）患者早期以卧床休息为主，可间断下床活动。

（2）向患者讲清去枕仰卧位的治疗意义。

（3）多食高蛋白、高维生素、含钙丰富、刺激性小的食物。

（4）告诉患者锁骨骨折以非手术治疗为主，即使手法复位有时难以达到解剖复位的要求，但骨折端重叠愈合后，不会影响上肢的功能，消除患者的疑虑。

（5）"8"字绷带或锁骨带固定后，嘱患者经常保持挺胸提肩的姿势，双手叉腰以缓解对双侧腋下神经、血管的压迫。

（6）强调功能锻炼的重要性。指导患者进行正确的功能锻炼。愈合期禁忌做肩前屈、内收动作，以免影响骨折愈合，并防止腋部血管、神经受压。伤口愈合良好，术后10天拆除缝线。

（7）出院指导

1）保持患侧肩部及上肢于有效固定位，并维持3周。

2）循序渐进地进行肩关节的锻炼。先练习肩关节每个方向的动作，再进行各个方向的综合练习，如肩关节环转运动、两臂做划船动作等。

3）如出现患肢麻木、手指颜色改变、温度低时需随时复查。术后1个月进行X线摄片复查，了解骨折愈合情况，内固定物于骨折完全愈合后取出。

4）术后1个月、3个月、6个月需进行X线摄片复查，了解骨折愈合情况。有内固定者，于骨折完全愈合后取出。对于手法复位外固定患者，如出现下列情况需随时复查：骨折处疼痛加剧、患肢麻木、手指颜色改变、温度低于或高于正常等。

第四节　肱骨干骨折

肱骨干骨折是发生在肱骨外科颈下1~2cm至肱骨髁上2cm段内的骨折。直接暴力和间接暴力均可造成肱骨干骨折，直接暴力常由外侧打击肱骨干中段，致横行或粉碎性骨折。间接暴力常由于手部着地或肘部着地，力向上传导，加上身体倾倒所产生的剪式应力，导致中下1/3骨折。有时因投掷运动或"掰腕"也可导致中下1/3骨折，多为斜行或螺旋形骨折。肱骨干中、下1/3交界处后外侧有桡神经自内上斜向外下行走，此处骨折易伤及桡神经。肱骨干骨折常见于青年人和中年人，肱骨近端的骨折，尤其是嵌插和位移性骨折多见于老年人。

【临床表现】

（1）症状	（2）体征
患侧上臂出现疼痛、肿胀、皮下淤斑，上肢活动障碍。	患侧上臂可见畸形、反常活动、骨摩擦感/骨擦音。若合并桡神经损伤，可出现患侧垂腕畸形，各手指掌指关节不能背伸，拇指不能伸直，前臂旋后障碍，手背桡侧皮肤感觉减退或消失。

【辅助检查】

X 线正侧位片可显示骨折的部位和类型。X 线片内应包括肩关节及肘关节，以排除关节内的骨折及脱位。还应常规检查上肢神经功能及肱动脉有无损伤。病理性骨折的患者，应行 CT 或 MRI 检查，以便进一步了解病变的性质及范围。

【治疗原则】

（1）无移位骨折

夹板或石膏固定 3~4 周。

（2）有移位的骨折

采用手法整复后行夹板固定或石膏外固定。成年人固定 6~8 周，儿童固定 3~5 周。肱骨中、下 1/3 骨折固定时间适当延长，X 线复查有足够骨痂生长之后，才能解除固定。

（3）手术治疗

适用于开放性骨折、陈旧性骨折不愈合或畸形愈合、手法复位失败者。对开放性骨折合并桡神经损伤者，可行手术切开复位、桡神经探查术；闭合性骨折合并桡神经损伤者，可先观察 2~3 个月，如无恢复迹象且有手术指征者，可手术探查。

【护理评估】

（1）健康史

1）评估患者受伤的原因、时间；受伤的姿势；外力的方式、性质；骨折的轻重程度。

2）评估患者受伤时的身体状况及病情发展情况。

3）了解伤后急救处理措施。

（2）身体状况

1）评估患者全身情况：评估意识、体温、脉搏、呼吸、血压等情况。观察有无休克和其他损伤。

2）评估患者局部情况。

3）评估牵引、石膏固定或夹板固定是否有效，观察有无胶布过敏反应、针眼感染、压疮、石膏变形或断裂，夹板或石膏固定的松紧度是否适宜等情况。

4）评估患者自理能力、患肢活动范围及功能锻炼情况。

5）评估开放性骨折或手术伤口有无出血、感染征象。

（3）心理-社会状况

由于损伤发生突然，给患者造成的痛苦大，而且患病时间长，并发症多，就需要患者及家属积极配合治疗。因此应评估患者的心理状况，了解患者及家属对疾病、治疗及预后的认知程度，家庭的经济承受能力，对患者的支持态度及其他的社会支持系统情况。

【护理诊断】

（1）有体液不足的危险 与创伤后出血有关。	**（2）疼痛** 与损伤、牵引有关。
（3）有周围组织灌注异常的危险 与神经血管损伤有关。	**（4）有感染的危险** 与损伤有关。
（5）躯体移动障碍 与骨折脱位、制动、固定有关。	**（6）潜在并发症** 脂肪栓塞综合征、骨筋膜室综合征、关节僵硬等。
（7）知识缺乏 缺乏康复锻炼知识。	**（8）焦虑** 与担忧骨折预后有关。

【护理措施】

1. 手术治疗及术前护理

（1）饮食护理

给予高蛋白、高热量、高维生素、含钙丰富的饮食，以利于骨折愈合。

（2）心理护理

肱骨干骨折，特别是伴有桡神经损伤时，患肢伸腕、伸指功能障碍，皮肤感觉减退，患者心理压力大，易产生悲观情绪。应向患者介绍神经损伤修复的特殊性，告知骨折端将按每天1mm的速度由近端向远端生长，治疗周期长，短期内症状改善不明显，使患者有充分的思想准备，以预防不良情绪的产生。关注患者感觉和运动恢复的微小变化，并以此激励患者，使其看到希望。

（3）体位护理

"U"形石膏托固定时可平卧，患侧肢体以枕垫起，保持复位的骨折不移动。悬垂石膏固定2周内只能取坐位或半卧位，以维持其下垂牵引作用。但下垂位或过度牵引，易引起骨折端分离，特别是中、下1/3处横行骨折，其远折端血供差，可致骨折延迟愈合或不愈合，需予以注意。

（4）皮肤护理

桡神经损伤后，引起支配区域皮肤营养改变，使皮肤萎缩干燥，弹性下降，容易受伤，而且损伤后伤口易形成溃疡。预防措施有：①每日用温水擦洗患肢，保持清洁，促进血液循环；②定时变换体位，避免皮肤受压引起压疮；③禁用热水袋，防止烫伤。

（5）观察病情

①夹板或石膏固定者，观察伤口及患肢的血运情况，如出现患肢青紫、肿胀、剧痛等，应立即报告医生处理；②伴有桡神经损伤者，应观察其感觉和运动功能恢复情况。通过检查汗腺功能，可了解自主神经恢复情况；③如骨折后远端皮肤苍白、皮温低，且摸不到动脉搏动，在排除夹板、石膏固定过紧的因素外，应考虑有肱动脉损伤的可能；如前臂肿胀严重，皮肤发绀、湿冷，则可能有肱静脉损伤。出现上述情况应及时报告医生处理。

（6）早、中期功能锻炼

骨折固定后立即进行上臂肌肉的早期舒缩活动，可加强两骨折端在纵轴上的压力，以利于愈合。握拳、腕屈伸及主动耸肩等动作每日3次，并根据骨折的部位，选择相应的锻炼方法。

1）肱骨干上1/3段骨折，骨折远端向外上移位。①第8日站立位，上身向健侧侧屈并前倾30°，患肢在三角巾或前臂吊带支持下，自由下垂10~20秒，做5~10次；②第15日增加肩前后摆动8~20次，做伸肘的静力性收缩练习 5~10 次，抗阻肌力练习，指屈伸、握拳和腕屈伸练习，前臂旋前、旋后运动；③第 22 日增加身体上身向患侧侧屈，患肢在三角巾或吊带支持下左右摆动 8~20 次。

2）肱骨干中 1/3 段骨折，骨折远端向上、向内移位。①第 8 日站立位，上身向患侧侧屈并前倾约 30°，患肢在三角巾或吊带支持下，自由下垂 10~20 秒，做 5~10 次；②第 15 日增加肩前后摆动练习，做屈伸肘的静力性收缩练习 5~10 次。伴有桡神经损伤者，用弹性牵引装置固定腕关节功能位，用橡皮筋将掌指关节牵拉，进行手指的主动屈曲运动。在健肢的帮助下进行肩、肘关节的运动，健手握住患侧腕部，使患肢向前伸展，再屈肘后伸上臂。

3）肱骨干下 1/3 段骨折，此型骨折易造成骨折不愈合，更应重视早期锻炼。①第 3 日患肢三角巾胸前悬吊位，上身向患侧侧屈并前倾约 30°做患肢前后、左右摆动各 8~20 次；②第 15 日增加旋转肩关节运动，即身体向患侧倾斜，屈肘 90°，使上臂与地面垂直，以健手握患侧腕部，做划圆圈动作。双臂上举运动，即两手置于胸前，十指相扣，屈肘 45°，用健肢带动患肢，先使肘屈曲 120°，双上臂同时上举，再缓慢放回原处。

（7）晚期功能锻炼

去除固定后第 1 周可进行肩摆动练习，站立位上身向患侧侧屈并略前倾，患肢做前后、左右摆动，垂直轴做绕环运动；第 2 周用体操棒协助进行肩屈、伸、内收、外展、内旋、外旋练习，并做手爬墙练习，用拉橡皮带做肩屈、伸、内收、外展及肘屈等练习，以充分恢复肩带肌力。

2. 术后护理

（1）体位护理

内固定术后，使用外展架固定者，以半卧位为宜。平卧位时，可于患肢下垫一软枕，使之与身体平行，并减轻肿胀。

（2）疼痛的护理

①找出引起疼痛的原因：手术切口疼痛在术后 3 日内较剧烈，以后逐日递减。组织缺血引起的疼痛，表现为剧烈疼痛且呈进行性，肢体远

端有缺血体征。手术 3 日后，如疼痛呈进行性加重或搏动性疼痛，伴皮肤红、肿、热，伤口有脓液渗出或有臭味，则多为继发感染引起。②手术切口疼痛可用镇痛药；缺血性疼痛需及时解除压迫，松解外固定物；如发生骨筋膜室综合征需及时切开减压；发现感染时报告医生处理伤口，并应用有效抗生素。③移动患者时，对损伤部位要重点托扶保护，缓慢移至舒适体位，以免引起或加重疼痛。

（3）预防血管痉挛

行神经修复和血管重建术后，可能出现血管痉挛。①避免一切不良刺激：严格卧床休息，石膏固定患肢 2 周；患肢保暖，保持室温 25℃左右；不在患肢测量血压；镇痛；禁止吸烟。②1 周内应用扩血管、抗凝药，保持血管的扩张状态。③密切观察患肢血液循环的变化：检查皮肤颜色、温度、毛细血管回流反应、肿胀或干瘪、伤口渗血等。

（4）功能锻炼

参见术前护理相关内容。

【健康教育】

（1）患者多食高蛋白、高维生素、含钙丰富、刺激性小的食物。

（2）患者需注意休息，保持心情愉快，勿急躁。

（3）肱骨干骨折的复位要求较其他部位骨折低，遗留 20°以内的向前成角和 30°以内的向外成角畸形并不影响功能；斜形骨折愈合即使有缩短 2.5cm，也不会发现明显的异常。应向患者及家属讲解明确，以减轻心理负担。

（4）肱骨干骨折伴有桡神经损伤时，患肢伸腕、伸指功能障碍，短期内症状改善不明显，治疗周期长，患者心理压力大，易产生急躁悲观的情绪。可介绍治疗措施，对患者感觉和运动恢复的微小变化予以重视，并以此激励患者，主动配合治疗。

（5）对桡神经损伤后行外固定者，应确保外固定的稳定，以保持神经断端于松弛状态有利于恢复。悬吊石膏固定的患者 2 周内不能平卧，只能取坐位或半卧位。并向患者讲解该体位的治疗意义。

（6）手法复位行外固定患者，指导其进行肌肉等长收缩训练，握拳伸掌运动，可加强两骨折端在纵轴上的压力，有利于愈合。

（7）出院指导

1）伴桡神经损伤者，口服营养神经药物并配合理疗 1~2 个月。

2）告知患者出院后继续功能锻炼的意义及方法，指导患者出院后继续上肢功能锻炼。防止出现两种倾向：一种是放任自流，不加强锻炼；另一种是过于急躁，活动幅度过大，力量过猛，造成软组织损伤。

3）复查指征及时间：术后 1 个月、3 个月、6 个月需进行 X 线摄片复查，了解骨折愈合情况。有内固定者，于骨折完全愈合后取出。对于手法复位外固定患者，如出现下列情况需随时复查：骨折处疼痛加剧，患肢麻木，手指颜色改变，温度低于或高于正常等。

第五节 肱骨髁上骨折

肱骨髁上骨折是指肱骨干与肱骨髁交界处发生的骨折。肱骨远端呈前后扁平状，前有冠状窝，后有鹰嘴窝，两窝之间仅为一薄层骨质，此处最易发生骨折，约占全身骨折的 11.1%，占肘部骨折的 50%~60%。肱骨髁上骨折多发生于 10 岁以下儿童。在肱骨髁内、前方有肱动脉和正中神经，肱骨髁的内侧和外侧分别有尺神经和桡神经，骨折断端向前移位或侧方移位时可损伤相应神经和血管。在儿童期，肱骨下端有骨骺，若骨折线穿过骺板，有可能影响骨骺发育，导致肘内翻或外翻畸形。严重者需要手术矫正。

【临床表现】

（1）症状	（2）体征
受伤后肘部出现疼痛、肿胀和功能障碍，肘后凸起，患肢处于半屈曲位，可有皮下淤斑。	局部明显压痛和肿胀，有骨摩擦音及反常活动，肘部可扪到骨折断端，肘后三角关系正常。若正中神经、尺神经或桡神经受损，可有手臂感觉异常和运动功能障碍。若肱动脉挫伤或受压，可因前臂缺血而表现为局部肿胀、剧痛、皮肤苍白、发凉、麻木，桡动脉搏动减弱或消失，被动伸指疼痛等。由于肘后方软组织较少，骨折断端锐利，屈曲型骨折端可刺破皮肤形成开放骨折。

【辅助检查】

肘部正、侧位 X 线拍片能够确定骨折的存在并判断骨折移位情况。

【治疗原则】

（1）切开复位内固定

手法复位失败或有神经血管损伤者，在切开直视下复位后做内固定。

（2）手法复位外固定

对受伤时间短，局部肿胀轻，没有血液循环障碍者，可进行手法复位外固定。复位后用后侧石膏托在屈肘位固定 4~5 周，屈肘角度以能清晰地扪到桡动脉搏动，无感觉运动障碍为宜。伤后时间较长，局部组织损伤严重，出现骨折部严重肿胀时，应卧床休息，抬高患肢，或用尺骨鹰嘴悬吊牵引，牵引重量 1~2kg，同时加强手指活动，待 3~5 日肿胀消退后进行手法复位。

（3）康复治疗

复位固定后应严密观察肢体血液循环及手的感觉、运动功能，同时进行功能锻炼。

伸直型肱骨髁上骨折由于近折端向前下移位，极易压迫或刺破肱动脉，加上损伤后的组织反应使局部严重肿胀，均会影响远端肢体血液循环，导致前臂骨筋膜室综合征。因此在治疗过程中，一旦确定骨筋膜室高压存在，应紧急手术，切开前臂掌、背侧深筋膜，充分减压，辅以脱水剂、扩血管药等治疗，则可能预防前臂缺血性肌挛缩的发生。

若儿童骨折的桡侧或尺侧移位未被纠正，或合并了骨骺损伤，则骨折愈合后可出现肘内翻或外翻畸形。不严重的畸形可在儿童生长发育过程中逐渐得到纠正。若随着生长发育，畸形有加重的趋势且有功能障碍者，可在 12~14 岁时做肱骨下端截骨矫正术。

【护理评估】

（1）健康史

1）评估患者受伤的原因、时间；受伤的姿势；外力的方式、性质；骨折的轻重程度。

2）评估患者受伤时的身体状况及病情发展情况。

3）了解伤后急救处理措施。

（2）身体状况

1）评估患者全身情况：评估意识、体温、脉搏、呼吸、血压等情况。观察有无休克和其他损伤。

2）评估患者局部情况。

3）评估牵引、石膏固定或夹板固定是否有效，观察有无胶布过敏反应、针眼感染、压疮、石膏变形或断裂，夹板或石膏固定的松紧度是否适宜等情况。

（4）评估患者自理能力、患肢活动范围及功能锻炼情况。

（5）评估开放性骨折或手术伤口有无出血、感染征象。

（3）心理-社会状况

由于损伤发生突然，给患者造成的痛苦大，而且患病时间长，并发症多，就需要患者及家属积极配合治疗。因此应评估患者的心理状况，了解患者及家属对疾病、治疗及预后的认知程度，家庭的经济承受能力，对患者的支持态度及其他的社会支持系统情况。

【护理诊断】

（1）有体液不足的危险	（2）疼痛
与创伤后出血有关。	与损伤、牵引有关。
（3）有周围组织灌注异常的危险	（4）有感染的危险
与神经、血管损伤有关。	与损伤有关。
（5）躯体移动障碍	（6）潜在并发症
与骨折脱位、制动、固定有关。	脂肪栓塞综合征、骨筋膜室综合征、关节僵硬等。
（7）知识缺乏	（8）焦虑
缺乏康复锻炼知识。	与担忧骨折预后有关。

【护理措施】

1. 非手术治疗及术前护理

（1）心理护理

因儿童语言表达能力差，不能准确叙述自己的不适及要求，应关心爱护患儿，及时解决他们的痛苦与需要。

（2）饮食护理

给予高蛋白、高维生素，含钙丰富的饮食，注意食物的色、香、味，增加患儿食欲。

（3）体位护理

行长臂石膏托固定后，平卧时患肢垫枕与躯干平行，离床活动时，用三角巾悬吊前臂于胸前。行尺骨鹰嘴持续骨牵引治疗时，应取平卧位适当支撑患肢，减少疲劳感。

（4）并发症的护理

1）骨筋膜室综合征：是由于外固定过紧或肢体高度肿胀而致骨筋膜室内高压，前臂组织血液灌流不足引起。当患儿啼哭时，应引起高度重视，密切观察是否有"5P"征征象。

①剧烈疼痛（painlessness）：一般镇痛剂不能缓解。如至晚期，缺血严重，神经麻痹即转为无痛。

②苍白或发绀（pallor）。

③肌肉麻痹（paralysis）：患肢进行性肿胀，肌腹处发硬，压痛明显；手指处于屈曲位，主动或被动牵伸手指时疼痛加剧。

④感觉异常（paresthesia）：患肢出现套状感觉减退或消失。

⑤无脉（pulselessness）：桡动脉搏动减弱或消失。

如出现上述表现，应立即松开所有包扎的石膏、绷带和敷料，并立即报告医生，紧急手术切开减压。

2）肘内翻畸形：是由于骨折固定不良、远折端内旋、两断端形成交叉、远端受重力影响向内倾斜而形成。在护理上应保持有效的固定，如伸直尺偏型骨折，应维持屈肘90°、前臂旋前位固定，动态观察，若发现有尺偏时，立即纠正。

3）肘关节僵直：是由于过度的被动牵拉和反复被动活动引起的。因此，在行尺骨鹰嘴牵引时，不要随意增加牵引重量，严格把握牵引时限；肘关节功能锻炼时，以主动活动为主，被动活动以患者不感疼痛为宜。

（5）功能锻炼

功能锻炼的方法力求简单，使患者易于学习和坚持。

1）复位及固定当日开始做握拳、屈伸手指练习。第2天增加腕关节屈伸练习，患肢三角巾胸前悬挂位，做肩前、后、左、右摆动练习。1周后增加肩部主动练习，包括肩屈、伸、内收、外展与耸肩，并逐渐增加其运动幅度。

2）3周后去除固定，主动进行肘关节屈、伸练习，前臂旋前和旋后练习。伸展型骨折着重恢复屈曲活动度，屈曲型骨折则增加伸展活动度。禁止被动反复粗暴屈、伸肘关节，以避免形成骨化性肌炎。

2. 术后护理

（1）维持有效固定

经常观察患者，查看固定位置有无变动，有无局部压迫症状，保持患肢于功能位置。如果肘关节屈曲角度过大，影响桡动脉正常搏动，应适当将肘关节伸直后再固定。

（2）功能锻炼

参见非手术治疗相关内容。

【健康教育】

（1）饮食

高蛋白、高热量、含钙丰富且易消化的饮食，多食蔬菜及水果。

（2）休息

与体位行长臂石膏托固定后，卧床时患肢垫枕与躯干平行；离床活动时，用三角巾或前臂吊带悬吊于胸前。

（3）功能锻炼

家长应督促并指导患儿按计划进行功能锻炼，最大限度地恢复患肢功能。

（4）复查的指征及时间

石膏固定后，如患肢皮肤发绀、发凉、剧烈疼痛或感觉异常，应立即就诊。自石膏固定之日起，2周后复诊，分别在骨折后1个月、3个月、6个月复查X线片，了解骨折的愈合情况，以便及时调整固定，防止畸形愈合。

第六节 尺桡骨骨折

前臂骨由尺、桡两骨组成。尺桡骨干双骨折较多见，占各类骨折的6%，以青少年多见；易并发前臂骨筋膜室综合征。尺桡骨骨折可由直接暴力、间接暴力、扭转暴力引起，有时导致骨折的暴力因素复杂，难以分析其确切的暴力因素。直接暴力多为重物砸伤、撞击伤和压轧伤。以横断、粉碎骨折或多段骨折居多，常合并较重的软组织损伤；间接暴力多因跌倒时，手掌着地，暴力沿桡骨干经骨间膜向近端传导，发生横形骨折或短斜骨折，残余暴力经骨间膜传向尺骨远端，造成较低位尺骨斜形骨折。扭转暴力多为前臂被旋转机器绞伤或跌倒时手掌着地，躯干过分朝一侧倾斜，在遭受传达暴力的同时，前臂又受到一种扭转外力，造成两骨的螺旋形或斜形骨折。骨折线方向是一致的。

【临床表现】

（1）有外伤史。

（2）伤后局部疼痛、肿胀、前臂活动功能丧失，有移位的完全骨折前臂有短缩、成角或旋转畸形，儿童青枝骨折则仅有成角畸形。检查局部压痛明显，有纵向叩击痛、骨擦音和反常活动。严重者可出现疼痛进行性加重、肢体肿胀、手指呈屈曲状态、皮肤苍白发凉、毛细血管充盈时间延长等骨筋膜室综合征的早期临床表现。

【辅助检查】

X线检查包括肘关节和腕关节，可发现骨折的准确部位、类型和移位方向，以及是否合并桡骨小头脱位或尺骨小头脱位。尺骨上1/3骨于骨折合并桡骨小头脱位，称孟氏骨折。桡骨干下1/3骨折合并尺骨小头脱位，称盖氏骨折。

【治疗原则】

（1）手法复位外固定

重点在于矫正旋转位移，使骨间膜恢复其紧张度，骨间隙正常；复位后用小夹板或石膏托固定。

（2）手术切开复位内固定

有以下情况时考虑手术治疗：手法复位失败；受伤时间短、伤口污染不重的开放骨折；合并神经、血管、肌腱损伤；同侧肢体有多发性损伤；陈旧骨折畸形愈合或交叉愈合，影响功能。可切开用钢板螺丝钉或髓内钉固定。

（3）康复治疗

无论手法复位外固定或切开复位内固定，术后均应进行康复治疗。

【护理评估】

（1）健康史

1）评估患者受伤的原因、时间；受伤的姿势；外力的方式、性质；骨折的轻重程度。

2）评估患者受伤时的身体状况及病情发展情况。

3）了解伤后急救处理措施。

（2）身体状况

1）评估患儿全身情况：评估意识、体温、脉搏、呼吸、血压等情况。观察有无休克和其他损伤。

2）评估患儿局部情况。

3）评估牵引、石膏固定或夹板固定是否有效，观察有无胶布过敏反应、针眼感染、压疮、石膏变形或断裂，夹板或石膏固定的松紧度是否适宜等情况。

4）评估患儿自理能力、患肢活动范围及功能锻炼情况。

5）评估开放性骨折或手术伤口有无出血、感染征象。

（3）心理-社会状况

由于损伤发生突然，给患儿造成的痛苦大，而且患病时间长，并发症多，就需要患儿及家属积极配合治疗。因此应评估患儿的心理状况，了解患儿及家属对疾病、治疗及预后的认知程度，家庭的经济承受能力，对患儿的支持态度及其他的社会支持系统情况。

【护理诊断】

(1) 有体液不足的危险	(2) 疼痛
与创伤后出血有关。	与损伤、牵引有关。

(3) 有周围组织灌注异常的危险	(4) 有感染的危险
与神经血管损伤有关。	与损伤有关。

(5) 躯体移动障碍	(6) 潜在并发症
与骨折脱位、制动、固定有关。	脂肪栓塞综合征、骨筋膜室综合征、关节僵硬等。

(7) 知识缺乏	(8) 焦虑
缺乏康复锻炼知识。	与担忧骨折预后有关。

【护理措施】

1. 术前护理

(1) 病情观察

严密观察患者生命体征的变化，包括体温、血压、脉搏、呼吸，并准确记录生命体征。开放骨折的患者需观察出血情况，如有进行性出血应及时通知并配合医生处理。严密观察肢体肿胀程度、感觉、运动功能及血液循环情况，警惕骨筋膜室综合征的发生。

(2) 协助患者做好术前检查

如影像学检查、心电图检查、X线胸片、血液检查、尿便检查等。

(3) 基础护理

协助患者生活护理，指导并鼓励患者做些力所能及的自理活动。

(4) 做好术前指导

1）备皮、洗澡、更衣，抗生素皮试等。

2）术前1天晚22：00后嘱患者禁食、禁水，术晨取下义齿，贵重物品交家属保管等。

3）嘱患者保持情绪稳定，避免过度紧张焦虑，必要时遵医嘱给予镇静药物，以保证充足的睡眠。

(5) 饮食护理

给予高蛋白、高维生素、高钙及粗纤维饮食。

（6）疼痛护理

评估疼痛程度，采取相应的措施。可采用局部冷敷、肢体固定等物理方法减轻伤肢肿胀，起到减轻疼痛的作用。必要时按医嘱给予镇痛药物，并注意观察药物效果及有无不良反应发生。

（7）体位护理及功能锻炼

在术后固定期间，除了必须以卧位保持复位和固定的患者外，均可下地活动。复位、固定后2周内，可做前臂及上臂肌舒缩、握拳、肩肘关节活动等。活动范围和频率逐渐加大。4周拆除外固定后，可做前臂旋转活动及用手推墙，使上、下骨折端产生纵轴挤压力。

（8）心理护理

护理人员应关心、体贴患者，日常生活中主动给予必要的帮助。督促鼓励患者自己料理生活。应尽量下床活动，自己逐步料理生活，做力所能及的事情，以增强患者信心。

2. 术后护理

（1）保持有效固定

钢板固定后，用长臂石膏托将患肢固定于肘关节屈曲90°、前臂中立位3~4周。髓内钉固定者，则用管型石膏固定4~6周。

（2）功能锻炼

1）早、中期：从复位固定后开始。2周内可进行前臂和上臂肌肉收缩活动。①第1日：用力握拳，充分屈伸拇指，对指、对掌。站立位前臂用三角巾悬吊胸前，做肩前、后、左、右摆动及水平方向的绕圈运动。②第4日：开始用健肢帮助患肢做肩前上举、侧上举及后伸动作。③第7日：增加患肢肩部主动屈、伸、内收、外展运动。手指的抗阻练习，可以捏橡皮泥、拉橡皮筋或弹簧等。④第15日：增加肱二头肌等长收缩练习。用橡皮筋带做抗阻及肩前屈、后伸、外展、内收运动。3周内，禁忌做前臂旋转活动，以免干扰骨折的固定，影响骨折的愈合。⑤第30日：增加肱三头肌等长收缩练习，做用手推墙的动作，使两骨折端之间产生纵轴向挤压力。

2）晚期：从骨折基本愈合，外固定除去后开始。①第1日做肩、肘、腕与指关节的主动运动。用橡皮筋做阻力的肩屈、伸、外展、内收运动，阻力置于肘以上部位。手指的抗阻练习有捏握力器、拉橡皮筋等。

②第4日增加肱二头肌抗阻肌力及等长、等张、等速收缩练习。③第8日增加前臂旋前、旋后的主动练习，助力练习，肱三头肌与腕屈伸肌群的抗阻肌力练习。有肩关节功能障碍时，做肩关节外旋与内旋的牵引，腕关节屈与伸的牵引。④第12日增加前臂旋前、旋后的肌力练习，可用等长、等张、等速收缩练习等方法。前臂旋前、旋后的牵引。⑤还可增加作业练习，如玩橡皮泥、玩积木、洗漱、进餐、穿脱衣服、上厕所、沐浴等，以训练手的灵活性和协调性。

【健康教育】

（1）心理指导

告诉患者及家属出院后继续功能锻炼的意义及方法。向患者宣传功能锻炼的重要意义，使患者真正认识其重要性，制定锻炼计划。锻炼要比骨折愈合的时间长，应使患者有充分的思想准备，做到持之以恒。

（2）功能锻炼

按计划进行功能锻炼，指导患者进行握伸拳练习和肘肩关节运动，最大限度地恢复患肢功能。4周后可进行各关节的全面运动。

（3）饮食调理

多食高蛋白、高维生素、含钙丰富且易消化、刺激性小的食物，多食蔬菜及水果。

（4）休息

注意休息，保持心情愉快，勿急躁。与体位行长臂石膏托固定后，卧床时患肢垫枕与躯干平行，头肩部抬高；离床活动时，用三角巾或前臂吊带将患肢悬吊于胸前。

（5）复查时间及指征

术后1个月、3个月、6个月需进行X线摄片复查，了解骨折的愈合情况以便及时调整固定，防止畸形愈合。有内固定者，于骨折完全愈合后取出。对于手法复位外固定患者，如出现下列情况需随时复查：骨折处疼痛加剧，患肢麻木，手指颜色改变，温度低于或高于正常等。

第七节　桡骨远端骨折

桡骨远端骨折指发生在桡骨远端，距关节面3cm以内的骨折。临床上最常见，占全身骨折的 6.7%～11%，占腕部骨折的第一位，多见于老年人，尤其是女性。

【临床表现】

（1）症状

伤后腕关节局部疼痛和皮下淤斑、肿胀、功能障碍。

（2）体征

患侧腕部压痛明显，腕关节活动受限。伸直型骨折由于远折端向背侧移位，从侧面看腕关节呈"银叉"畸形；又由于其远折端向桡侧移位，从正面看呈"枪刺样"畸形。屈曲型骨折者受伤后腕部出现下垂畸形。

【辅助检查】

X 线片可见典型移位。伸直型骨折者可见骨折远端向背侧和桡侧移位；屈曲型骨折者可见骨折远端向掌侧和桡侧移位。由于屈曲型骨折与伸直型骨折移位方向相反，也称为反 Colles 骨折。骨折还可合并下尺桡关节损伤、尺骨茎突骨折和三角纤维软骨损伤。

【治疗原则】

（1）手法复位外固定

对伸直型骨折者，手法复位后在旋前、屈腕、尺偏位用超腕关节石膏绷带固定或小夹板固定 2 周。水肿消退后，在腕关节中立位改用前臂管型石膏或继续用小夹板固定。屈曲型骨折的处理原则基本相同，复位手法相反。

（2）切开复位内固定

严重粉碎性骨折移位明显、手法复位失败或复位后外固定不能维持复位者，可行切开复位，用松质骨螺钉、T 形钢板或钢针固定。

【护理评估】

（1）健康史

评估患者，尤其是中老年妇女，是否有跌倒摔伤史。了解受伤时的姿势，跌倒时是手掌撑地还是手背着地，以便估计骨折的类型。

(2) 身体状况

1）一般状况：评估循环、营养、感觉、排泄和精神状况。

2）肢体局部情况：望诊：腕关节是否肿胀，前臂旋前时，是否有"餐叉样"或"枪刺刀样"畸形。触诊：在腕背的伸肌腱下是否可触及远折段尖端，在腕掌屈肌腱下是否可触及近折段尖端，早期是否有血管扩张所致的皮温升高、水肿、多汗。晚期是否有血管收缩所致的皮温低、汗毛脱落、手指僵硬，以判断是否发生 Sudeck 萎缩。量诊：患肢前臂是否较健侧缩短，腕部是否较对侧增宽。

【护理诊断】

有外周神经血管功能障碍的危险

与骨和软组织损伤、外固定不当有关。

【护理措施】

1. 非手术治疗及术前护理

(1) 心理护理

因骨折固定而限制了手的活动，给生活带来不便，易产生焦虑和烦躁心理。应主动关心、体贴他们，帮助其完成部分自理活动。

(2) 饮食护理

宜进食高蛋白、高热量、含钙丰富的、易消化的食物，多饮水、多食蔬菜和水果，防止便秘。

(3) 维持有效的固定

夹板和石膏固定松紧应适宜，特别是肿胀高峰期和消退后，应随时加以调整。过紧，将影响患肢的血液循环；过松，达不到固定的作用。维持远端骨折段掌屈尺偏位，患肢抬高，减轻肿胀。

(4) 预防急性骨萎缩

Sudeck 萎缩的典型症状是疼痛和血管舒缩紊乱所致的皮肤改变，晚期可致手指肿胀，关节僵硬。一旦发生，治疗十分困难，应以预防为主。骨折后，早期应抬高患肢，加强功能锻炼。当出现疼痛、皮温升高或降低、多汗或脱毛等症状时，可进行对症处理，同时加强皮肤护理，防止溃疡形成。还可做理疗，必要时进行交感神经封闭。

（5）功能锻炼

复位固定早期即应进行手指屈伸和握拳活动及肩、肘关节活动。由于远端骨折段常向背侧和桡侧移位，因此，2周内禁忌做腕背伸和桡侧偏斜活动，以防复位的骨折端再移位。2~3周行功能位固定后，进行腕关节背伸和桡侧偏斜及前臂旋转活动。4~6周全部固定解除后，可做腕关节屈、伸、旋转及尺、桡侧偏斜活动。

2. 术后护理

（1）体位与固定

患肢前臂石膏托固定，平卧时以枕垫起；离床活动时用三角巾或前臂吊带悬挂于胸前。

（2）观察伤口及患肢的血运情况。

（3）加强功能锻炼

早、中期手术当日或手术后次日，做肩部悬吊位摆动练习。术后2~3日后做肩、肘关节主动运动，手指屈伸、对指、对掌主动练习，逐日增加动作幅度及强度。术后第2~3周，做手握拳屈腕肌静力收缩练习。术后第3周增加屈指、对指、对掌的抗阻练习，捏橡皮泥或拉橡皮筋。晚期开始腕部的屈、伸主动练习，腕屈曲抗阻练习。3~4日后增加前臂旋前、旋后练习，两手相对进行腕关节屈伸练习，手掌平放于桌面向下用力，做腕关节背伸抗阻练习。1周后增加前臂旋转抗阻练习和腕背伸牵引。10日后增加前臂旋前牵引。2周后增加前臂旋后牵引。

【健康教育】

（1）向患者介绍疾病相关知识

桡骨下端为骨松质，血供丰富，骨折愈合快。但Colles骨折靠近腕关节，愈合不好易影响腕关节的功能，应给予重视。

（2）做好心理安慰

因骨折后固定而限制了手的活动，造成自理能力缺陷，给患者造成很大压力，特别是中老年妇女更易产生焦虑和烦躁心理。应体谅患者的心情，通过各种方法帮助患者完成部分和全部自理活动。

（3）做好饮食调养

多食高蛋白、高热量、含钙丰富、易消化的饮食，多食蔬菜、水果。

（4）向患者介绍功能锻炼的方法及注意点

积极进行手指及肩、肘关节活动的锻炼。由于远侧骨折段常向背侧和桡侧移位，因此，2周内不做腕背伸和桡偏活动，以防止复位的骨折端再移位，2周后进行腕关节活动，并逐渐做前臂旋转活动。

（5）注意休息与体位

石膏固定的患者，卧位时将患肢垫高，以利静脉和淋巴回流；离床活动时用三角巾或前臂吊带将患肢悬挂于胸前，勿下垂和随步行而甩动，以免造成复位的骨折再移动。

（6）出院健康教育

1）保持正确的体位，维持有效的固定。

2）严格按锻炼计划进行功能锻炼。

3）复查指征和时间：当固定的肢体皮肤发绀或苍白、感觉过敏或消退、肿胀和麻木等，立即来院就诊。如患者的石膏固定是维持在掌屈尺偏位，则自固定之日算起，2~3周来复诊，更换石膏托固定于功能位，再过2~3周拆除石膏。骨折后1个月、3个月、6个月来医院复查X线片，了解骨折愈合情况，以便早期发现异常及时调整石膏固定，避免畸形愈合。

第八节　下肢骨折概述

常见的下肢骨折包括：股骨颈骨折、股骨粗隆间骨折、股骨干骨折、胫骨平台骨折、胫腓骨骨折、踝关节骨折及足部骨折。

【护理评估】

1. 术前评估

（1）健康史

评估患者的年龄、受伤经过。既往有无骨骼病变，如肿瘤、炎症等；有无骨折、外伤史。

（2）身体状况

1）局部：骨折的类型及局部体征和患肢功能状况；患肢的外固定装置是否有效、夹板的松紧度是否适宜、石膏有无断裂；骨突部皮肤组织有无红肿、破溃；有无胶布过敏反应；骨牵引针处有无红肿及渗出等。

2）全身：生命体征是否平稳，有无合并其他部位损伤或并发症。

（3）心理-社会状况

评估患者及其家属对骨折的心理反应、认知状况，评估其对骨折复位后康复知识的了解及支持程度。

2. 术后评估

（1）手术情况

麻醉和手术的方式、术中补液、输血情况等。

（2）康复状况

包括生命体征、引流状况、伤口愈合及功能恢复程度；有无并发症的发生。

（3）心理和认知状况

患者和家属对术后康复治疗的配合、活动及康复锻炼相关知识的了解程度及心理反应等。

【护理措施】

（1）下肢骨折夹板石膏固定护理

整复完毕后，将患肢放置在正确的位置，适当抬高患肢，用沙袋固定左右，防止因患肢重力而致骨折移位，石膏干硬后才能搬动患者，要保持石膏清洁，并随时观察绷带的松紧程度，一般在固定后4天内，可能肢体肿胀加剧，或石膏、夹板固定的松紧度不妥，导致血运不畅，应及时报告医生予以调整。

（2）下肢骨折牵引的护理

1）皮牵引：多用于无移位骨折或儿童。牵引重量为体重的1/13~1/12。应注意观察胶布及绷带有无松散或脱落，观察有无胶布过敏。4岁以下儿童股骨骨折时，双腿悬吊牵引，臀部必须离开床面。

2）骨牵引：在下肢骨折使用率最高，主要用于骨折的复位和维持复位的稳定。牵引重量约等于人体重量的 1/7。牵引重量不可随意增减，骨折复位后重量要相应减少做维持牵引。牵引重量不够，骨折断端重叠，重量过重会造成骨折断端分离，骨不连续或骨折延迟愈合。

牵引过程中应指导和督促患者功能锻炼，防止肌肉萎缩，关节僵直。

【健康教育】

（1）营养指导

调整膳食结构，保证营养素的供给。

（2）功能锻炼

指导患者有计划和正确地进行功能锻炼（参见以下各种下肢骨折的功能锻炼），早期进行远端关节的功能锻炼，待快愈合时进行近端关节的功能锻炼。

（3）随访

遵医嘱定期复查，评估功能恢复情况。

第九节　股骨颈骨折

股骨颈骨折是指股骨头下端至股骨颈基底部之间的骨折。多发生在中老年人，与骨质疏松导致的骨质量下降有关。患者的平均年龄在 60 岁以上，年龄越大，骨折愈合越困难。骨折部位常承受较大的剪力，骨折不愈合率较高，为 10%～20%。由于股骨头血液供应的特殊性，骨折时易使主要供血来源阻断，不但影响骨折愈合，且有可能发生股骨头缺血坏死及塌陷的不良后果，发生率为 20%～40%。

【病因与分类】

股骨颈骨折的发生常与骨质疏松导致骨质量下降有关，使患者在遭受轻微扭转暴力时即发生骨折。患者多在走路时滑倒，身体发生扭转倒地，间接暴力传导致股骨颈发生骨折。青少年股骨颈骨折较少见，常需较大暴力才会引起，且多为不稳定型。

（1）按骨折线部位分类

按骨折线部位可分为：①股骨头下骨折；②经股骨颈骨折；③股骨颈基底骨折。前两者属于关节囊内骨折，由于股骨头的血液供应大部分中断，因而骨折不易愈合和易造成股骨头缺血坏死。基底骨折由于两骨折端的血液循环良好而较易愈合。

（2）按 X 线表现分类

1）内收骨折：远端骨折线与两侧髂嵴连线的夹角（Pauwels 角）大于 50°。由于骨折面接触较少，容易再移位，故属于不稳定性骨折。

2）外展骨折：远端骨折线与两侧髂嵴连线的夹角小于 30°。由于骨折面接触多，不容易再移位，故属于稳定性骨折。

（3）按移位程度分类

常采用 Garden 分型，可分为：①不完全骨折；②完全骨折但不移位；③完全骨折，部分移位且股骨头与股骨颈有接触；④完全移位的骨折。

【临床表现】

（1）症状

中老年人有摔倒受伤史，伤后感髋部疼痛，下肢活动受限，不能站立和行走。嵌插骨折患者受伤后仍能行走，但数日后髋部疼痛逐渐加重，活动后更痛，甚至完全不能行走，提示可能由受伤时的稳定骨折发展为不稳定骨折。

（2）体征

患肢缩短，出现外旋畸形，一般在 45°~60°。患侧大转子突出，局部压痛和轴向叩击痛。患者较少出现髋部肿胀和淤斑。

【辅助检查】

髋部正侧位 X 线片可明确骨折的部位、类型、移位情况，是选择治疗方法的重要依据。

【治疗原则】

1. 非手术治疗

无明显移位的骨折、外展型或嵌插型等稳定性骨折者，年龄过大、全身情况差或合并有严重心、肺、肾、肝等功能障碍者，可选择非手术治疗。患者可穿防旋鞋，下肢30°外展中立位皮肤牵引，卧床6~8周。对全身情况很差的高龄患者应以挽救生命和治疗并发症为主，骨折可不进行特殊治疗。尽管可能发生骨折不愈合，但患者仍能扶拐行走。

2. 手术治疗

对内收型骨折和有移位的骨折，65岁以上老年人的股骨头下型骨折、青少年股骨颈骨折、股骨颈陈旧骨折不愈合以及影响功能的畸形愈合等，应采用手术治疗。

（1）闭合复位内固定

对所有类型股骨颈骨折患者均可进行闭合复位内固定术。闭合复位成功后，在股骨外侧打入多根空心加压螺钉内固定或动力髋钉板固定。

（2）切开复位内固定

对闭合复位困难或复位失败者可行切开复位内固定术。经切口在直视下复位，用加压螺钉。

（3）人工关节置换术

对全身情况尚好的高龄患者股骨头下型骨折，已合并骨关节炎或股骨头坏死者，可选择单纯人工股骨头置换术或全髋关节置换术。

【护理评估】

（1）健康史

1）评估患者受伤的原因、时间；受伤的姿势；外力的方式、性质；骨折的轻重程度。

2）评估患者受伤时的身体状况及病情发展情况。

3）了解伤后急救处理措施。

（2）身体状况

1）评估患者全身情况：评估意识、体温、脉搏、呼吸、血压等情况。观察有无休克和其他损伤。

2）评估患者局部情况。

3）评估牵引、石膏固定或夹板固定是否有效，观察有无胶布过敏反应、针眼感染、压疮、石膏变形或断裂，夹板或石膏固定的松紧度是否适宜等情况。

4）评估患者自理能力、患肢活动范围及功能锻炼情况。

5）评估开放性骨折或手术伤口有无出血、感染征象。

（3）心理-社会状况

由于损伤发生突然，给患者造成的痛苦大，而且病程时间长，并发症多，就需要患者及家属积极配合治疗。因此应评估患者的心理状况，了解患者及家属对疾病、治疗及预后的认知程度，家庭的经济承受能力，对患者的支持态度及其他的社会支持系统情况。

【护理诊断】

（1）有体液不足的危险 与创伤后出血有关。	**（2）疼痛** 与损伤、牵引有关。
（3）有周围组织灌注异常的危险 与神经血管损伤有关。	**（4）有感染的危险** 与损伤有关。
（5）躯体移动障碍 与骨折脱位、制动、固定有关。	**（6）潜在并发症** 脂肪栓塞综合征、骨筋膜室综合征、关节僵硬等。
（7）知识缺乏 缺乏康复锻炼知识。	**（8）焦虑** 与担忧骨折预后有关。

【护理措施】

（1）体位护理

向患者及家属说明保持正确体位是治疗骨折的重要措施之一，以取得配合。平卧硬板床，患肢取外展30°中立位，脚穿"丁"字鞋，限制外旋。在两大腿之间放一个枕头，防止患肢内收。

（2）密切观察病情变化

1）老年人生理功能退化，由于创伤的刺激，可诱发或加重心脏病、高血压、糖尿病，发生脑血管意外，所以应多巡视，尤其是夜间。若患者出现头痛、头晕、四肢麻木、表情异常、健肢活动障碍、心前区疼痛、脉搏细速、血压下降等症状，及时报告医生紧急处理。

2）观察患肢血液循环的变化，包括患肢的颜色、温度、肿胀程度、感觉等，如发现患肢苍白、湿冷、发绀、疼痛、感觉减退及麻木，立即通知医生。

（3）基础护理

协助患者洗漱、进食及排泄等，指导并鼓励患者做些力所能及的自理活动。

（4）饮食护理

给予高蛋白、高维生素、高钙及粗纤维饮食。

（5）维持有效牵引

患肢做皮牵引或骨牵引时，应使患肢与牵引力在同一轴线上，勿将被子压在绳索或患脚上，牵引重量为体重的1/7；不能随意增减重量，牵引时间8~12周。有时牵引5~7天，使局部肌肉放松，为内固定手术做准备。

（6）功能锻炼及活动时间

1）非手术治疗的患者：早期在床上做扩胸运动，患肢股四头肌等长收缩活动，踝关节的背屈、跖屈运动和足趾的屈、伸运动。肌肉收缩推动髌骨时，如固定不动，说明锻炼方法正确。牵引4~6周后，可以去掉牵引做直腿抬高运动，练习7~10天后，如果下肢肌力良好，3个月后可扶拐杖下地行走，6个月后，可弃拐杖行走。

2）内固定术后，一般不需要外固定。疼痛消失后，即可在床上做下肢股四头肌的等长收缩运动，髋关节及膝关节的主动屈、伸运动。2天后可扶患者床上坐起；5~7天后，可坐轮椅下床活动；3~4周后扶双拐下地，患肢不负重行走；3个月后患肢稍负重；6个月后可完全负重行走。

（7）并发症的观察与护理

1）预防坠积性肺炎：教会患者正确的咳痰方法，鼓励自行排痰；卧床患者每2~3小时翻身叩背1次刺激患者将痰咳出；对张口呼吸者用

2~3 层湿纱布盖于口鼻部以湿润空气；借助吊环行引体向上练习，预防坠积性肺炎；对低效咳痰者每 2~3 小时给予翻身、叩背，刺激咳痰；痰液黏稠者给予雾化吸入，以稀释痰液。注意保暖，避免受凉。

2）预防心脑血管意外及应激性溃疡：多巡视，尤其在夜间。若患者出现头痛、头晕、四肢麻木、表情异常（如口角偏斜）、健侧肢体活动障碍；心前区不适和疼痛、脉搏细速、血压下降；腹部不适、呕血、便血等症状，应及时报告医生紧急处理。

3）植骨术后 4 周内必须平卧，禁止坐起和下床活动，以防髋关节活动过大造成移植的骨瓣脱落。4~6 周后可逐渐坐起、下床扶拐站立、不负重行走，3 个月后可负重行走。

4）截骨术改变了下肢负重力线，增宽了负重面。术后以长腿石膏固定，早期不负重，8~10 周后，带石膏扶拐下地行走时，用一根长带兜住石膏腿挂在颈部，以免石膏下坠造成移位。12 周弃拐行走。

5）人工股骨头置换术或全髋关节置换术。

a. 搬动患者时需将髋关节及患肢整个托起。指导患者使用牵引架上拉手抬起臀部，患肢保持水平位。防止内收及屈髋大于 90°，避免造成髋关节脱位。

b. 鼓励患者早期床上功能锻炼。疼痛消失后，在床上练习股四头肌及臀肌的收缩运动，足的背屈、跖屈运动等，以增强髋关节周围肌肉的力量，以固定股骨头。2 周左右可扶拐下地行走，患肢不负重；6 周后可弃拐负重行走。

3）预防深静脉血栓：肢体肿胀程度、肤色、温度、浅静脉充盈情况及感觉可反应下肢静脉回流情况；将患肢抬高 20°~25°，避免患肢受压，尤其是避免腘窝受压，避免过度屈髋，以促进静脉回流；认真听取患者主诉，严密观察以上指标，必要时测双下肢同一平面周径，发现异常及时汇报、及时处理。

4）预防压疮：年老体弱、长期卧床的患者，要特别注意受压部位皮肤，给予气垫床或垫海绵垫，同时教会患者引体向上练习方法预防压疮发生。

5）预防泌尿系感染：指导患者每天饮水 1500ml 以上。不能进食者，及时行肠外补充。定时清洗外阴、肛门，鼓励患者多饮水增加排泄，达到预防感染的目的。

6）预防意外伤害：老年患者创伤后，有时出现精神障碍，护士应对每位患者进行评估，如有创伤性精神障碍发生者，应及时给予保护性措施，如加双侧床档和应用约束带等，防止坠床，意外拔管等。24 小时不间断看护。躁动严重者，遵医嘱给予药物治疗。

【健康教育】

（1）饮食调养

多进食含钙质的食物，防止骨质疏松，但应控制体重增加。

（2）活动安排

避免增加关节负荷量，如长时间站或坐、长途旅行、跑步、爬山等。

（3）日常生活

注意不坐矮凳或软沙发，不跷"二郎腿"，不盘腿，禁止蹲位，不侧身弯腰或过度前弯腰。下床方法：先移身体至健侧床边，健侧先离床并使足部着地，患肢外展屈髋小于 45°，由他人协助抬起上身，使患肢离床并使足部着地，再扶住助行器站立。上楼梯时，健肢先上，拐随其后或同时跟进。下楼梯时，拐先下，患肢随后，健肢最后，屈髋角度避免大于 90°。洗澡用淋浴不可用浴缸；如厕用坐便器不用蹲式。患者翻身两腿间应夹一个枕头，取物、下床的动作应避免内收屈髋。

（4）保守治疗

1）患者可睡普通硬板床，患肢行皮牵引或骨牵引，保持外展中立位，限制外旋，勿将盖被压在绳索上，保持牵引有效。

2）牵引时间 8~12 周，在牵引期间，应鼓励患者及早进行功能锻炼，患肢要积极训练股四头肌等长收缩活动，可推动髌骨，如固定不动说明方法正确。

3）牵引 4~6 周后，可以去掉牵引在床上锻炼活动患肢。练习抬腿，锻炼股四头肌的活动。练习 7~10 天后，如果下肢肌力良好即可下地拄双拐行走，但患肢不负重，待 X 线摄片显示骨折完全愈合后，才能弃拐负重，一般需 3~4 个月。

（5）手术治疗

①术后第 1 天即可进行患肢的股四头肌收缩锻炼和踝泵运动，可以进行由上至下的肌肉按摩，以防止关节僵硬及静脉血栓。

②髋关节置换术后第 2 天可进行双下肢的股四头肌收缩锻炼及踝泵运动，每日 3 组，每组 20 次。

（6）功能锻炼

1）术后6~8周内屈髋不应超过90°，且以卧、站或行走为主，坐的时间尽量缩短。可以进行直腿抬高、髋关节的伸展及外展练习、单腿平衡站立练习，直至术侧下肢能单腿站立。

2）患者使用助行器行走6周后再改为单拐或手杖辅助行走4周，然后逐渐弃拐行走。

（7）预防感染

关节局部出现红、肿、痛及不适，应及时复诊。

（8）随时复诊

遵医嘱定期复查，完全康复后，每年复诊1次。

第十节 股骨干骨折

股骨干骨折是指转子下2~5cm的股骨骨折。青壮年和儿童常见，约占全身骨折的6%。多由强大的直接暴力或间接暴力造成，直接暴力包括车辆撞击、机器挤压、重物击伤及火器伤等，引起股骨横断或粉碎性骨折；间接暴力多是高处跌下，产伤等所产生的杠杆作用及扭曲作用所致，常引起股骨的斜形或螺旋骨折。

【病因与分类】

股骨是人体最粗、最长、承受应力最大的管状骨，遭受强大暴力才能发生股骨干骨折，同时也使骨折后的愈合与重塑时间延长。直接暴力容易引起股骨干的横形或粉碎性骨折，同时有广泛软组织损伤；间接暴力常导致股骨干斜形或螺旋形骨折，周围软组织损伤较轻。

（1）股骨上1/3骨折

由于髂腰肌、臀中小肌和外旋肌的牵拉，使近折端向前、外及外旋方向移位；远折端则由于内收肌的牵拉而向内、后方向移位；由于股四头肌、阔筋膜张肌及内收肌的共同作用而有缩短畸形。

（2）股骨中1/3骨折

由于内收肌群的牵拉，可使骨折向外成角。

(3) 股骨下 1/3 骨折

远折端由于腓肠肌的牵拉以及肢体的重力作用而向后方移位，压迫或损伤腘动脉、腘静脉、胫神经或腓总神经；又由于股前、外、内的肌肉牵拉的合力，使近折端向前上移位，形成短缩畸形。

股骨干骨折移位的方向除受肌肉牵拉影响外，还与暴力作用的方向和大小、肢体位置、急救搬运等多种因素有关。

【临床表现】

(1) 症状

受伤后患肢疼痛、肿胀，远端肢体异常扭曲，不能站立和行走。

(2) 体征

患肢明显畸形，可出现反常活动、骨擦音。单一股骨干骨折因失血量较多，可能出现休克前期表现；若合并多处骨折，或双侧股骨干骨折，发生休克的可能性很大，甚至可以出现休克表现。若骨折损伤腘动脉、腘静脉、胫神经或腓总神经，可出现远端肢体相应的血液循环、感觉和运动功能障碍。

【辅助检查】

(1) X 线片

髋、膝关节的股骨全长正、侧位 X 线片可明确诊断并排除股骨颈骨折。

(2) 血管造影

如末梢循环障碍，应考虑血管损伤的可能，必要时做血管造影。

【治疗原则】

1. 非手术治疗

(1) 皮牵引

儿童股骨干骨折多采用手法复位、小夹板固定，皮肤牵引维持方法治疗。3 岁以下儿童则采用垂直悬吊皮肤牵引，即将双下肢向上悬吊，牵引重量应使臀部离开床面有患儿 1 拳大小的距离。

(2) 骨牵引

成人股骨干骨折闭合复位后，可采用 Braun 架固定持续牵引，或 Thomas 架平衡持续牵引，一般需持续牵引 8~10 周。近几年也有采用手法复位、外固定器固定方法治疗。

2. 手术治疗

非手术疗法失败、多处骨折、合并神经血管损伤、老年人不宜长期卧床者、陈旧骨折不愈合或有功能障碍的畸形愈合等患者，可行切开复位内固定。加压钢板螺钉内固定是较常用的方法，带锁髓内钉固定是近几年出现的固定新方法。

【护理评估】

（1）健康史

1）评估患者受伤的原因、时间；受伤的姿势；外力的方式、性质；骨折的轻重程度。

2）评估患者受伤时的身体状况及病情发展情况。

3）了解伤后急救处理措施。

（2）身体状况

1）评估患者全身情况：评估意识、体温、脉搏、呼吸、血压等情况。观察有无休克和其他损伤。

2）评估患者局部情况。

3）评估牵引、石膏固定或夹板固定是否有效，观察有无胶布过敏反应、针眼感染、压疮、石膏变形或断裂，夹板或石膏固定的松紧度是否适宜等情况。

4）评估患者自理能力、患肢活动范围及功能锻炼情况。

5）评估开放性骨折或手术伤口有无出血、感染征象。

（3）心理-社会状况

由于损伤发生突然，给患者造成的痛苦大，而且患病时间长，并发症多，就需要患者及家属积极配合治疗。因此应评估患者的心理状况，了解患者及家属对疾病、治疗及预后的认知程度，家庭的经济承受能力，对患者的支持态度及其他的社会支持系统情况。

【护理诊断】

（1）有体液不足的危险

与创伤后出血有关。

（2）疼痛

与损伤、牵引有关。

（3）有周围组织灌注异常的危险

与神经血管损伤有关。

（4）有感染的危险

与损伤有关。

（5）躯体移动障碍

与骨折脱位、制动、固定有关。

（6）潜在并发症

脂肪栓塞综合征、骨筋膜室综合征、关节僵硬等。

（7）知识缺乏

缺乏康复锻炼知识。

（8）焦虑

与担忧骨折预后有关。

【护理措施】

1. 非手术治疗及术前护理

（1）心理护理

由于股骨干骨折多由强大的暴力所致，骨折时常伴有严重软组织损伤，大量出血、内脏损伤、颅脑损伤等可危及生命安全，患者多恐惧不安，应稳定患者的情绪，配合医生采取有效的抢救措施。

（2）饮食护理

高蛋白、高钙、高维生素饮食，需急诊手术者则禁食。

（3）体位护理

抬高患肢。

（4）病情观察

1）全身情况：包括神志、瞳孔、脉搏、呼吸、腹部情况以及失血征象。创伤初期应警惕颅脑、内脏损伤及休克发生。

2）肢体情况：观察患肢末梢血液循环、感觉和运动情况，尤其对于股骨下 1/3 骨折的患者，应注意有无刺伤或压迫腘动脉、静脉和神经征象。

（5）急救的护理

股骨干骨折的同时常伴有严重的软组织损伤、大量出血、内脏损伤等，常可危及生命。应详细了解健康史，进行必要的检查，全面了解病情，有的放矢地护理。创伤早期应注意有无颅脑、内脏损伤及休克的发生并详细记录；密切观察患者的神志、瞳孔、呼吸、血压、腹部症状和体征，发现异常情况立即通知医生并做出相应处理。

（6）小儿悬吊牵引的护理

1）小儿垂直悬吊牵引时应经常检查两足的血液循环和感觉有无异常，以防止并发症，因为牵引带容易向上移动而压迫腘窝处血管，严重时可产生小腿的缺血性挛缩；压迫足踝部，可出现皮肤破损、溃疡。因此，要密切观察被牵引肢体的血运，经常触摸患儿足部的温度及足背动脉的搏动，观察足趾的颜色，注意倾听小儿主诉，遇到小儿无故哭闹时要仔细查找原因，调整牵引带，预防血液循环障碍及皮肤破损。

2）悬吊牵引时臀部必须离开床面，以产生反牵引力。

3）两腿的牵引重量要相等，一般用 3～4kg 的重量牵引。

（7）成人骨牵引的护理

1）保持牵引有效效能：不能随意增减牵引重量，以免导致过度牵引或达不到牵引效果。在牵引过程中，要定时测量肢体长度和进行床旁 X 线检查，了解牵引重量是否合适。

2）定期测量下肢的长度和力线，以免造成过度牵引和骨端旋转。

3）注意骨牵引针是否有移位。若有移动，应消毒后调整，针眼处应每日用酒精消毒，针孔处形成血痂严禁去除。

4）随时注意肢端血液循环：包括皮肤颜色、皮肤温度、足背动脉搏动、毛细血管充盈情况、足趾活动情况以及患者的主诉，如有疼痛、麻木的感觉等，及时报告医生并做相应处理。

5）预防腓总神经损伤：在膝外侧腓骨头处垫以纱布或棉垫，防止腓总神经受压；经常检查足背伸肌的功能，询问患者有无异常感觉，以便及时处理。

6）因长期卧床，骶尾部易受压而发生压疮。应在受压部位垫以气圈、水波垫，定时按摩受压部位皮肤。保持床铺干燥、清洁，排尿、排便后会阴要擦洗干净。鼓励患者利用牵引架拉手抬起身体，使局部减轻压力。足跟要悬空，不可使托马斯带压迫足跟或跟腱，避免出现压疮。

（8）指导、督促患者进行功能锻炼

1）伤后 1~2 周内应练习患肢股四头肌等长收缩；同时被动活动髌骨（左右推动髌骨）；还应练习踝关节和足部其他小关节，乃至全身其他关节活动。

2）第 3 周健足踩床，双手撑床或吊架抬臀练习髋、膝关节活动，防止股间肌和膝关节粘连。

2. 术后护理

（1）饮食护理	**（2）体位护理**
鼓励进食促进骨折愈合的饮食，如排骨汤、牛奶、鸡蛋等。	抬高患肢。
（3）病情观察	**（4）功能锻炼**
监测生命体征、患肢及伤口局部情况。	方法参见术前。

【健康教育】

（1）体位

股骨中段以上骨折患者下床活动时，应始终保持患肢的外展位，以免因负重和内收肌的作用而发生继发性向外成角突起畸形。

（2）术后功能康复锻炼

耐心宣教术后功能康复的重要性，解除患者焦虑心理，增强患者信心，积极配合治疗。

1）术后第2天开始股四头肌收缩锻炼、踝泵运动，促进肢体血液循环，有利于患肢消肿及预防下肢静脉血栓。

2）术后第3天练习深呼吸，利用吊环抬起上半身，以锻炼上肢肌肉和扩胸运动，预防肺部感染；练习伸直膝关节，但膝关节屈曲应遵医嘱执行。

3）术后1周可练习下地站立，逐步进行扶拐行走，患肢由不负重到一部分负重，最后全负重。由于股骨干骨折后的愈合及重塑时间延长，因此需较长时间扶拐锻炼。扶拐方法的正确与否与发生继发性畸形、再损伤，甚至臂丛神经损伤等有密切关系。因此，应教会患者正确使用双拐。

（3）保守治疗康复锻炼

1）行牵引治疗期间，指导患者进行股四头肌收缩锻炼及踝泵运动，20～30次/组，3组/日。

2）去除牵引后，在床上全面锻炼膝关节和肌肉再下地行走，开始时患肢不能负重，需挂拐并注意保护以防跌伤，待适应下地行走后，再逐渐负重。

（4）出院指导

1）生活规律，心情愉快，保证睡眠。

2）避免感冒，室内经常通风换气，保持空气清新。

3）鼓励患者进食高蛋白、高热量、高维生素饮食，多食粗纤维食物，避免大便秘结。指导患者多食含钙高的食物，如牛奶、海米、虾皮等以促进骨折愈合。

4）出院1个月后复查。2~3个月后行X线片复查。若骨折已骨性愈合，可酌情使用单拐而后弃拐行走。

第十一节　胫骨平台骨折

胫骨平台是膝关节的重要结构，一旦发生骨折，造成内外侧胫骨平台关节面不平、受力不均，将产生骨关节炎改变。由于胫骨平台内外侧分别有内外侧副韧带，平台中央有胫骨髁间棘，其上有交叉韧带附着，当胫骨平台骨折时，常发生韧带及半月板的损伤。胫骨平台骨折可由间接暴力或直接暴力引起。可分为以下类型：单纯胫骨外髁劈裂骨折、外科劈裂合并平台塌陷骨折、单纯平台中央塌陷骨折及内侧平台骨折等。

【临床表现】

（1）伤口膝关节肿胀疼痛，压痛，活动障碍，关节内积血。

（2）为关节内骨干骨折，严重者还可合并半月板及关节韧带损伤，易造成膝关节功能障碍。

【辅助检查】

膝关节前后位和侧位X线片常可以清楚地显示平台骨折。若怀疑有骨折，但上述X线片未能显示，可以拍摄内旋40°和（或）外旋40°X线片。内旋斜位像可显示外侧平台，而外旋斜位像可以显示内髁。必须仔细地判定骨折的塌陷和移位，以便正确地理解损伤特点和选择理想的治疗方法。当无法确定关节面粉碎程度或塌陷的范围或考虑采用手术治疗时，可行CT或MRI检查。

【治疗原则】

（1）非手术治疗	（2）手术治疗
适用于无移位的或不全的平台骨折；伴有严重的内科疾病；老年人骨质疏松患者的不稳定外侧平台骨折；感染性骨折患者；严重污染的开放骨折。多采取石膏、骨牵引、闭合复位等治疗。	适用于胫骨平台骨折；开放胫骨平台；胫骨平台骨折合并骨筋膜间室综合征；合并急性血管损伤；可导致关节不稳定的外侧平台骨折。治疗方法：切开复位内固定术，合并膝关节韧带损伤除处理骨折外，韧带损伤可同时修补。

【护理评估】

（1）健康史

1）评估患者受伤的原因、时间；受伤的姿势；外力的方式、性质；骨折的轻重程度。

2）评估患者受伤时的身体状况及病情发展情况。

3）了解伤后急救处理措施。

（2）身体状况	（3）心理-社会状况
1）评估患者全身情况：评估意识、体温、脉搏、呼吸、血压等情况。观察有无休克和其他损伤。 　　2）评估患者局部情况。 　　3）评估牵引、石膏固定或夹板固定是否有效，观察有无胶布过敏反应、针眼感染、压疮、石膏变形或断裂，夹板或石膏固定的松紧度是否适宜等情况。 　　4）评估患者自理能力、患肢活动范围及功能锻炼情况。 　　5）评估开放性骨折或手术伤口有无出血、感染征象。	由于损伤发生突然，给患者造成的痛苦大，而且患病时间长，并发症多，就需要患者及家属积极配合治疗。因此应评估患者的心理状况，了解患者及家属对疾病、治疗及预后的认知程度，家庭的经济承受能力，对患者的支持态度及其他的社会支持系统情况。

【护理诊断】

（1）自理缺陷	（2）焦虑
与受伤后活动受限有关。	与担心疾病的愈合有关。
（3）有失用性综合征的危险	（4）潜在并发症
与患肢制动有关。	有腓总神经损伤、膝关节僵直和创伤性关节炎的可能。

【护理措施】

1. 非手术治疗及术前护理

（1）术前相关检查工作

如影像学检查、心电图检查、X 线胸片、血液检查、尿便检查等。

（2）术前指导	（3）心理护理
1）备皮、洗澡、更衣，做好胃肠道准备、抗生素皮试等。 2）术前 1 天晚 22：00 后嘱患者禁食、禁水，术晨取下义齿，贵重物品交家属保管等。 3）嘱患者保持情绪稳定，避免过度紧张焦虑，必要时遵医嘱给予镇静药物，以保证充足的睡眠。	老年人意外致伤，常常自责，顾虑手术效果，担忧骨折预后，易产生焦虑、恐惧心理。应给予耐心的开导，介绍骨折的特殊性及治疗方法，并给予悉心的照顾，以减轻或消除心理问题。
（4）饮食护理	（5）体位护理
宜食用高蛋白、高维生素、高钙、粗纤维及果胶成分丰富的食物。品种多样，色、香、味俱全，且易消化，以适合于老年骨折患者。	抬高患肢，预防肢体外旋，以免损伤腓总神经。

（6）病情观察

1）严密观察患者生命体征的变化，包括体温、血压、脉搏、呼吸，并准确记录生命体征。

2）严密观察肢体肿胀程度、感觉、运动功能及血液循环情况，警惕骨筋膜室综合征的发生。

3）观察伤口周围敷料渗出情况，渗出物性质、量、颜色、气味，及时更换敷料，保持清洁干燥。

4）有外伤的患者需观察和监测生命体征，评估有无威胁生命的并发症，如有无头部、胸部、腹部及泌尿系统的损伤等并发症。

2. 术后护理

（1）基础护理

协助患者洗漱、进食及排泄等，指导并鼓励患者做些力所能及的自理活动。

（2）体位

抬高患肢，高于心脏平面10°～15°，严禁肢体外旋。如为内侧平台骨折，尽量使膝关节轻度外翻；外侧平台骨折，尽量使膝关节轻度内翻。腘动脉损伤血管吻合术后给予屈膝位，以防血管再破裂。

（3）术后观察

护士应注意观察术后放置伤口引流管患者引流液的性质、颜色及引流量，避免引流管及接头扭曲、松脱，如有血凝块堵塞引流管时，可挤压引流管使血块排出，以免影响引流效果。

（4）功能锻炼

原则是早锻炼、晚负重，以免因重力压迫使骨折再移位。术后2日开始做股四头肌收缩和踝关节屈伸的锻炼，4～6周后逐步做膝关节屈伸锻炼，骨折愈合后才开始负重行走。

（5）心理护理

护理人员应关心、体贴患者，日常生活中主动给予必要的帮助。督促鼓励患者自己料理生活。患者卧床期间可完成力所能及的事情，如个人卫生清洁、床上进餐等。这样做既能锻炼肢体功能，又是对患者本人的一种良性刺激，有利于树立信心和希望，还能促使其由患者角色向健康人角色转变，为痊愈出院做好心理准备。

【健康教育】

（1）休息

保持心情愉快，按时作息，劳逸适度。

（2）营养调理

加强营养，多食优质蛋白含量高的食物，富含维生素的水果、蔬菜以补充机体所需，促进骨折愈合。但应适当控制体重，以减轻肢体负荷。

（3）活动

正确使用双拐，6个月内进行扶拐下床不负重活动。随着骨折愈合的程度，肢体逐步增加负重，并加做小腿带重物的伸膝抬举操练，以加强股四头肌肌力，增加膝关节的稳定度。下床时应有保护，防止摔倒造成二次损伤。

（4）取出内固定物

骨折内固定患者根据复查时骨折愈合情况，确定取内固定时间。

（5）复查

非手术治疗者若出现患肢血液循环障碍时，应及时就医。手术治疗者，根据骨折愈合情况，确定取内固定时间，一般为6~8个月。

第十二节　胫腓骨干骨折

胫腓骨骨干骨折是指自胫骨平台以下至踝关节以上部位发生的骨折，约占全身骨折的13%~17%，是长骨骨折中最常见的一种，成人以胫骨、腓骨骨干双骨折多见，儿童以胫腓骨干骨折最多，胫骨、腓骨骨干双骨折次之，腓骨骨干骨折少见。多由直接暴力引起。

【病因与分类】

1. 病因

（1）直接暴力

多为重物撞击、车轮辗轧等直接暴力损伤，可引起胫腓骨同一平面的横形、短斜形或粉碎性骨折。

（2）间接暴力

多在高处坠落后足着地，身体发生扭转所致。可引起胫骨、腓骨螺旋形或斜形骨折，软组织损伤较小，腓骨的骨折线常高于胫骨骨折线。儿童胫腓骨干骨折常为青枝骨折。

2. 分类

胫腓骨骨干骨折可分为：①胫腓骨干双骨折；②单纯胫骨干骨折；③单纯腓骨骨折。前者最多见，由于所受暴力大，骨和软组织损伤重，并发症多，治疗较困难。后两者少见，常因直接暴力引起，移位少，预后较好。

【临床表现】

胫腓骨干骨折表现为小腿疼痛、肿胀、活动受限，有骨擦音，肢体成角、旋转畸形。

（1）对于儿童的青枝骨折、成人的单纯腓骨骨折，主要表现为局部的肿胀、压痛，活动受限不明显，甚至可以行走。如骨折有明显的移位，可表现为小腿的畸形、反常活动，有骨擦音、骨擦感。

（2）由于胫腓骨骨折经常合并血管、神经损伤，故临床应常规检查足背动脉和胫后动脉搏动及足背、足趾的感觉和运动状况。对于软组织损伤严重者，要认真判断其存活的可能性；对于潜行性剥离的皮肤要判断其剥离范围；对于小腿肿胀严重者，应警惕有无骨筋膜室综合征。

【辅助检查】

X线检查包括膝、踝关节的胫腓骨全长X线片检查，可了解骨折的部位和严重程度。

【治疗原则】

目的是矫正畸形，恢复胫骨上、下关节面的平行关系，恢复肢体长度。

1. 非手术治疗

（1）手法复位外固定

稳定的胫腓骨干横形骨折或短斜形骨折可在手法复位后用小夹板或石膏固定，6~8周可扶拐负重行走。单纯胫骨干骨折由于有完整腓骨的支撑，石膏固定6~8周后可下地活动。单纯腓骨干骨折若不伴有胫腓上、下关节分离，也无需特殊治疗。为减少下地活动时疼痛，用石膏固定3~4周。

（2）牵引复位

不稳定的胫腓骨干双骨折可采用跟骨结节牵引，纠正缩短畸形后行手法复位，小夹板固定。6周后去除牵引，改用小腿功能支架固定，或行长腿石膏固定，可下地负重行走。

2. 手术治疗

手法复位失败、损伤严重或开放性骨折者应切开复位，选择钢板螺钉或髓内针固定。若固定牢固，手术4~6周后可负重行走。

【护理评估】

（1）健康史

1）评估患者受伤的原因、时间；受伤的姿势；外力的方式、性质；骨折的轻重程度。

2）评估患者受伤时的身体状况及病情发展情况。

3）了解伤后急救处理措施。

（2）身体状况

1）评估患者全身情况：评估意识、体温、脉搏、呼吸、血压等情况。观察有无休克和其他损伤。

2）评估患者局部情况。

3）评估牵引、石膏固定或夹板固定是否有效，观察有无胶布过敏反应、针眼感染、压疮、石膏变形或断裂，夹板或石膏固定的松紧度是否适宜等情况。

4）评估患者自理能力、患肢活动范围及功能锻炼情况。

5）评估开放性骨折或手术伤口有无出血、感染征象。

（3）心理-社会状况

由于损伤发生突然，给患者造成的痛苦大，而且患病时间长，并发症多，就需要患者及家属积极配合治疗。因此应评估患者的心理状况，了解患者及家属对疾病、治疗及预后的认知程度，家庭的经济承受能力，对患者的支持态度及其他的社会支持系统情况。

【护理诊断】

（1）有体液不足的危险 与创伤后出血有关。	**（2）疼痛** 与损伤、牵引有关。
（3）有周围组织灌注异常的危险 与神经血管损伤有关。	**（4）有感染的危险** 与损伤有关。
（5）躯体移动障碍 　与骨折脱位、制动、固定有关。	**（6）潜在并发症** 脂肪栓塞综合征、骨筋膜室综合征、关节僵硬等。
（7）知识缺乏 缺乏康复锻炼知识。	**（8）焦虑** 与担忧骨折预后有关。

【护理措施】

1. 常规护理

（1）心理护理 　多与患者沟通，了解患者的思想情况，使患者树立战胜疾病的信心。	**（2）活动指导** 　固定期间做静止位肌肉收缩锻炼，外固定解除后逐步开始功能锻炼。
（3）有效固定 　随时调整外固定的松紧，避免由于伤肢肿胀后外固定过紧，造成压迫。	

2. 疾病的护理

（1）保持环境安静、舒适。
（2）抬高患肢，减轻肿胀。
（3）查明疼痛原因后可遵医嘱给予镇痛剂。
（4）告知患者如有感觉麻木、患肢憋胀等应及时告知医生、护士。
（5）指导患者配合医生进行功能锻炼。

3. 病情观察

（1）密切观察生命体征，如发生异常应及时通知医生处理，严密观察患肢末梢血循环情况。

（2）骨牵引针眼处每日换药，保持床单位清洁。

（3）及时给予生活上的照顾，解决患者的困难。

（4）有较大张力性水疱形成时，应穿刺抽出液体以促进吸收。

【健康教育】

（1）小腿部肌肉丰富，骨折时常合并软组织挫伤、血管损伤，加上骨折后的固定，很容易造成骨筋膜室综合征的发生。向患者及家属介绍本综合征的发生机制、主要临床表现，特别强调其危害性，使之提高警惕，如有异常，及时报告医护人员紧急处理，避免严重后果的发生。

（2）嘱患者将患肢平放，不能抬高，以免加重组织缺血；不能热敷或按摩，以免温度升高加快组织代谢。

（3）提醒患者在石膏固定后要经常活动足趾，检查其背伸和跖屈情况，以判断腓总神经是否受压。让患者了解神经受压只需 1 小时即可造成麻痹，但及时解除压迫即可恢复，压迫 6~12 小时就可造成永久性的神经损害。

（4）出院指导

1）生活规律，心情愉快，保证睡眠。

2）饮食方面：进食高蛋白、高热量、高维生素饮食，以增强抵抗力，促进骨折愈合，有利于功能恢复。

3）避免感冒：室内经常通风换气，保持空气清新，经常到户外进行活动，多晒太阳，注意个人卫生。

4）出院后根据情况每天进行患肢的功能锻炼，活动量循序渐进，以不感到疲劳为宜。

5）避免烟酒及其他刺激食物。

6）1 个月后复查。

第十三节　踝部骨折

踝部骨折是指构成踝关节的胫骨远端、腓骨远端和距骨所发生的骨折，包括内踝、外踝、后踝、前踝骨折。是最常见的关节内骨折，占全身骨折的 5%，青壮年多见。多由间接暴力引起，大多数是踝跖屈扭伤，力传导引起骨折，常合并韧带损伤。

【临床表现】

局部明显肿胀，局限性压痛，淤斑，出现内翻或外翻畸形，活动障碍。

【辅助检查】

X 线摄片可明确骨折的部位、类型、移位方向。对第Ⅲ型骨折，需检查腓骨全长，若局部有压痛，应补充摄 X 线片，以明确高位腓骨骨折的诊断。

【治疗原则】

踝关节结构复杂，暴力作用的机制及骨折类型也较多样，按一般的原则，先手法复位，失败后则采用切开复位的方式治疗。

（1）Ⅱ型骨折	（2）Ⅲ型骨折
为三踝骨折，内踝骨折采用骨松质螺钉或可吸收螺钉内固定，外踝骨折常需采用钢板固定。影响胫骨 1/4～1/3 关节面的后踝骨折也需用骨松质螺钉或可吸收螺钉内固定。	除需对内踝行切开复位、内固定外，外踝或腓骨骨折也应行钢板螺钉内固定，固定腓骨是保证胫腓下端稳定性的重要方法。垂直压缩性骨折多需切开复位内固定或外固定架固定，并应将压缩塌陷部位复位后遗留之空隙用质骨或人工骨充填，以恢复其承重强度。

【护理评估】

（1）健康史

1）评估患者受伤的原因、时间；受伤的姿势；外力的方式、性质；骨折的轻重程度。

2）评估患者受伤时的身体状况及病情发展情况。

3）了解伤后急救处理措施。

（2）身体状况

1）评估患者全身情况：评估意识、体温、脉搏、呼吸、血压等情况。观察有无休克和其他损伤。

2）评估患者局部情况。

3）评估牵引、石膏固定或夹板固定是否有效，观察有无胶布过敏反应、针眼感染、压疮、石膏变形或断裂，夹板或石膏固定的松紧度是否适宜等情况。

4）评估患者自理能力、患肢活动范围及功能锻炼情况。

5）评估开放性骨折或手术伤口有无出血、感染征象。

（3）心理-社会状况

由于损伤发生突然，给患者造成的痛苦大，而且患病时间长，并发症多，就需要患者及家属积极配合治疗。因此应评估患者的心理状况，了解患者及家属对疾病、治疗及预后的认知程度，家庭的经济承受能力，对患者的支持态度及其他的社会支持系统情况。

【护理诊断】

（1）压疮

踝部有发生压疮的可能。

（2）潜在并发症

踝关节僵硬。

【护理措施】

1. 非手术治疗及术前护理

（1）心理护理

老年人意外致伤，常常自责，顾虑手术效果，担忧骨折预后，易产生焦虑、恐惧心理。应给予耐心的开导，介绍骨折的特殊性及治疗方法，并给予悉心的照顾，以减轻或消除心理问题。

（2）饮食护理

宜食用高蛋白、高维生素、高钙、粗纤维及果胶成分丰富的食物。品种多样，色、香、味俱全，且易消化，以适合于老年骨折患者。

（3）体位护理

因踝部骨折肿胀较甚，应抬高患侧小腿略高于心脏的位置，以利肿胀消退。

（4）预防踝部压疮

踝部软组织少，在夹板或石膏固定前应在骨突处衬棉垫；行外固定后，应仔细倾听患者主诉，是否有骨折处以外的疼痛，以便及时发现异常。

（5）功能锻炼

早期功能锻炼，有促进功能恢复的作用，且对进入关节面的骨折端有"模造塑形"作用。骨折复位固定后即可做小腿肌肉收缩活动及足趾屈伸活动；3~4周后可做踝关节屈伸活动；去除外固定后，加强踝关节功能锻炼并逐渐负重行走。

2. 术后护理

（1）体位

抬高患肢，稍高于心脏水平。

（2）功能锻炼

麻醉消退后，即对肿胀足背进行按摩，并鼓励患者主动活动足趾、踝背伸和膝关节伸屈等活动。双踝骨折从第2周开始，加大踝关节自主活动范围，并辅以被动活动。被动活动时，只能做背伸及跖屈活动，不能旋转及翻转，以免导致骨折不愈合；2周后可扶拐下地轻负重步行；三踝骨折对上述活动步骤可稍晚1周，以预防踝关节僵硬。

【健康教育】

（1）饮食

宜高热量、高钙、维生素饮食，以利骨折修复。

（2）预防骨质疏松

对因踝部存在骨质疏松的骨折患者，每日到户外晒太阳1小时，或补充鱼肝油滴剂或维生素D、酸奶等，以促进钙的吸收。

（3）继续功能锻炼

骨折愈合去固定后，可行踝关节旋转、斜坡练步、站立屈膝背伸和下蹲等自主操练，再逐步练习行走。

第十四节　跟骨骨折

跟骨是足部最大的骨，以松质骨为主，常由于高处坠落，足跟着地，高能量的垂直暴力自距骨传导至跟骨，导致跟骨完整性受损。当跟骨发生骨折后，应尽可能恢复其本身的正常位置和距下关节的关系，以免影响其支撑、减震、推进的功能。

【临床表现】

局部疼痛、淤血、肿胀，有压痛，步行困难，足内外翻运动受限。X 线拍片可确定骨折类型，需要拍跟骨侧位、轴位和特殊斜位片。正常跟骨后上部与距骨关节面构成 30°～45°角（跟骨结节关节角，又称为 Bohler 角）。

【辅助检查】

X 线摄片可确定骨折类型，需拍跟骨侧位、轴位和特殊斜位片。正常跟骨后上部与距骨关节面呈 20°～40°（跟骨结节关节角）。跟骨骨折时此角可减少或消失。

【治疗原则】

跟骨骨折的治疗原则是恢复距下关节的对位关系和跟骨结节关节角，维持正常的足弓高度和负重关系。在不波及距下关节的骨折中，由于跟骨前端骨折、结节骨折和载距突骨折通常移位不大，仅用绷带包扎固定，或管型石膏固定 4～6 周，即可以开始功能训练。

对于跟骨结节鸟嘴状骨折，由于减少了关节角，导致足弓塌陷，可以采用切开复位，松质骨螺钉固定，并开始早期活动踝关节。

波及距下关节的跟骨粉碎骨折，治疗困难，效果不良。伤员年龄在 50 岁以下者，应采用钢针牵引矫正结节上升移位，同时用跟骨夹矫正两侧膨大畸形，尽可能恢复跟骨的解剖位置。日后距下关节僵硬疼痛者，可行关节融合术。年老者、骨折移位不多者，可局部加压包扎抬高患肢，并且进行早期功能活动，2～4 周，肿胀消退，采用弹力绷带包扎，足底加厚棉垫逐渐负重活动，可减轻跟骨周围粘连引起的疼痛。

【护理评估】

（1）健康史

1）评估患者受伤的原因、时间，受伤的姿势，外力的方式、性质，骨折的轻重程度。

2）评估患者受伤时的身体状况及病情发展情况。

3）了解伤后急救处理措施。

（2）身体状况

1）评估患者全身情况：评估意识、体温、脉搏、呼吸、血压等情况。观察有无休克和其他损伤。

2）评估患者局部情况。

3）评估牵引、石膏固定或夹板固定是否有效，观察有无胶布过敏反应、针眼感染、压疮、石膏变形或断裂，夹板或石膏固定的松紧度是否适宜等情况。

4）评估患者自理能力、患肢活动范围及功能锻炼情况。

5）评估开放性骨折或手术伤口有无出血、感染征象。

（3）心理-社会状况

由于损伤发生突然，给患者造成的痛苦大，而且患病时间长，并发症多，就需要患者及家属积极配合治疗。因此应评估患者的心理状况，了解患者及家属对疾病、治疗及预后的认知程度，家庭的经济承受能力，对患者的支持态度及其他的社会支持系统情况。

【护理诊断】

（1）有合并颅底骨折的可能。

（2）有合并脊柱骨折与脊髓损伤的可能。

（3）潜在并发症：创伤性关节炎。

【护理措施】

1. 非手术治疗及术前护理

（1）心理护理

老年人意外致伤，常常自责，顾虑手术效果，担忧骨折预后，易产生焦虑、恐惧心理。应给予耐心的开导，介绍骨折的特殊性及治疗方法，并给予悉心的照顾，以减轻或消除心理问题。

（2）饮食护理

宜食用高蛋白、高维生素、高钙、粗纤维及果胶成分丰富的食物。品种多样，色、香、味俱全，且易消化，以适合于老年骨折患者。

（3）体位护理

抬高患肢，促进血液回流，减轻肢体肿胀。

（4）合并症的观察与处理

1）颅底骨折：注意患者神志、瞳孔有无异常，有无头痛及其严重程度，有无喷射性呕吐，有无耳、鼻流液，"熊猫眼"迹象。出现脑脊液耳漏和鼻漏时处理：①避免用力咳嗽；②不可局部冲洗、阻塞外耳道和鼻腔；随时以无菌棉球吸干流出的脑脊液，保持口、鼻、耳清洁；③抬高头部。

2）脊柱骨折：有无双下肢感觉、活动异常，大小便有无障碍。

（5）功能锻炼

抬高患肢，24 小时后开始主动活动踝关节。

2. 术后护理

（1）体位

抬高患肢，促进血液回流，减轻肢体肿胀。

（2）功能锻炼

锻炼方法参见术前护理，以预防关节僵硬及创伤性关节炎的发生。

【健康教育】

（1）锻炼功能

鼓励患者坚持功能锻炼，骨折愈合后，可负重锻炼。

（2）心理与营养

保持心情愉快，增加营养，以促使骨折愈合。

（3）复查

定期拍 X 线片复查。

第十五节　脊柱骨折和脊髓损伤

脊椎骨折十分常见，占全身骨折的 5%~6%，其中胸腰段骨折最常见，脊椎骨折可以并发脊髓或马尾神经损伤，特别是颈椎骨折-脱位合并脊髓损伤者，据报道最高可达70%可能发生严重致残或危及生命。直接或间接暴力是引起颈胸腰椎骨折的主要原因。

脊髓损伤是脊柱骨折或者脱位最严重的并发症，其程度取决于椎体受伤移位压迫的情况。当椎体骨折脱位或附件骨折时，移位的椎体、碎骨片、椎间盘组织突入椎管，可直接压迫脊髓或马尾神经，引起局部水肿或缺血变性等改变。根据不同程度的损伤，可造成不完全性瘫痪和完全性瘫痪。

【脊柱骨折的分类与临床表现】

1. 颈椎骨折

(1) 分类	(2) 临床表现
1）屈曲型损伤：是前柱压缩，后柱牵张损伤的结果，产生单纯软组织性或单纯骨性或为混合性损伤，临床上包括：前方半脱位、双侧脊椎间关节脱位、单纯性楔形骨折。 2）垂直压缩所致损伤：暴力后无过屈或过伸力量，如高空坠物或高台跳水，临床上包括：第1颈椎双侧性前后弓骨折、爆破型骨折。 3）过伸损伤：包括过伸性脱位、损伤性枢椎椎弓骨折。 4）不了解机制的骨折：齿状突骨折。	四肢瘫痪，呼吸困难，重者脊髓横断，短期内死亡；轻者不全瘫，枕颈疼痛和活动困难。颈脊髓损伤后，除神经系统改变外，身体多系统的生理功能发生改变，如呼吸系统与体温调节改变。

2. 胸腰椎骨折

(1) 分类

屈曲压缩型、分离屈曲型、侧屈型、爆裂型、平移型或剪力型、屈曲旋转骨折脱位型、分离过伸型。

(2) 临床表现

胸腰脊椎骨折或骨折脱位后，脊椎部位疼痛，椎体的棘突压痛，后突明显者说明压缩骨折严重或有脱位，脱位的棘突间隙加大，伴有椎旁腰胸段完全脊髓损伤，截瘫平面以下肌张力增加，无主动活动，但可有痉挛性抽搐，下肢伸性或屈曲性痉挛，躯干、腹背部肌肉痉挛，患者觉腹部被捆绑感，影响其呼吸。下肢跟腱反射（+），肛门反射（+），阴茎海绵体反射（+），病理反射出现，T_{12}-L_1 胸腰段脊髓损伤，已处于脊髓末端，表现为下肢瘫痪，肌张力低下，无痉挛出现，腱反射消失，无病理反射，膀胱、直肠括约肌功能障碍等。

【脊柱骨折的辅助检查】

（1）X 线检查

是首选的检查方法，有助于明确骨折的部位、类型和移位情况。

（2）CT 检查

凡有中柱损伤或有神经症状者均需做 CT 检查，可以显示出椎体的骨折情况、椎管内有无出血和碎骨片。

（3）MRI 检查

观察和确定脊髓损伤的程度和范围。

【脊柱骨折的治疗原则】

1. 颈椎骨折的治疗原则

（1）治疗目的

将脊椎复位；预防未受损伤的神经组织的功能丧失；促进神经功能的恢复；获得并维持脊柱的稳定性；获得早期的功能恢复。

（2）非手术治疗

制动，脱水，预防并发症，颅骨牵引是首选方法，牵引重量从 3~4kg 起，逐渐加大牵引重量，结合颈椎侧位 X 线片，观察复位情况，重量可加大至 10~15kg，一经复位，立即减轻牵引重量为 2kg，取略伸展维持牵引，3~4 周或以后用头颈胸石膏托固定 3 个月，或维持牵引 3 个月，直至骨折愈合。

（3）手术治疗

后进路复位，减压和固定融合术；前进路复位，减压融合术；前后联合入路内固定术等。

2. 胸腰椎骨折的治疗原则

（1）非手术治疗

卧硬板床 3 个月，垫枕复位，过伸练功法，过伸悬吊法，过伸位石膏及支具等。非手术治疗的适应证为：单纯性压缩骨折，压缩高度小于 50%，单纯棘突骨折或横突骨折，稳定性骨折无神经损伤者。

（2）手术治疗

有后路手术、前路手术、脊髓神经减压术。

（3）药物治疗

脱水药，20%甘露醇 250ml 静脉滴注，也可以用利尿药，主要是减轻脊髓水肿。大剂量甲泼尼龙：伤后 8 小时内用 30mg/kg 静脉滴注，15 分钟内滴完，间隔 45 分钟后，5.4mg/kg，维持 23 小时。神经节苷脂：一般伤后 48~72 小时应用，每日 100mg，维持 2~3 周。

【脊柱骨折的护理评估】

1. 术前评估

（1）健康史

1）受伤史：详细了解患者受伤的时间、原因和部位，受伤时的体位、症状和体征、搬运方式、现场及急诊室急救的情况。有无昏迷史和其他部位的合并伤。

2）既往史与服药史：患者既往健康情况、有无脊柱受伤或手术史、近期有无因其他疾病而服用激素类药物，应用剂量、时间和疗程。

（2）身体状况

1）全身：①生命体征与意识：评估患者的呼吸、血压、脉搏、体温及意识情况。包括呼吸型态、节律、频率、深浅、呼吸道是否通畅，患者能否有效咳嗽和排除分泌物；有无心脏病和低血压；有无出汗，患者皮肤的颜色、温度；有无体温调节障碍。对伴有颅脑损伤的患者，可用格拉斯哥昏迷量表评估患者的意识情况。②排尿和排便情况：了解患者有无尿潴留或充盈性尿失禁；尿液颜色、量和比重；有无便秘或大便失禁。

2）局部：①评估受伤部位有无皮肤组织破损、局部肤色和温度、有无活动性出血及其他复合性损伤的迹象。②感觉和运动情况：患者的痛觉、温觉、触觉及位置觉的丧失平面及程度；肢体感觉、活动和肌力的变化，双侧有无差异。③有无腹胀和麻痹性肠梗阻征象。

（3）心理-社会状况

患者因意外损伤、活动受限和生活不能自理而产生情绪和心理状态的改变，故应评估患者和亲属对疾病的心理承受能力和对相关康复知识的认知程度。

2. 术后评估

（1）术后感觉、运动和各项功能恢复情况。

（2）术后并发症情况，如有无呼吸、泌尿系统感染和压疮发生。

（3）功能锻炼情况，如患者是否按计划进行功能锻炼及有无活动障碍引起的并发症出现。

【脊柱骨折的护理诊断】

（1）有皮肤完整性受损的危险

与活动障碍和长期卧床有关。

（2）潜在并发症

脊髓损伤。

（3）有失用综合征的危险

与脊柱骨折长期卧床有关。

【脊柱骨折的护理措施】

（1）保持皮肤的完整性，预防压疮发生

1）轴式翻身：间歇性解除压迫是有效预防压疮的关键，故在损伤早期应每 2~3 小时翻身一次，分别采用仰卧和左、右侧卧位。侧卧时，两腿之间应垫软枕。

2）保持病床清洁干燥和舒适：有条件的可使用特制翻身床、小垫床、电脑分区域充气床垫、波纹气垫等。注意保护骨突部位，使用气垫或棉圈等使骨突部位悬空，定时对受压的骨突部位进行按摩。保持个人清洁卫生和床单平整干燥。

3）避免营养不良：给予高蛋白、高热量，易消化饮食，保证足够的营养素摄入，提高机体抵抗力。

（2）指导功能锻炼

脊柱骨折后长期卧床可导致失用综合征，故应根据骨折部位、程度和康复治疗计划，指导和鼓励患者早期活动和功能锻炼。单纯压缩骨折患者卧床 3 日后开始腰背部肌肉锻炼，开始时臀部左右移动，然后要求做背伸动作，使臀部离开床面，随着腰背肌力量的增加，臀部离开床面的高度也逐渐增高。2 个月后骨折基本愈合，第 3 个月可以下地少量活动，但仍以卧床休息为主。3 个月后逐渐增加下地活动时间。除了腰背肌锻炼，还应定时进行全身各个关节的全范围被动或主动活动，每日数次，以促进血液循环，预防关节僵硬和肌萎缩。鼓励患者适当进行日常活动能力的训练，以满足其生活需要。

（3）预防并发症并进行护理

1）脊髓损伤：①观察患者皮肤的颜色、温度和有无体温调节障碍；②搬运患者时应避免脊髓损伤；③对已发生脊髓损伤者做好相应护理。

2）失用性肌萎缩和关节僵硬：康复护理和功能锻炼是预防脊椎损伤后患者因长期制动导致的失用综合征，故尽量促使患者早期活动和功能锻炼。①保持适当体位，预防畸形：瘫痪肢体保持关节于功能位，防止关节屈曲、过伸或过展。可用矫正鞋或支足板预防足下垂。②全范围关节活动：定时进行全身所有关节的全范围被动活动和按摩，每日数次，以促进循环、预防关节僵硬和挛缩。③腰背肌功能锻炼：根据脊椎骨折或脊髓损伤的部位、程度和康复治疗计划选择和进行相应的腰背肌功能锻炼。④生活能力训练：鼓励患者进行日常生活活动能力的训练，以满足生活需要。

【脊柱骨折的健康教育】

（1）强调制动

告诉患者和家属，制动是脊柱骨折恢复的基本要求之一，否则，会引起新的损伤，导致或加重瘫痪。正确的体位对脊柱骨折治疗也是非常重要的。

1）胸腰椎体轻度压缩骨折的患者，平卧木板床，腰部可用软枕垫起约 20cm，保持脊柱过伸位，3~4 周后 X 线提示压缩椎体自行复位，恢复原状，可行胸腰带固定，离床适当活动。

2）对于胸腰段重度压缩超过 1/3 的患者，在闭合复位后，可行胸腰段石膏背心固定，固定时间为 3~4 个月。

3）对于胸腰段不稳定性脊柱骨折，且椎体压缩超过 1/3 以上、畸形角度大于 20° 的患者，行切开复位内固定手术治疗，术后 1 年取出内固定。

4）颈椎脱位或骨折压缩移位较轻的患者，用颌枕带牵引复位，牵引的重量为 3~5kg，X 线示复位后可行石膏固定 3~4 个月；对于压缩移位重的患者，可行持续颅骨牵引以达到复位的目的，牵引的重量为 6~7kg，X 线片复查，复位后可用头胸石膏或头胸支架固定 3~4 个月。

（2）教会家属正确搬运患者

教会家属正确搬运患者的方法，告之最好不要轻易搬动患者，否则，可能会导致脊柱骨折再移位而加重瘫痪。对于伤情较轻或者能勉强行走的患者，应告之绝对不能坐起或行走。

（3）指导睡姿

指导患者保持良好的睡眠姿势：枕头高度适宜；胸腰部保持自然曲度，双髋、双膝呈屈曲状，全身肌肉呈放松状态。

（4）出院指导

1）做好颈椎外伤的预防：乘车、乘飞机要用安全带；出外行走期间，应严格遵守交通规则；如患有颈椎病，应给予积极治疗；对于高空作业和地下作业的工作人员，应加强安全作业的宣传，以免发生意外受伤。

2）纠正并改变工作中的不良姿势和习惯：注意调整桌面或工作台的高度；在连续工作期间，应每 2 小时活动全身 5 分钟。

3）定期复查，不适随诊。

【脊髓损伤的临床表现】

脊髓损伤可因损伤部位和程度不同而表现不同。

（1）脊髓损伤

在脊髓休克期间表现为受伤平面以下弛缓性瘫痪，运动、反射及括约肌功能丧失，有感觉丧失平面及大小便不能控制。2~4 周后逐渐演变成痉挛性瘫痪，表现为肌张力增高，腱反射亢进，并出现病理性锥体束征。胸腰段脊髓损伤使下肢的感觉与运动功能产生障碍，称为截瘫。颈段脊髓损伤后，双上肢也有神经功能障碍，为四肢瘫痪，简称"四瘫"。上颈椎损伤时四肢均为痉挛性瘫痪，下颈椎损伤时由于脊髓颈膨大部位和神经根的毁损，上肢表现为弛缓性瘫痪，下肢仍为痉挛性瘫痪。

脊髓半切征又名 Brown-Sequard 征，为脊髓的半横切损伤。损伤平面以下同侧肢体的运动及深感觉消失，对侧肢体痛觉和温觉消失。

（2）脊髓圆锥损伤

正常人脊髓终止于第一腰椎体下缘，因此第一腰椎骨折可发生脊髓圆锥损伤，表现为会阴部皮肤鞍状感觉缺失，括约肌功能丧失致大小便不能控制和性功能障碍，双下肢的感觉和运动仍保留正常。

（3）马尾神经损伤

表现为损伤平面以下弛缓性瘫痪，有感觉及运动功能障碍及括约肌功能丧失，肌张力降低，腱反射消失。

【脊髓损伤的辅助检查】

（1）X 线检查

有助于明确脊柱骨折的部位、类型和移位情况。

（2）CT 检查

有利于判定移位骨折块侵犯椎管程度和发现突入椎管的骨块或椎间盘。

（3）MRI（磁共振）检查

有助于观察及确定脊髓损伤的程度和范围。

（4）SEP（体感诱发电位）

是测定躯体感觉系统（以脊髓后索为主）传导功能的检测法。对判定脊髓损伤程度有一定帮助。现在已有 MEP（运动诱导电位）。

（5）颈静脉加压试验和脊髓造影颈静脉加压试验

对判定脊髓受伤和受压有一定参考意义。脊髓造影对陈旧性外伤性椎管狭窄诊断有意义。

【脊髓损伤的治疗原则】

1. 非手术治疗

（1）固定和局部制动

颈椎骨折和脱位较轻者，用枕颌吊带卧位牵引复位；明显压缩移位者，做持续颅骨牵引复位。牵引重量 3~5kg，复位后用头颈胸石膏或石膏床固定 3 个月，保持中位或仰伸位，颈部两侧用沙袋固定，防止颈部侧旋。胸腰椎复位后用石膏背心、腰围或支具固定。胸腰椎骨折和脱位、单纯压缩骨折椎体压缩不超过 1/3，可仰卧于木板床，在骨折部加枕垫，使脊柱过伸。

（2）减轻脊髓水肿和继发性损害

1）激素治疗：地塞米松 10~20mg 静脉滴注，连续应用 5~7 日后，改为口服，3 次/日，每次 0.75mg，维持 2 周左右。

2）脱水：20%甘露醇 250ml 静脉滴注，2 次/日，连续 5~7 日。

3）甲泼尼松龙冲击疗法：只适用于受伤 8 小时以内者。30mg/kg 1 次给药，15 分钟静脉注射完毕，休息 45 分钟，在以后 23 小时内以 5.4mg/（kg·h）剂量持续静脉滴注。

4）高压氧治疗：一般伤后 4~6 小时内应用。

2. 手术治疗

手术只能解除对脊髓的压迫和恢复脊柱的稳定性，目前还无法使损伤的脊髓恢复功能。一般而言，手术后截瘫指数至少提高 1 级，这对完全性瘫痪者而言作用有限，但却可能改善不完全性瘫痪者的生活质量。因此，对后者更应持积极态度。

手术的途径和方式视骨折的类型和致压物的部位而定。手术指征包括：①脊柱骨折-脱位有关节交锁者；②脊柱骨折复位后不满意或仍有不稳定因素存在者；③影像学显示有碎骨片突至椎管内压迫脊髓者；④截瘫平面不断上升，提示椎管内有活动性出血者。

【脊髓损伤的护理评估】

1. 术前评估

（1）健康史

1）受伤史：患者多有严重外伤史，如高空坠落、重物撞击腰背部、因塌方而被泥土、矿石掩埋等。应详细了解患者受伤的时间、原因和部位，受伤时的体位、症状和体征，搬运方式、现场及急诊室急救情况，有无昏迷史和其他部位复合伤等。

2）既往史与服药史：评估患者既往健康状况，有无脊柱受伤或手术史，近期是否因其他疾病而服用激素类药物，以及应用的剂量、时间和疗程。

（2）身体状况

1）全身：①生命体征与意识：评估患者的呼吸、血压、脉搏、体温和意识情况；②排尿和排便：了解有无尿潴留或充盈性尿失禁；尿液颜色、量和比重变化；有无便秘或大便失禁。

2）局部：①皮肤组织损伤：受伤部位有无皮肤组织破损，肤色和皮温改变，活动性出血及其他复合型损伤的迹象；②腹部体征：有无腹胀和麻痹性肠梗阻征象；③神经系统功能：躯体痛觉、温度觉、触觉及位置觉的丧失平面及程度，肢体运动、反射和括约肌功能损伤情况。

脊髓功能丧失程度评估：可以用截瘫指数来表示。"0"代表功能完全正常或接近正常；"1"代表功能部分丧失；"2"代表功能完全丧失或接近完全丧失。一般记录肢体自主运动、感觉及二便的功能情况，相加后即为该患者的截瘫指数，范围在0~6。截瘫指数可以大致反映脊髓损伤的程度、发展情况，便于记录，还可比较治疗效果。

（3）心理-社会状况

患者和家属对疾病的心理承受能力，以及对相关康复知识的认知和需求程度。

2. 术后评估

（1）患者躯体感觉、运动和各项生理功能恢复情况。

（2）患者有无呼吸系统或泌尿系统功能障碍、压疮等并发症发生。

（3）患者是否按计划进行功能锻炼，有无活动障碍引起的并发症。

【脊髓损伤的护理诊断】

（1）低效性呼吸型态

与脊髓损伤、呼吸肌无力、呼吸道分泌物存留有关。

（2）体温过高或体温过低

与脊髓损伤、自主神经系统功能紊乱有关。

（3）尿潴留

与脊髓损伤，膀胱逼尿肌无力有关。

（4）便秘

与脊髓神经损伤、液体摄入不足、饮食和活动受限有关。

（5）有皮肤完整性受损的危险

与肢体感觉及活动障碍有关。

（6）体象紊乱

与受伤后躯体运动障碍或肢体萎缩变形有关。

【脊髓损伤的护理措施】

（1）急救护理

1）脊柱骨折脊髓损伤多伴有严重的合并伤。颅脑损伤、胸腹部损伤、四肢血管破裂出血等危及生命，要首先抢救生命，然后处理局部的损伤。

2）脊髓损伤的患者，床边准备好急救药品和器械，如升压药、强心药、呼吸兴奋剂、气管切开包、呼吸气囊或人工呼吸器、氧气、电动吸引器等。

（2）密切观察病情变化

1）应观察生命体征的变化，对于颈椎骨折合并脊髓损伤的患者，尤其要注意体温和呼吸。

2）观察患者情绪、神志，有无烦躁不安和淡漠等异常现象。

3）观察患者瘫痪肢体感觉、运动、反射等功能的恢复情况。在脊髓损伤早期，由于脊髓休克，常表现为损伤平面以下的感觉、运动全部丧失，单纯脊髓休克的患者可在数周内得以恢复。

（3）心理护理

帮助患者掌握正确的应对技巧，提高其自我护理能力，发挥其最大潜能。家庭成员和医务人员应相信并认真倾听患者的诉说。可让患者和家属参与制定护理计划，帮助患者建立有效的社会支持系统，包括家庭成员、亲属、朋友、医务人员和同事等。

（4）甲基泼尼松龙冲击疗法的护理

行甲基泼尼松龙冲击治疗时，应严格遵医嘱按要求输液，同时必须使用心电监护仪和输液泵，密切观察患者的生命体征变化，同时观察患者有无消化道出血、心律失常等并发症。

（5）加强生活护理，积极预防并发症

1）预防便秘：患者脊髓损伤后，易发生麻痹性肠梗阻，易出现腹胀、便秘。

①给予高热量、高蛋白质、高维生素、易消化的饮食，以流质和半流质食物为主。对于颈椎骨折的患者应避免进较硬的食物，且食物尽量做到色、香、味、美，以促进患者的食欲，采取少量多餐的方式。在损伤早期应少吃甜食及易产气食物，以避免腹胀。②每日按摩腹部 3～4 次，方法是以脐为中心，行顺时针方向按摩，以促进肠蠕动，帮助其消化，预防便秘发生。③由于卧床时间长，肠蠕动减弱，为了预防便秘可

服用便乃通等中药，必要时可配合使用开塞露肛注或小剂量保留灌肠的方法，若大便明显干结，可带橡胶手套，涂以液状石蜡将干结的粪便掏出。

2）做好皮肤护理，防止皮肤受损

①避免局部皮肤长时间受压，应每隔 2~3 小时更换卧位一次，对于坐轮椅的患者，应每隔 30~50 分钟抬起臀部一次，并且至少需要维持 20~30 秒。②保持皮肤清洁、干爽和润滑，避免尿液、粪便的刺激；保持床铺的整洁、干燥，避免潮湿的刺激。③定时按摩受压部位的皮肤，在给患者更换衣服、床单及变换卧位的时候，应避免拖、拉等摩擦性动作，以免损伤皮肤。

3）预防静脉栓塞

①指导并协助患者翻身，鼓励其及早做下肢的屈、伸运动。②适当抬高下肢，以促进下肢静脉回流。③对于下肢截瘫的患者，可帮助并指导按摩腓肠肌、股四头肌以及膝关节、踝关节的被动活动，以促进血液循环，防止肌肉萎缩和关节僵硬。④鼓励并指导患者尽可能地早期离床活动，以利于改善下肢血液循环。

（6）排尿护理

脊髓损伤的患者，常常会失去自主控制排尿的能力，为了能安全有效、有规律地将膀胱内的尿液排出体外，应帮助其进行膀胱功能训练。

1）制定饮水－排尿－导尿时间表，24 小时水总摄入量应≥2000ml，详细记录 24 小时的尿量。

2）脊髓损伤的患者，早期会出现尿潴留，应给予导尿以使尿液排出体外。在尿管持续引流期间，应每日行膀胱冲洗 1~2 次，以防感染，且应定时做夹管训练，方法是白天每隔 2~3 小时放尿一次，然后夹管，夜间每隔 3~4 小时放尿一次，然后夹管，以训练膀胱逼尿肌的功能。

3）拔除尿管后，应鼓励患者自行排尿，方法有以下几种。

①耻骨上区轻叩法：协助并指导患者或其家属用手轻叩患者下腹部，以促进尿液排出。②屏气法排尿：在病情许可下，指导患者身体稍微前倾，嘱其快速呼吸 3~4 次，然后深吸一口气，紧接着屏住呼吸，并且向下用力做排便动作，直到尿流停止。③挤压法排尿：先用右手由外向内按摩患者下腹部，待膀胱成球状，紧按膀胱底向前下方挤压，在膀胱排尿后用左手按在右手背上加压，待尿不再流出时，可松手再加压一次，将尿排尽。

（7）功能锻炼

1）功能锻炼的原则

在病情允许下，对于不完全截瘫的患者，可指导其做健侧肢体的主动训练；对于完全截瘫的患者，可帮助其瘫痪的肢体进行活动，以预防关节僵硬和肌肉萎缩。

2）功能锻炼的方法

①主动锻炼：对于胸腰椎骨折的患者，可做颈部活动，每日3次，每次5分钟；锻炼上肢的关节及上身的肌肉，如可做扩胸运动，每日3~5次，每次10~20分钟；加强深呼吸锻炼，每日5次，每次10分钟。②被动锻炼：帮助瘫痪的肢体做关节的被动活动和肌肉按摩，每日3~4次，每次30分钟；瘫痪患者平卧时，可应将其双腿伸直平放、略分开，脚尖向上，脚背向上弯曲与床面约90°，必要时，可穿"丁"字鞋，以预防垂足的发生。

【脊髓损伤的健康教育】

（1）教育患者充分认识康复的重要性，要使患者了解康复锻炼的过程是一个艰苦的过程，必须树立信心，持之以恒，才会有收效。

（2）在医院期间，帮助患者重建膀胱功能，出院后嘱患者坚持不松懈，每日饮水量不少2500~3000ml。

（3）教会患者间歇导尿的方法：导尿前需彻底清洁双手并注意个人卫生，女性清洁会阴时，要由上而下，操作时动作轻柔，导尿管应涂上足量的润滑剂，防止损伤尿道。当插入导尿管有困难或遇到阻力时，应稍候5分钟，让膀胱的括约肌松弛，然后再试，若情况没有改善，应停止操作并前往医院就诊。导尿时若发现少量血丝，不要惊慌，但若血量增多，应尽快前往医院就诊。定期前往医院泌尿科检查膀胱功能及泌尿道有无感染。

（4）皮肤护理：出院后如果家属对皮肤护理不重视极易出现压疮，出院前耐心细致向家属讲解预防压疮的方法，使用气垫更换体位减少受压，保证足够营养，出现压疮要及时就诊或咨询医护人员，争取早发现、早处理，避免压疮扩展。

（5）饮食护理：患者由于肠蠕动减慢，易发生便秘，可长期或终生存在，饮食要认真调节，多食水果、蔬菜、富含纤维素且营养合理的食物，同时注意饮食卫生，勿多食生冷、油腻之品，忌暴饮暴食，防腹泻，平时注意养成良好的饮食和排便习惯。

（6）有条件者对家里建筑布局进行改造，去除阶梯，地面不可太滑，各个地方应考虑轮椅通过，回家开始最好设专人看护，防烫伤、跌伤、碰伤等，防自伤、自杀等意外伤害。无人看护的各种用具要方便患者取用，物品放置安全、牢靠。

（7）培养患者良好的心理素质，学会自我情绪调节，正确面对人生，争取早日回归社会。

第十六节　骨盆骨折

骨盆骨折是指骨盆壁的一处或多处连续性中断。骨盆骨折发生率在躯干骨中仅次于脊柱损伤，大多是直接暴力挤压骨盆所致。常见的原因有交通事故、砸伤及高处坠落伤。骨盆骨折可伴有直肠、膀胱、尿道损伤以及髂内外动静脉损伤，常造成大量内出血，出现创伤性失血性休克以及盆腔器官的合并伤。在严重的骨盆创伤的救治中，防止危及生命的出血和及时诊断治疗合并伤，是降低病死率的关键。

【临床表现】

1. 症状

患者髋部肿胀、疼痛，不敢坐起或站立。有大出血或严重内脏损伤者可有面色苍白、出冷汗、脉搏细数、烦躁不安等低血压和休克早期表现。

2. 体征

（1）骨盆分离试验与挤压试验阳性

检查者双手交叉撑开两髂嵴，此时两骶髂关节的关节面更紧贴，而骨折的骨盆前环产生分离，如出现疼痛即为骨盆分离试验阳性。检查者用双手挤压患者的两髂嵴，伤处出现疼痛为骨盆挤压试验阳性。在做上两项检查时偶尔会感到骨擦音。

（2）肢体长度不对称

用皮尺测量胸骨剑突与两髂前上棘之间的距离，骨盆骨折向上移位的一侧长度较短。也可测量脐孔与两侧内踝尖端的距离。

（3）会阴部淤斑

是耻骨和坐骨骨折的特有体征。

【常见并发症】

骨盆骨折常因合并腹膜后血肿、膀胱损伤、尿道损伤、直肠损伤等并发症，而危及生命。

（1）腹膜后血肿

骨盆骨折主要是松质骨骨折，盆腔内动静脉丛丰富，盆腔与后腹膜的间隙是由疏松结缔组织构成，有巨大空隙容纳出血，因而严重骨盆骨折常有广泛的出血，出血可达 1000ml 以上，能形成巨大腹膜后血肿，患者可出现失血性休克，并有腹痛、腹胀、肠鸣音减弱、腹肌紧张等症状。

（2）膀胱、后尿道损伤

出现血尿，不能自排小便及下腹部疼痛；导尿时，导尿管难以进入膀胱，并引出血尿；向尿管中注入生理盐水后回抽液体量显著减少。

（3）直肠损伤

较少见，如发生直肠破裂可引起弥漫性腹膜炎或直肠周围感染。表现为粪便带血、排便困难及腹膜刺激征阳性等。

（4）神经损伤

多发生于骶骨骨折，主要是腰骶神经丛和坐骨神经损伤。可出现臀肌、腘绳肌和腓肠肌的肌力减弱，小腿感觉减退。

（5）腹腔内脏损伤

分为实质性和空腔脏器损伤。表现为腹痛、腹膜刺激征阳性，腹腔穿刺可抽出不凝血等。实质性脏器损伤为肝肾与脾破裂，表现为腹痛与失血性休克；空腔脏器损伤可见肠爆破穿孔或断裂，表现为急性弥漫性腹膜炎。护士应注意观察，认真倾听患者的主诉，详细进行身体评估，以协助鉴别诊断是腹膜后血肿或腹腔内脏损伤。

【辅助检查】

(1) X线检查

是诊断骨盆骨折的主要手段，可以明确骨折及脱位的部位、类型、移位程度。

(2) CT扫描

具有以下优点：①能发现X线平片不能显示的骨折；②能清楚立体地显示半侧骨盆移位情况；③对髋臼骨折特别适用；④对需行内固定的骨盆骨折，CT能准确显示复位情况，内固定位置是否恰当及骨折愈合进展情况。

(3) B超检查

以了解腹腔及盆腔内脏器及大血管的情况。

【治疗原则】

骨盆骨折的多发伤患者的治疗原则是：首先治疗危及生命的颅脑、胸、腹损伤，其次是设法保留损伤的肢体，而后及时有效地治疗包括骨盆骨折在内的骨与关节的损伤。

1. 非手术治疗

(1) 卧床休息

骨盆边缘性骨折、骶尾骨骨折和骨盆环单处骨折时无移位，以卧床休息为主，卧床3~4周或至症状缓解即可。骨盆环单处骨折者用多头带做骨盆环形固定，可以减轻疼痛。

(2) 牵引

单纯性耻骨联合分离且较轻者可用骨盆兜带悬吊固定。但由于治疗时间较长，目前大都主张手术治疗。

2. 手术治疗

对骨盆环双处骨折伴骨盆变形者，多主张手术复位及内固定，再加上外固定支架。应根据骨折部位采取相应的手术方式：骶骨骨折及骶髂关节脱位的后路内固定术；垂直剪切骨折的后路开放内固定术；骶髂关节前路稳定术；耻骨联合分离的钢板螺钉内固定术；骶骨骨折髂骨间棒固定术等。

【护理评估】

（1）健康史

1）详细询问受伤的原因、时间、外力的方式、性质和轻重程度。

2）询问伤后患者的病情发展及急救处理等情况。

3）了解患者的既往健康情况及药物过敏史。

（2）身体状况

1）全身表现：评估患者的意识、体温、脉搏、呼吸、血压等情况，观察有无休克及其他损伤。

2）局部表现：①局部疼痛、肿胀、畸形、淤斑；②髋关节活动受限，不能站立或翻身；③骨盆挤压及分离试验阳性。

3）观察患者有无内脏损伤、膀胱尿道损伤、直肠损伤、神经损伤等并发症。

（3）心理－社会状况

评估患者心理反应及对疾病知识的了解程度，评估患者的家庭及社会支持系统对患者的支持帮助能力等。

【护理诊断】

（1）体液不足

与骨盆骨折失血过多有关。

（2）疼痛

与骨盆骨折有关。

（3）躯体移动障碍

与神经肌肉损伤、骨盆悬吊牵引有关。

（4）有皮肤完整性受损的危险

与长期卧床、局部皮肤受压有关。

（5）有感染的危险

与长期卧床有关。

（6）潜在并发症

腹膜后血肿、膀胱及尿道损伤、直肠损伤、神经损伤等。

（7）尿潴留

与骨盆骨折有关。

（8）知识缺乏

缺乏康复功能锻炼知识。

【护理措施】

1. 非手术治疗及术前护理

（1）急救护理

1）迅速建立两条静脉通路，按医嘱及时输血、输液，纠正血容量不足。

2）迅速有效的止血、镇痛是抢救的关键。由于骨盆骨折为骨松质骨折，其邻近有动脉和静脉丛，而盆壁静脉丛多无静脉瓣阻挡回流，所以骨盆骨折后患者常出现失血性休克。应及时对骨折部位进行复位固定，防止血管进一步损伤，减轻疼痛。

（2）心理护理

骨盆骨折多由较强大的暴力所致，常常引起严重的并发症，如休克，尿道、膀胱及直肠等损伤。患者伤势较重，易产生恐惧心理。应给予心理支持，并以娴熟的抢救技术控制病情发展，减少患者的恐惧。

（3）饮食护理

宜食用高蛋白、高维生素、高钙、高铁、粗纤维及果胶成分丰富的食物，以补充失血过多导致的营养失调。食物应易消化，且根据受伤程度决定膳食种类，若合并有直肠损伤，则应酌情禁食。

（4）休克护理

1）尽量减少搬动，如需搬动时，应由3~4个人将患者置于平板担架上移动，动作应协调一致、平缓，以免增加出血和加重休克。

2）保暖、给氧，两条静脉通道补液。

3）加强生命体征、中心静脉压及尿量的监测。

4）正确及时地采集标本，保证化验标本的准确性。

（5）压疮的护理

为防止骨折移位，切勿随意搬动或更换体位，但应避免局部皮肤长时间受压而导致压疮的发生，可每2小时用50%红花酒精按摩受压皮肤；合理使用防压器具，以预防压疮的发生。

（6）密切观察病情变化，及时处理合并伤

1）生命体征及神志观察，积极纠正休克，及时改善缺氧状况：①应严密观察患者的意识、脉搏、血压和尿量，及时发现和处理血容量不足；②骨盆骨折患者并发休克时，均会出现不同程度的低氧血症，因此，应及时给予面罩吸氧，改善缺氧症状。

2）腹部情况观察和护理：观察患者有无腹痛、腹胀、呕吐、排尿障碍以及肠鸣音的变化和腹膜刺激征。若腹腔内出血可出现腹痛和腹肌

紧张，腹腔穿刺可抽出不凝血。腹腔内出血与休克同时发生，故抢救时除抗休克治疗外，还要迅速查明出血原因，对症处理并做好术前准备。在病情稳定后，患者又出现腹胀、腹痛等症状，多为腹腔内血肿刺激而引起肠麻痹或神经紊乱所致，应给予禁食、胃肠减压、肛管排气等处理来缓解症状，同时还应密切观察病情变化。

3）排尿情况观察和护理：观察患者有无血尿、排尿困难或少尿、无尿，以判断其膀胱、尿道损伤情况。如膀胱颈部或后壁破裂，尿液流入腹膜腔，会有明显的腹膜刺激征，导尿时无尿液流出；如发生尿道断裂情况，患者常表现有尿道出血、排尿障碍、疼痛等。

尿道损伤的护理：①尿道不完全撕裂时留置导尿管 2 周，应妥善固定导尿管，以防脱落。尿袋应低于耻骨联合处，每日更换尿袋，每周更换尿管，防止感染。②保持尿管引流通畅，每日用生理盐水 250~500ml 进行膀胱冲洗 1~2 次，预防血块及分泌物堵塞尿管。③鼓励患者多饮水，以达到生理性冲洗的作用。

4）会阴部护理：①保持会阴部的清洁卫生，每日用温水清洗会阴部，并用碘附棉球消毒尿道外口，每日 2 次；②对于会阴部软组织开放性损伤的患者，在分泌物多时，可用过氧化氢溶液（双氧水）冲洗擦干，及时更换敷料；③如肛门有疼痛、出血，可做肛门指检，以确定直肠损伤的部位。

（7）骨盆吊带及下肢牵引的护理

1）为防止骨折移位，骨盆牵引至少持续 6 周以上。由于患者长期卧床，活动受限，所以要防止并发症发生。

2）患者床铺要保持平整、干燥、无碎屑，保护骨隆突处，可每 2 小时用 50% 红花酒精按摩受压皮肤，合理使用防压器具，以防压疮的发生。

3）骨盆牵引的吊带宽度要适宜，牵引时必须双侧同时牵引，防止骨盆倾斜，肢体内收畸形。指导患者进行功能锻炼，逐渐恢复肢体的功能，早日康复。

2. 术后护理

（1）饮食护理

多吃含粗纤维较多的蔬菜、果胶成分丰富的水果。

(2) 心理护理

因术后卧床时间长，易产生厌烦情绪，应多开导，并取得家属的支持，共同为患者制定比较周密的康复计划并督促实施，适时鼓励，提高患者治疗的积极性。

(3) 体位护理

尽量减少大幅度搬动患者，防止内固定断裂、脱落。术后置于智能按摩气垫上，或给予骶尾部垫水垫，每 2~3 小时更换 1 次，平卧和健侧卧交替换位，以预防压疮。

(4) 伤口护理

观察切口渗血情况，保持引流瓶适当负压，以便及时引流出伤口积血，防止伤口感染。

(5) 引流管护理

妥善固定引流管，避免受压、扭曲，密切观察引流液的颜色、量、性质，并做好记录。

(6) 功能锻炼

手术后 6 小时，若患者疼痛不明显，可指导其行患肢的踝关节运动，并鼓励其即行健肢的主动活动；术后 5 天内，可指导患者行股四头肌的静力收缩运动。

【健康教育】

(1) 康复指导

1）向患者及其家属介绍功能锻炼的意义与方法。

2）功能锻炼方法依骨折程度而异

不影响骨盆环完整的骨折：①单纯一处骨折，无合并伤，又不需复位者，可卧床休息，仰卧与侧卧交替（健侧在下），早期可在床上做上肢伸展运动、下肢肌肉收缩运动以及足踝活动；②伤后 1 周后练习半卧及坐位，并做髋关节、膝关节的伸屈运动；③伤后 2~3 周，如全身情况尚好，可下床站立并缓慢行走，逐日加大活动量；④伤后 3~4 周，不限制活动，练习正常行走及下蹲。

影响骨盆环完整的骨折：①伤后无合并症者，卧硬板床休息，并进行上肢活动；②伤后第 2 周开始半坐位，进行下肢肌肉收缩锻炼，如股四头肌收缩、踝关节背伸和跖屈、足趾伸屈等活动；③伤后 3 周床上进行髋关节、膝关节活动，从被动到主动；④伤后 6~8 周扶拐行走；⑤伤后 12 周弃拐负重步行。

（2）出院指导

1）轻症无移位骨折回家疗养者，要告知患者卧床休息的重要性，禁止早期下床活动，防止骨折发生移位。

2）对耻骨联合分离而要求回家休养患者，应告之禁止侧卧，并教会其家属如何正确使用骨盆兜，以及皮肤护理、会阴清洁的方法，预防压疮和泌尿系感染。

3）对骨盆内固定术后出院患者，嘱患者出院后第 1 个月、3 个月定期复查，检查内固定有无移位及骨折愈合等情况。

4）嘱患者按康复计划进行功能锻炼。

5）生活规律，合理安排饮食；保持心情愉快和充足睡眠；提高体质，促进骨折愈合。

第五章　手外伤及断肢（指）再植患者的护理

第一节　手　外　伤

手外伤多为综合伤，常同时伴有皮肤、骨、关节、肌腱、神经和血管损伤，完全或不完全性断指、断掌和断腕等也有发生。据统计，手外伤占外科急诊总数的20%，占骨科急诊总数的40%。

【手外伤的分类】

（1）压砸伤
占手外伤的一半，对手部软组织、骨组织等均有严重破坏。

（2）撕脱伤
由印刷机、压胶机、和面机、脱粒机及交通事故造成。可发生大面积皮肤撕脱，经常合并深部组织损伤。

（3）绞轧伤
由高速旋转的机器将肢体卷入致伤。可造成广泛的组织破坏和骨折，甚至肢体离断。

（4）炸伤
由爆竹、雷管、火枪等造成。常造成多个手指甚至肢体缺损。创面组织损伤严重，伤口极不整齐，常遗留大量异物。

（5）烧伤
由高压电、火炉及热水等造成。软组织破坏广泛且严重。

（6）摩擦伤
由皮带、砂轮等致伤。可伴有烧伤。

（7）贯穿伤
由枪及锐器刺伤造成。创口小而深，可伤及深部重要组织，如肌腱、神经、血管等。

（8）咬伤
由动物或人咬伤。创面可不大，但较深，污染重，易感染。

【手外伤的辅助检查】

X 线检查

以便了解骨折的类型和移位情况。

【开放性损伤的处理原则】

1. 及时正确的急救处理

（1）止血

局部加压包扎是手部创伤最为简单而有效的止血方法，即使是尺、桡动脉损伤，加压包扎也能达到止血的目的。如加压包扎不能止血时，可采用气囊止血带或血压表的气囊止血，将其缚于上臂或大腿上 1/3 部位，垫好衬垫，记录时间。上肢使用止血带，一般成人压力为 200～300mmHg，儿童为 150～200mmHg。当止血带时间超过 1 小时，应在伤处加压的情况下，放松 5～10 分钟后再加压，以免引起肢体缺血性坏死。橡皮管止血带易引起桡神经麻痹，不宜采用。

（2）创口包扎

用无菌敷料或清洁布类包扎伤口，以防伤口被进一步污染。

（3）局部固定

固定患肢，以减轻在搬运过程中的疼痛和防止进一步损伤。固定器材可用木板、竹片、硬纸板等，固定范围应包括整个手并达腕关节以上。

2. 处理原则

（1）清洁创面

手部开放性损伤，其创面均受到不同程度的污染，也有不同程度的组织挫灭。经过认真仔细的清创，使污染创口变成清洁创口，才有可能达到一期愈合。

（2）闭合创口

闭合伤口是预防感染的有效措施。手部开放性损伤应该争取在伤后 12 小时之内进行手术闭合伤口。

（3）矫正畸形

恢复解剖关系，改善血液循环，才有可能进行深部组织的修复。否则会带来严重的功能障碍。

（4）修复损伤组织

受损伤的组织，如果条件许可，都要争取一期修复，治疗效果好，功能恢复较快。

【护理评估】

(1) 健康史

1) 受伤史：包括致伤物、受伤原因与过程。了解现场及转运途中使用药物情况。

2) 既往健康状况：有无吸烟史，以便掌握麻醉药、解痉药的有效使用量。

(2) 身体状况

1) 手部情况：①创口的部位及性质，皮肤缺损的范围、皮肤活力，肌腱、神经、血管及骨关节损伤的程度，以判断伤情；②患手血运情况：了解扎止血带的时间，观察是否存在皮肤苍白、皮温降低、指腹瘪陷、毛细血管回流缓慢或消失、皮肤青紫或肿胀等情况，以便及时松解止血带，配合医生采取有效措施；③伤口疼痛程度：以便及时处理疼痛，避免因剧烈疼痛发生虚脱、休克。

2) 全身情况：是否有烦躁不安或表情淡漠、皮肤黏膜苍白、湿冷、尿量减少、脉搏细速、血压下降等失血性休克的早期表现，以便及时补充血容量。

(3) 心理-社会状况

评估患者对伤情的认识和对康复的期望值，以便针对性疏导。

【护理诊断】

(1) 自理缺陷

①骨折；②医疗限制：牵引、石膏固定等；③瘫痪；④卧床治疗；⑤体力或耐力下降；⑥意识障碍，如合并有脑外伤。

(2) 疼痛

①化学刺激：炎症、创伤；②缺血、缺氧：创伤、局部受压；③机械性损伤：体位不当，组织受到牵拉；④温度不宜：热或冷；⑤心理因素：幻觉痛，紧张。

(3) 有皮肤受损的危险

神经损伤后手部感觉、运动障碍和肌萎缩。

①患者了解皮肤受损的危险因素与避免方法；②患者未出现皮肤受损。

(4) 潜在并发症

手部血液循环障碍。

①骨折；②外伤：如骨筋膜室综合征；③血管损伤；④局部受压。

（5）知识缺乏

①缺乏医学知识；②不了解功能锻炼的重要性和方法；③疼痛、畏惧。

【术前护理措施】

（1）急诊患者的护理

脱去或剪开患者伤侧的衣袖，使受伤肢体充分暴露。

1）观察上肢各关节的活动情况，了解手部以外身体其他部分有无损伤。

2）观察手部受伤情况，如皮肤的完整性、出血、肿胀、伤口污染程度以及有无畸形等，观察手指感觉及主动运动功能。

3）根据伤肢出血情况，可在手指根或上臂缚止血带，对已经应用止血带的应详细了解使用时间和使用后肢体的情况。

4）测量血压、脉搏、呼吸和体温，观察患者的全身情况。

（2）术前备皮

1）术前 2 天用温水浸泡刷手，每天 2 次，每次 30 分钟。

2）术前 1 天剪指甲，术晨将手术范围内的汗毛剃净，清洗备皮区的皮肤。

3）瘢痕组织备皮时很容易刮破，可用小剪刀剪去汗毛。

4）带蒂皮瓣移植患者，断蒂前用温水清洁皮瓣及周围的皮肤，用盐水棉球擦拭创面，酒精棉球消毒创面周围的皮肤，然后盖上无菌敷料。

（3）手部手术患者的护理

手部手术后的患者生活不便，术前应做好患者心理护理，并做好各种适应性训练，提高生活自理能力，减少依赖性。

【术后护理措施】

（1）体位护理

患者取舒适卧位，患肢用垫枕抬高，必要时将患肢悬吊于支架上，略高于心脏水平，促进静脉血液和淋巴液的回流，减轻肿胀。患者坐位或站立时应将患肢用三角巾或颈腕悬吊带悬吊于胸前。

(2) 观察患肢

术后密切观察患肢手指末端皮肤的色泽、温度、弹性、感觉等情况，如发现皮肤苍白或发绀、皮温下降、显著肿胀或指腹萎陷等，说明有血液循环障碍，应及时报告医生予以处理。

(3) 带蒂皮瓣移植的术后护理

行带蒂皮瓣移植者，术后将患肢用胶布固定于躯干适当位置，患者应绝对卧床，患肢用垫枕垫起，防止皮瓣蒂部被牵拉、扭转而影响皮瓣的血液供应。帮助患者解决生活问题。

(4) 保持石膏固定的有效性

手术后 1 ~ 3 天由于患肢肿胀，包扎的石膏托可变得过紧；当患肢肿胀消退后，固定的石膏托又显得过松，因此，要及时调整石膏托，以保证石膏固定的效果。

(5) 功能锻炼

手术治疗仅为手部功能恢复创造了必要的条件，手部功能的完全恢复很大程度上取决于术后的功能锻炼，应于手术后立即开始。在石膏固定期应积极进行未固定手部各关节的功能锻炼，固定部位可做肌肉静力收缩练习，去除固定后，应早期进行主动和被动功能锻炼。

1）手主动运动的方法有：①腕关节背伸、掌屈；②桡偏、尺偏；③前臂旋前、旋后；④掌指和指间关节屈、伸；⑤掌指和指间关节同时伸直或同时屈曲；⑥手指内收、外展；⑦拇指外展、内收；⑧拇指和其他指的对指；⑨拇指屈、伸。

手主动运动的禁忌证：严重创伤后的 3 ~ 4 天；神经和肌腱修复术后 3 周；关节急性炎症；不稳定骨折；手术后需严格制动。

2）清创缝合术后的功能锻炼：①术后疼痛、肿胀减轻后，即可练习握拳、屈伸手指，同时做腕部的屈、伸和旋转练习，防止关节僵硬；②伤口拆线后，练习用力握拳和手的屈伸、内收、外展等活动，保持手的正常肌力，使手部各关节的功能尽快恢复正常。

3）肌腱损伤手术后的功能锻炼：①肌腱粘连松解术后 24 小时，即可去除敷料，进行主动伸指、屈掌指关节锻炼。术后的 1 ~ 4 天每天练习 2 ~ 3 次，每次屈伸 5 ~ 10 次。4 天后每天练习 4 ~ 6 次，每次屈伸 15 ~ 25 次，其活动次数可根据患者情况适当增减。②肌腱修复术后，在石膏托固定的 3 ~ 4 周内，可活动未固定的关节，不能活动患指，因过早的肌腱活动可以破坏腱鞘与肌腱之间刚建立起来的供应，导致移植肌腱变性坏死。3~4周后解除外固定，患指开始主动和被动的屈、伸活动，力量由小到大，直至患指伸、屈活动正常。

4）带蒂皮瓣移植术后的功能锻炼：患侧肢体需要在强迫体位（即非功能位）固定3~4周，应在不影响皮瓣愈合的情况下，进行患肢各个关节的主动和被动功能锻炼。

①皮瓣断蒂前，以健指活动为主；术后第2天起，即可用健手帮助患手健指做被动活动，1周后做健指最大限度的主动屈、伸活动。锻炼时不能引起皮瓣牵拉。②水肿消退后，开始患指的屈、伸活动，动作幅度缓慢增加。③皮瓣断蒂后，健指做最大幅度的屈、伸锻炼，患指做被动和主动屈、伸活动。④拆除皮瓣缝线后，练习握拳、伸指、用手捏橡皮圈等活动。⑤揉转石球等各种功能及协调动作，恢复手的灵活性。

5）手部骨折和关节脱位的功能锻炼：手部骨折和关节脱位复位后，一般用石膏或铝板功能位固定4~6周。

①固定期间主动活动正常手指，患手的患指可在健手的协助下被动屈、伸，待疼痛消失后变被动活动为主动活动，同时进行患手腕部的屈曲和背伸练习。②去除固定后，指导患者进行手部各关节的主动屈、伸活动，特别是掌指关节和近侧指间关节，每次屈、伸都要达到最大范围，动作要缓慢，不宜过猛，以免产生新的损伤。

【健康教育】

（1）向患者宣教维持体位的重要性，特别是皮瓣移植者。要保持皮瓣良好的血液供应，使其尽可能舒适，以便耐受较长时间的被动体位。

（2）向患者讲解功能锻炼对手外伤治疗及康复的重要意义，使患者真正了解并重视，主动配合，自觉完成锻炼计划。

（4）在日常生活中，手的屈指功能比伸指功能重要。因此，要患者注重手的屈指练习，特别是加强掌指关节的屈曲练习。

（5）定期复诊。嘱患者定期复查，术后拆线时间为10~14天。

（6）出院指导

1）放松心情，让家人参与锻炼，积极融入社会，调整心态，适应皮瓣外形。

2）保护患肢，避免发生擦伤、冻伤及烫伤；洗脸时的水温先用健侧手试；冬天外出注意保暖。

3）坚持患肢的主动及被动活动。

4）如有不适及时就诊。

第二节 断肢（指）再植

断肢（指）再植指的是完全离断或不完全离断的肢体，采取清创、血管吻合、骨骼固定、肌腱和神经修复等一系列的外科手术，将肢体再重新缝合回机体原位，加之术后各方面的综合处理，使其完全存活并最大限度地恢复功能。根据离断肢体损伤的原因和性质可分为三大类：切割性断肢、碾压性断肢、撕裂性断肢。

【性质、程度与分类】

1. 按离断肢（指）体的程度分

（1）完全离断

断肢（指）的远端和近端完全离体，无任何组织相连，或断肢（指）只有极少量损伤的组织与整体相连，但在清创时，必须将这部分组织切断再植。

（2）不完全离断

指伤肢（指）软组织大部分离断，断面有骨折或脱位，相连的软组织少于该断面软组织的1/4，主要血管断裂或栓塞。伤肢远端无血液循环障碍或严重缺血，不吻合血管将引起肢体（手指）坏死。

2. 按肢（指）体断离的性质分

（1）整齐离断伤

多由切纸刀、电锯、铡刀等造成。离断肢体创缘整齐，创面没有严重的组织挫灭和缺损。断肢再植成功率高。功能恢复好。

（2）不整齐离断伤

多由搅拌机、和面机、冲压机、交通事故等造成。组织损伤范围广泛，断肢再植成功率较低。功能恢复不理想。

【保存原则与方法】

1. 离断体肢（指）体的保存原则

（1）应将离体肢（指）体及时保存于低温的环境中。一般用无菌或清洁敷料包好断肢（指），外加不漏的塑料袋包裹，将塑料袋放在加盖的容器内，周围放置冰袋或碎冰块，以减慢组织的代谢变性和防止细菌繁殖。

（2）绝不可把冰块和肢（指）体直接接触，以防冰块融化将肢（指）体泡肿。离断的肢体切不可放入任何性质的液体中。

2. 离断肢（指）体的保存方法

（1）现场处理

1）如肢体被机器卷入，应马上停止机器的运转，把机器拆开，取出伤肢，切不可采用机器倒转的方法移出伤员。

2）对于失去肢体的残端，应采用无菌敷料加压包扎的方法止血，如有条件，可用止血钳夹住血管断端，但不可钳夹血管过多，禁止盲目钳夹。

3）最好不用止血带，如应用者，应严格每小时放松一次，每次 10~15 分钟。松止血带时，用手指压住近心侧动脉主干，以减少出血。

4）对不全离断的肢（指）体，在运送前应用夹板妥善固定伤肢，以免加重肢体的损伤。

5）完全离断的肢体，对离断体应妥善保存，迅速转送医院紧急处理。

（2）运送

尽快将患者连同断离的肢体转送有条件再植的医院。

1）如患者发生严重休克或内脏损伤，应首先及时处理或立即送就近医院进行抢救。

2）转送前，还应与有关的医疗单位联系，以便做好必要的准备，有利于抢救工作的进行。

3）转送时，应尽可能选用速度最快的交通工具。

（3）急诊室的处理

1）患者到急诊室后，医生应迅速了解受伤经过以及肢体断离至入院的间隔时间。

2）迅速而全面地进行全身检查。作出准确的伤情判断。

3）如患者没有严重的休克或危及生命的合并损伤，应连同伤肢在内拍摄 X 线片，同时做好其他有关的检查及配血等，并送手术室准备手术。

4）如患者因存在危及生命的严重合并损伤而不能立即进行再植手术时，应将断离肢体先送至手术室，经过洗刷，以 12.5U/ml（0.9%盐水 500ml+肝素 2ml）肝素盐水从动脉断端注入冲洗血管后，用无菌巾将肢体包好，保存在 2～4℃冰箱内，待全身情况许可时，立即进行再植手术。

【适应证与禁忌证】

1. 断肢（指）再植的适应证

（1）全身情况

全身情况良好是断肢再植的必要条件。若有重要器官损伤应先抢救，可将断肢置于4℃冰箱内，待全身情况稳定后再行再植手术。

（2）肢体的条件

与受伤的性质有关。

1）切割伤：断面整齐，血管、神经、肌腱损伤轻，再植成活率高，效果较好，应力求再植成功。

2）辗压伤：切除辗压部分后，可使断面变得整齐，在肢体缩短一定范围后再植，成功率仍可较高，应争取再植成功。

3）撕裂伤：组织损伤广泛，移植后成功率和功能恢复均较差，应慎重。

（3）再植时限

再植的时限与断肢的平面有明显关系。再植时限是越早越好，应分秒必争，一般以 6～8 小时为限，如伤后早期即行冷藏保存者，可适当延长。肢体离断后，组织通过有氧和无氧代谢，形成细胞内中毒，使细胞和细胞膜结构受损，蛋白质和离子通透性障碍，导致组织细胞死亡，这种变化随时间延长而加重。肌肉丰富的高位断肢，常温下6～7小时，肌组织变性释放出的钾离子、肌红蛋白和肽类有毒物质积聚在断肢的组织液和血液中，再植后，有毒物质进入体内可引起严重的全身毒性反应。因此，上臂和大腿离断，再植时限宜严格控制，而断掌、断指和断足由于肌肉组织较少，上述变化较轻，再植可延长至 12～24 小时。虽有个别病例数十小时断指再植成功者，亦不能成为有意耽误和无限延长再植时限的理由，时限越长成功率越低、功能恢复越差。

（4）离断平面

高位断肢的平面与再植时限、术后对全身情况的影响及功能恢复有明显关系，应予特别注意。显微血管吻合技术的提高、末节断指再植的成功使得断指再植已无明显的平面限制。断成两段的断指亦可再植，而且越是远端的断指，虽再植手术较困难，但再植术后功能越好。

（5）年龄

青年人出于对生活和工作的需要，对断肢（指）再植要求强烈，应尽量努力再植。小儿对创伤的修复能力和功能恢复的适应能力强，亦应争取再植。老年人断肢（指）机会较少，且多有慢性器质性疾病，是否再植应慎重考虑。

（6）双侧上肢、下肢或多个手指离断

应组织两组人员同时进行。原则是先再植损伤较轻的肢体，如有必要可行异位再植。多个手指离断应先再植拇指，并按其手指的重要性再依次逐个再植。

2. 断肢（指）再植的禁忌证

（1）断肢（指）发生在高温季节，离断时间过长，且未经冷藏保存者。

（2）断肢（指）经防腐剂或消毒液长时间浸泡者。

（3）断肢（指）多发性骨折及严重软组织挫伤，血管床严重破坏，血管、神经、肌腱高位撕脱者。

（4）患有全身性慢性疾病，不能耐受长时间手术，或有出血倾向者。

（5）精神不正常，本人无再植要求且不能合作者。

【手术原则】

断肢（指）再植手术者既要有良好的技术基础，特别是微血管吻合的基础，又要求有较强的应变能力。断肢（指）再植手术操作虽有一定顺序，但又要根据具体情况加以适当调整。如肢体离断时间较短，可先修复其他深部组织，再吻合动、静脉以恢复血液循环，可减少修复其他组织时对已吻合血管的刺激。如肢体离断时间较长，则应在骨支架修复后，尽快吻合血管，以便尽早恢复血液循环，缩短组织缺血时间。

(1) 彻底清创

清创是防止术后感染的有效措施，也是对离断肢体组织损伤进一步了解的过程。为缩短手术时间，一般应分两组分别对肢体的近、远端同时进行清创。除需遵循一般创伤的清创原则外，还要仔细寻找和修整需要修复的重要组织，如动脉、静脉、神经、肌腱，并分别予以标记。而且在肢体血液循环恢复后，需再次检查，清除无血供的组织。

(2) 重建骨支架

修整或缩短骨骼，其缩短的长度应以血管、神经在无张力下缝合，肌腱或肌肉在适当张力下缝合，皮肤以能够无张力覆盖为标准。骨骼固定应采用简便迅速、剥离较少、确实稳固、愈合较快的方法，可根据情况选用螺钉、克氏针、钢丝、髓内针或钢板内固定。

(3) 缝合肌腱

重建骨支架后，一般是先缝合肌腱再吻合血管，可避免先吻合血管再缝合肌腱时的牵拉对血管吻合口的影响，有利于吻合血管张力的调节。一般只缝合手部主要功能的肌肉和肌腱，不必将断离的所有肌腱缝合。

(4) 吻合血管，重建血液循环

将动、静脉彻底清创后，分别在无张力下吻合。如有血管缺损应行血管移位或移植，将主要血管均给予吻合，动、静脉比例以 1：2 为宜。一般先吻合静脉，后吻合动脉。也可先吻合 1 根静脉，再吻合 1 根动脉，开放血管夹，恢复肢体血运后再吻合其余静脉和动脉，以缩短组织缺血时间，血管吻合应在手术显微镜下进行。

(5) 缝合神经

神经应尽可能在无张力状态下一期缝合，如有缺损应立即行神经移植修复。

(6) 闭合创口

清创时即应充分估计，以适当缩短骨骼来满足软组织修复的需要。应完全闭合所有创口。缝合张力不宜过大，否则可直接影响血液流通。如有皮肤缺损，应采用全厚皮片或局部转移皮瓣修复。

(7) 包扎

伤口缝合完毕后，用温生理盐水洗去血迹，以便观察再植肢体的皮肤颜色。用多层松软敷料包扎，指间分开，指端外露，便于观察手指的血液循环。手、腕功能位石膏托固定。固定范围根据断肢部位，从手指至前臂中段，必要时超过肘关节或包括整个上肢。

【护理评估】

肢体断离主要是意外损伤所致，除了解断肢的原因外，还要了解外伤的环境、时间及外伤后现场的急救情况，尤其是了解对断离肢体的保存方法和离断时间；评估有无合并性损伤，如有无休克、脑部损伤等；了解患者既往身体健康状况；评估患者全身情况，包括精神状态，营养状况，生命体征是否有改变。

判断肢体的离断是完全性离断还是不完全性离断。不完全离断的肢体要特别注意其血供情况，将断肢置于正常体位，观察血液循环情况，如远端肢体苍白、冰凉、感觉消失、指甲无毛细血管反应，指腹萎缩，桡动脉和足背动脉搏动消失等均表示肢体缺血，近端创面可有不同程度的渗血。完全性肢体离断组织损伤时，在手术中进行检查，以断定组织损伤的程度及再植手术的可能性和成功性。主要探查血管、神经、肌腱、肌肉、骨与关节及周围软组织和了解皮肤的损伤情况。

【护理诊断】

（1）焦虑

1）预感到个体健康受到威胁，形象将受到破坏，如截瘫、截肢等。

2）疼痛预后不佳，如恶性骨肿瘤、脊髓或神经受损等。

3）担心社会地位改变。受伤后可能遗留不同程度的残疾或功能障碍，工作将可能改变。

4）不理解手术程序，担心术后效果。

5）不理解特殊检查与治疗，如 CT、MRI 检查及高压氧治疗等。

6）已经或预感到将要失去亲人，如家庭车祸、患者自身病情危重等。

7）不适应住院环境。

8）受到他人焦虑情绪感染，如同病室住有焦虑的患者。

9）经济困难，如骨髓炎患者治疗费用较高且可能迁延难愈，骨与关节结核患者治疗时间较长，费用较高。

（2）自理缺陷

1）骨折。

2）医疗限制：牵引、石膏固定等。

3）瘫痪。

4）卧床治疗。

5）体力或耐力下降。

6）意识障碍，如合并有脑外伤。

（3）疼痛

1）化学刺激：炎症、创伤。

2）缺血、缺氧：创伤、局部受压。

3）机械性损伤：体位不当，组织受到牵拉。

4）温度不宜：热或冷。

5）心理因素：幻觉痛，紧张。

（4）潜在并发症 休克（失血性、中毒性）

1）创伤大、出血量多，尤其是高位断肢。

2）毒素吸收：肢体严重创伤、高平面断离，尤其是缺血时间较长的断肢。

（5）潜在并发症 肾衰竭

1）休克。

2）肾缺血。

3）肾中毒。

（6）潜在并发症 便秘

1）长期卧床，缺少活动。

2）中枢神经系统引起排泄反应障碍，脊髓损伤或病变。

3）肠蠕动反射障碍：骨盆骨折，谷类、蔬菜摄入不足，轻泻剂使用时间过长。

4）机械性障碍：腹部、盆腔及横膈等肌肉软弱；年老体弱，缺乏B族维生素，低钾；排便环境改变。

5）液体摄入不足。

6）摄入纤维素不足。

7）正常排泄之解剖结构有机械性的障碍，如痔疮患者排便时疼痛与出血。

8）心理因素：担心排便导致邻近会阴部的伤口影响（搬运后移位、出血、疼痛），担心床上排便污染房间空气而遭他人嫌弃或不愿给人添麻烦等而未能定时排便。

（7）潜在并发症　再植肢（指）体血液循环障碍

1）血管痉挛：吸烟、疼痛、寒冷。
2）血管栓塞。
3）血容量不足。

（8）知识缺乏　功能锻炼知识

1）未接受过专业知识教育。
2）畏惧。

【护理措施】

1. 一般护理

（1）病室要求

病房应安静、舒适、空气新鲜，室温需保持在 20～25℃，湿度 50%～70%。温度变化对吻合的血管影响很大，室温过低或突然下降，会引起缺血痉挛。尤其是冬季，病房内应有保暖设施，最好安装冷暖双制空调，使室温保持在理想范围内。冬季患肢用 60W 烤灯持续照射，照射距离 30～40cm，过近有致灼伤的危险。严禁患者吸烟以及他人在室内吸烟，防止血管痉挛发生。

（2）体位要求

全麻术后患者在未清醒前应平卧，头偏向一侧，防止呕吐而误吸；硬膜外麻醉术后 6～8 小时内去枕平卧位，患肢用软枕垫高，使之略高于心脏水平，并确保患肢不受压或扭曲，以利静脉回流。术后绝对卧床休息 10～14 天，患者不得大幅度翻身及患侧卧位、坐起或下地。

（3）疼痛处理

术后的镇痛不仅可以镇痛，还可以防止血管痉挛。自控镇痛技术具有镇痛效果好、用药量少、血药浓度维持恒定、根据个体需求投放用药等优点，越来越多地应用于断肢再植的患者。术后 2～3 天拔除硬膜外导管，严格执行无菌技术，防止导管的污染；密切观察出血情况，防止硬膜外血肿发生。在感觉功能未恢复前，应注意保护患肢，以免发生烫伤或冻伤。

（4）尿潴留护理

术后 6～8 小时不能排尿，多与麻醉和体位有关。术后应用血管扩张药，如山莨菪碱，亦可引起排尿困难。可诱导排尿，必要时行留置导尿；术前训练卧床排尿，可减少术后的尿潴留。

（5）生命体征的观察

低位断肢再植术后全身反应较轻。如肢体创伤重、再植手术时间长，血液循环恢复后肢体的灌注及伤口渗出，可能引起血压下降或再灌注损伤等病理变化；高位断肢再植术后还可因大量毒素被吸收，导致中毒性休克和急性肾衰竭，患者出现持续高热、烦躁不安甚至昏迷，心跳加快、脉搏细弱、血压下降，少尿或无尿、血红蛋白尿。因此，应密切观察患者生命体征、血氧饱和度、肾功能等变化，防止再植术后各种危及生命的并发症发生。当保留肢体可能危及患者生命时，应及时截除再植的肢体。

（6）药物治疗的护理

为预防感染、防止血栓形成和血管痉挛，断肢（指）再植术后常规应用抗生素、抗凝药和解痉药。常用的抗血管痉挛的药物有罂粟碱和山莨菪碱，对血管平滑肌有显著的松弛作用，可使全身血管床呈扩张状态。罂粟碱成人剂量为 30～60mg，每 6 小时肌内注射一次，应用 5～7 天后减量至术后 12～14 天，不宜突然停药。山莨菪碱 10mg，加入静脉输入的各组溶液中，以维持血管平滑肌的扩张状态。常用的抗凝药有低分子右旋糖酐，它可降低红细胞之间的凝集作用和对血管壁的附着作用，并可增加血容量，减低血液的黏稠度，利于血液的流通。每日静脉输入 500～1000ml，应用 4～6 天。应注意观察药物的不良反应，如低分子右旋糖酐可引起全身瘙痒，一些抗生素可出现不典型的过敏反应，山莨菪碱静脉滴注太快可引起脉搏增快、排尿困难等。如出现上述情况，应立即停药，给予相应的处理。

2. 再植肢体血循环观察及护理

（1）皮肤颜色

1）皮肤色泽变化反映了皮下血液循环的状况，是最易观察的客观指标。正常再植肢体的皮肤颜色是红润的，或与健侧的皮肤颜色相一致。

2）观察皮肤颜色应在自然光线下，日光灯照射下皮肤显得苍白，夜间在烤灯下观察，皮肤颜色稍红、偏暗，应注意加以区别。

3）皮肤颜色突然变成苍白是动脉痉挛的最早表现，皮肤颜色逐渐变为苍白，而经药物治疗处理无好转，随后出现散在的紫色斑点，表明为动脉栓塞。

4）皮肤颜色由红润变成暗紫色是静脉回流障碍的表现，应检查静脉是否受压。随之皮肤上出现散在的黑紫斑点则表明为静脉栓塞，之后黑紫斑点可相互融合成片，并扩展到整个再植肢体。

5）血管危象常发生在术后 48 小时内，如未能及时发现，将危及再植肢体的成活，因此，术后 48 小时内应每 1~2 小时观察一次，与健侧肢体相比较，并做好记录。

6）要准确判断血管危象是由血管痉挛引起还是由血管栓塞所致。一旦发现，应解开敷料，解除压迫因素，应用解痉药物，如罂粟碱、山莨菪碱等，有条件者可行高压氧治疗。如经短时间观察不见好转者，多为血管栓塞，应立即做好手术探查的准备，及时去除血栓，切除原吻合口重新吻合，可使再植肢体恢复良好的血液循环。

（2）皮肤温度

1）皮温用半导体皮温计测试，术后 3 天内应每小时测试一次，3~7 天可每 2 小时测试一次。

2）手术刚结束时再植肢体的皮肤温度较低，在 3~5 小时内恢复正常。

3）皮温的测量要与健侧肢体相比较。当室温为 20~25℃ 时，再植肢体的皮肤温度通常在 33~35℃，与健侧肢体温差在 2℃ 以内。

4）再植肢体与健侧肢体的皮温突然相差在 3℃ 以上，多为动脉栓塞所致；如温差逐渐增大，并且是先增高而后降低，则多为静脉血管栓塞所致。

5）测量皮温要定部位、定时间、定压力，患肢与健肢应在同一温度环境中。

6）要排除外界环境温度的影响。再植肢体由于失去神经支配，温度调节功能丧失，极易受到外界温度的影响，当局部有烤灯时，常出现温度升高的假象，应予以注意。

（3）组织张力

1）组织张力即再植肢体恢复血液循环后的饱满程度及其弹性。

2）正常情况下，再植肢体有轻度肿胀、弹性好，张力与健侧相同或略高于健侧。

3）当发生动脉危象时，张力降低，指腹瘪陷，皮纹加深；发生静脉危象时，则张力高，指腹胀满，皮纹变浅或消失，甚至会出现张力性水疱。

（4）毛细血管充盈时间

1）轻压再植肢体的甲床，颜色变白，去除压迫后颜色变为红润，其间所需的时间称为毛细血管充盈时间，正常为 1~2 秒。

2）动脉供血不足时，毛细血管充盈时间延迟；动脉栓塞时，组织无血供，毛细血管充盈消失。

3）静脉回流不畅时，毛细血管充盈时间早期缩短，后期静脉完全栓塞时，毛细血管充盈消失。

4）毛细血管充盈时间，很少受外界因素的干扰，对临床判断再植组织有无血液循环具有最直接的价值。

（5）指腹侧方小切口放血

1）血供正常时，切口内有鲜红色血液涌出，边擦拭边流，数分钟后自行停止。

2）动脉供血不足时，溶血缓慢，提示动脉痉挛。

3）如切口内快速流出紫红色血液，以后逐渐变为鲜红色，提示动脉血供良好，静脉回流障碍。

4）如果切开后流出少量暗紫色血液，后又流出一些血浆样液，说明先发生了静脉危象后又发生了动脉危象。

5）本项观察为侵入性操作，一般不宜应用，当断指再植后静脉回流障碍，则有必要采用。操作时必须严格无菌，手法轻柔，防止粗暴操作引起动脉痉挛。以上各种观察指标应结合起来考虑，对再植肢体皮肤颜色的变化、皮温、毛细血管充盈试验、指（趾）腹张力及指（趾）端侧方切开出血等观察指标综合分析并进行正确判断。

①正常情况下，再植肢体的指（趾）腹颜色红润，早期颜色可比健侧稍红，皮温亦可比健侧稍高，毛细血管充盈良好，指（趾）腹饱满，如果切开指（趾）腹侧方，将在 1~2 秒钟内流出鲜红色血液；②如果颜色变成苍白，皮温下降，毛细血管充盈消失，指腹干瘪，指腹切开不出血，则表示动脉血供中断；③如颜色由红润变成紫灰色，指腹张力降低，毛细血管充盈缓慢，皮温降低，指腹侧方切开缓慢流出暗红色血液，则是动脉血供不足的表现；④如指腹由红润变成暗紫色，且指腹张力高，毛细血管充盈加快，皮温从略升高而逐渐下降，指腹切开立即流出暗紫色血液，不久又流出鲜红色血液，且流速较快，指腹由紫逐渐变红，则是静脉回流障碍。

3. 功能锻炼

肢体的成活只不过是断肢（指）再植成功的第一步，重要的是要恢复肢体的功能。

（1）早期（组织愈合期）

术后 3 周内为软组织愈合期，由于静脉及淋巴回流不畅和肌肉瘫痪，常出现持续肿胀。功能锻炼的目的是改善血液循环。

1）在肢体远端，自指尖向手掌和前臂进行向心性按摩和揉捏。

2）在不影响骨折愈合的情况下，被动活动患肢远端关节。如前臂离断者，可活动指间关节和掌指关节，使其活动范围达到正常。

（2）中期（功能恢复期）

术后 4～6 周为功能恢复期，此期缝合的软组织基本愈合，此期锻炼的目的是预防关节僵直与肌肉萎缩，促进神经再生，防止肌腱粘连，促进功能恢复。骨折部位固定良好后开始做以下练习。

1）被动轻柔活动患肢上、下端未被固定的关节，以保持其正常活动度。特别强调掌指关节屈曲、拇指外展及肩关节的外展、外旋运动，因这些关节这些方向最易发生挛缩。

2）用手托住患肢，主动活动未固定关节，以恢复肌力并松解粘连的组织，从而恢复手指的主动屈、伸活动度；对固定区的肌肉行静力性收缩和放松，以促进血液、淋巴循环，维持并恢复肌力。

（3）恢复期

骨骼愈合、外固定去除后功能锻炼的目的是促进关节活动度和肌力的恢复，并促进肢体的应用功能，即生活自理和工作能力的恢复。

1）主动运动：即主动进行关节各方向的运动，动作应平稳、缓和，达到最大幅度时再适度用力，使关节区域感到紧张或轻度的酸痛感。

2）被动运动：进行被动牵伸活动，以引起关节区有紧张或酸痛感为度。

3）辅助运动：可以通过手、棍棒、滑轮、绳索及专用练习器械，向患肢施加助力，进行主动训练和被动训练。还可用支架或专用的牵引器械做重力牵引，一般手指为 1～2kg，腕及肘关节为 2～4kg，每次牵引 10～20 分钟。

【健康教育】

（1）教育患者提高自我保护意识，再植肢（指）体应保暖，受凉会引起血管痉挛；不能食用含咖啡因的食物，以免血管收缩；向患者强调绝对不能吸烟，也不允许他人在病房吸烟，尼古丁会降低血液含氧量，危及再植肢（指）体的血液供应。

（2）向患者强调绝对卧床休息的重要性，卧床时间为 10~14 天。

（3）告诉患者再植肢体感觉的恢复需要一定时间，感觉功能未恢复前，应注意保护患肢，以免发生烫伤或冻伤，因为一旦发生，则难以愈合。在感觉恢复的过程中，痛觉比触觉先恢复，从轻微的痛觉，到逐渐明显并变为痛觉过敏，最后又逐渐从过敏而变为正常，需要较长的时间，患者对此应有充分的认识并积极予以配合。

（4）再植肢体功能好坏与功能锻炼有着直接关系。对于术后患者因疼痛或怕痛而对患肢活动产生恐惧感的患者，应向其讲明功能锻炼的重要性，指导和帮助患者进行锻炼，以促进功能恢复。

（5）出院后教育

1）3 个月内避免再植肢体用力过度，避免重体力劳动，以免影响功能恢复。

2）教育患者进行再植肢体的自我观察及护理，观察再植肢体末梢颜色、温度、感觉、运动等，如有异常情况，应及时就诊，定期到门诊复查。

3）继续进行再植肢体功能锻炼，进行日常生活的各项活动，防止肌肉萎缩和关节僵硬等。

第六章 关节脱位患者的护理

第一节 肩锁关节脱位

锁骨外端和肩胛骨的肩峰关节面依靠肩锁韧带与关节囊构成的肩锁关节。且由肩胛喙突与锁骨外下方的斜方韧带、锥状韧带加强固定。外力造成上述韧带损伤后即可造成肩锁关节脱位。

肩锁关节脱位十分常见，多见于年轻人。多由直接暴力或间接暴力所致，以直接暴力多见。肩锁关节脱位预后较好。

【临床表现】

半脱位局部肿胀压痛，肩关节活动受限，肩峰与锁骨不在同一平面，可扪及高低不平的肩锁关节，完全脱位时除局部肿痛外，肩关节活动障碍明显，锁骨外端隆起畸形，按压可复位，放手后又再隆起，清晰X线可明确诊断。

【辅助检查】

行X线检查可明确诊断。肩关节的正侧位片和患侧上肢负重下肩关节正位片，以明确脱位的部位、类型、移位情况。

【治疗原则】

单脱位可用固定带自肘下到肩锁关节处交叉粘合固定，再从胸前向背后斜向健侧腋下与胸壁护板的尼龙搭扣粘合固定，最后经胸前向背后平行达患侧肘关节上方，将上臂固定于患侧胸侧，达到提升肩胛骨、下压锁骨反作用力的治疗作用。

完全脱位者多采用开放整复用异型钩钢板固定或用骨圆针通过肩峰固定肩锁关节，并用筋膜修复喙锁韧带，同时用粗丝线（10号）或钢丝分别固定喙突及锁骨上即可。

【护理评估】

(1) 健康史

1) 评估患者受伤的原因、时间；受伤的姿势；外力的方式、性质；骨折的轻重程度。

2) 评估患者受伤时的身体状况及病情发展情况。

3) 了解伤后急救处理措施。

(2) 身体状况

1) 评估患者全身情况：评估意识、体温、脉搏、呼吸、血压等情况。观察有无休克和其他损伤。

2) 评估患者局部情况：肩锁关节部位有无肿胀、畸形，两侧是否对称。

3) 评估牵引、石膏固定或夹板固定是否有效，观察有无胶布过敏反应、针眼感染、压疮、石膏变形或断裂，夹板或石膏固定的松紧度是否适宜等情况。

4) 评估患者自理能力、患肢活动范围及功能锻炼情况。

(3) 心理-社会状况

由于损伤发生突然，给患者造成的痛苦大，而且患病时间长，并发症多，就需要患者及家属积极配合治疗。因此应评估患者的心理状况，了解患者及家属对疾病、治疗及预后的认知程度，家庭的经济承受能力，对患者的支持态度及其他的社会支持系统情况。

【护理诊断】

(1) 疼痛、肿胀

与脱位、牵引有关。

(2) 躯体移动障碍

与脱位、制动、固定有关。

(3) 知识缺乏

缺乏外固定与康复锻炼知识。

(4) 焦虑

与担忧预后有关。

【护理措施】

1. 非手术治疗及术前护理

(1) 心理护理

患者因脱位后关节活动受限可感到不安。及时给患者以精神安慰，减轻紧张心理。同时应向患者及家属说明关节脱位可伴软组织损伤，以引起他们对后期治疗的重视。

（2）饮食护理

食用易消化食物，补充维生素。

（3）体位护理

保持肩关节中立位。移动患者时需托扶患肢，动作要轻柔，避免引起疼痛。

（4）肿胀的护理

①早期冷敷，减轻损伤部位的出血和水肿；②24小时后热敷，以减轻肌肉的痉挛；③后期理疗，改善血液循环，促进渗出液的吸收。

（5）外固定护理

①经常查看固定位置有无移动，有无局部压迫症状；②让患者了解固定时限（一般为4周，如合并骨折可适当延长时间）。若固定时间过长易发生关节僵硬、过短，损伤的关节囊、韧带得不到充分修复，易发生再脱位。

（6）病情观察

观察患肢的血液循环、感觉、运动情况。

2. 术后护理

（1）心理、体位、饮食护理参见术前护理相关内容。

（2）用三角巾或前臂吊带固定患肩，避免前臂下垂。进行患手抓握练习，以促进血液循环，减轻水肿。

【健康教育】

（1）休息、饮食

保持患肩制动4周，注意补充维生素，易消化饮食。

（2）功能锻炼

固定期间进行前臂屈伸、手指抓捏练习；4周后去除外固定，逐步活动肩关节。

（3）随诊

术后4周拍X线片复查。

第二节　肩关节脱位

肩关节是人体活动范围最大的关节，由肩胛关节盂与肱骨头组成。肩关节脱位好发于青壮年。由于肩关节盂小而浅，肱骨头相对大而圆，周围的韧带较薄弱，关节囊松弛，肩关节的结构不稳定，容易发生肩关节脱位。

肩关节脱位由直接和间接暴力所致，以间接暴力引起者最多见。分前脱位、后脱位，以前者较多见。

【临床表现】

(1) 有外伤史

手掌撑地，肩部出现外展外旋；或为肩关节后方直接受到撞伤。

(2) 患肩疼痛、肿胀、活动障碍

肩部失去原有圆隆曲线，呈方肩畸形。肩胛盂处有空虚感，有时伴有血管神经损伤。

(3) Dugas 征阳性

正常情况下，将手搭到对侧肩部，其肘部可以贴近胸壁。肩关节脱位后，将患侧肘部紧贴胸壁时，手掌搭不到健侧肩部；或手掌搭在健侧肩部时，肘部无法贴近胸壁，称为 Dugas 征阳性。Dugas 征还可用来判断肩脱位复位是否成功。

【辅助检查】

X 线征象按肱骨头分离的程度和方向，分为以下几型。

(1) 肩关节半脱位

关节间隙上宽下窄。肱骨头下移，尚有一半的肱骨头对向肩盂。

(2) 肩关节前脱位

最多见。其中以喙突下脱位尤为常见。正位片可见肱骨头与肩盂和肩胛颈重叠，位于喙突下 0.5 ~ 1.0cm 处。肱骨头呈外旋位，肱骨干轻度外展。肱骨头锁骨下脱位和盂下脱位较少见。

(3) 肩关节后脱位

少见。值得注意的是正位片肱骨头与肩盂的对位关系尚好，关节间隙存在，极易漏诊。只有在侧位片或腋位片才能显示肱骨头向后脱出，位于肩盂后方。

【治疗原则】

（1）复位

手法复位为主，复位时应适当给予麻醉。

1）手牵足蹬法：患者仰卧，术者站立于患侧，双手握住患肢腕部，并将足跟伸入患侧腋下，用力持续牵引，以足跟向外推挤肱骨上段，内收、内旋上臂，即可复位。左肩部脱位时术者用左足，右肩部脱位时术者用右足。

2）牵引推拿复位法：患者仰卧，自伤侧腋下经胸前及背后绕套一被单，向健侧牵引，作为对抗牵引；助手握患肢腕部及肘部，沿肱骨纵轴方向牵引并外旋，术者用手自腋部将肱骨头向外后上推挤，即可复位。此法操作简便，效果好，最为常用。

（2）固定

复位后可用三角巾悬吊上肢，将肩关节固定于内收、内旋位，屈肘，腋窝处垫毛巾，一般固定3周，合并大结节骨折者应延长1~2周。肩关节半脱位者宜用搭肩位胸肱缠带固定，即将患肢手掌搭在对侧肩部，肘部贴近胸壁，用绷带将上臂固定在胸壁，并托住肘部。

（3）功能锻炼

固定期间需活动腕部与手指；解除固定后，鼓励患者主动锻炼肩关节各个方向活动；如配合理疗，效果更好。

【护理评估】

（1）健康史

1）评估患者受伤的原因、时间；受伤的姿势；外力的方式、性质；骨折的轻重程度。

2）评估患者受伤时的身体状况及病情发展情况。

3）了解伤后急救处理措施。

（2）身体状况

1）评估患者全身情况：评估意识、体温、脉搏、呼吸、血压等情况。观察有无休克和其他损伤。

2）评估患者局部情况：局部有无肿胀、左肩畸形、肩峰异常突起。

3）评估牵引、石膏固定或夹板固定是否有效，石膏变形或断裂，夹板或石膏固定的松紧度是否适宜等情况。

4）评估患者自理能力、患肢活动范围及功能锻炼情况。

（3）心理－社会状况

由于发生突然，给患者造成的痛苦大，而且患病时间长，并发症多，就需要患者及家属积极配合治疗。因此应评估患者的心理状况，了解患者及家属对疾病、治疗及预后的认知程度，家庭的经济承受能力，对患者的支持态度及其他的社会支持系统情况。

【护理诊断】

（1）疼痛、肿胀
与脱位、牵引有关。

（2）躯体移动障碍
与骨折脱位、制动、固定有关。

（3）知识缺乏
缺乏外固定与康复锻炼知识。

（4）焦虑
与担忧预后有关。

【护理措施】

（1）心理护理
给予患者生活上的照顾，及时解决患者的困难，给患者精神安慰，减轻紧张心理。

（2）活动指导
1）抬高患肢，以利于静脉回流，减轻肿胀。
2）指导患者进行正确的功能锻炼。
3）协助医生及时复位，并向患者讲述复位后固定的重要性，防止习惯性脱位。

（3）病情观察
1）石膏固定者，观察末梢血液循环情况，肢端出现肿胀、麻木、皮肤青紫、皮温降低及疼痛，说明有血液循环障碍，应报告医生及时处理。
2）牵引患者应观察是否为有效牵引，有无压迫神经的症状，保持患肢的功能位。

（4）疼痛的护理
1）疼痛时给镇痛剂，局部早期可冷敷，超过24小时局部热敷以减轻肌肉痉挛引起的疼痛。
2）抬高患肢，保持功能位，以利消除肿胀。
3）指导患者早期进行功能锻炼。

（5）其他

准备手术的患者，做好术前准备及术后护理。

【健康教育】

为了促进关节功能的早日恢复，防止关节功能障碍，避免发生再脱位，在关节脱位复位数日后，就要开始适当的关节周围肌肉的收缩活动和其他关节的主动运动。

第三节　肘关节脱位

肘关节脱位是肘部常见损伤，发生率仅次于肩关节脱位，好发于10～20岁青少年，男性多于女性，多为运动损伤。小儿肘关节脱位占肘关节损伤的3%～6%，发病高峰年龄在13～14岁，即骺板闭合后；脱位合并周围骨折和神经血管损伤的风险很大。发生脱位后需及早复位，延迟的复位会引起长期肘部肿胀和关节活动受限，还会因过度肿胀而减少前臂的血液循环，导致缺血性挛缩。

【病因与分类】

肘关节脱位多由间接暴力所致，根据脱位的方向可分为后脱位、侧方脱位及前脱位。

（1）侧方脱位

当肘关节处于内翻或外翻位时遭受暴力，可发生尺侧或桡侧侧方脱位。

（2）后脱位

为最常见的肘关节脱位。当肘关节处于伸直位，前臂旋后位跌倒时，手掌着地，暴力沿尺骨、桡骨上端向近端传导，在尺骨鹰嘴处产生杠杆作用，导致前方关节囊撕裂，使尺骨、桡骨近端同时向肱骨远端后方脱出，形成肘关节后脱位。

（3）前脱位

当肘关节处于屈曲位时，肘后方受到直接暴力作用，可产生尺骨鹰嘴骨折和肘关节前脱位，此类相对较少见。

小儿肘关节脱位以后外侧脱位为主，常见原因是手关节或肘关节伸直位跌倒，杠杆的力量使得鹰嘴自滑车脱出，导致脱位。

【临床表现】

（1）症状	（2）体征
肘关节局部疼痛、肿胀，功能受限。肘关节处于半屈近于伸直位，患者以健手支托患肢前臂。	肘部变粗后突，前臂短缩，肘后三角关系失常。鹰嘴突高出内外髁，可触及肱骨下端。若局部明显肿胀，则可能出现正中神经或尺神经损伤，亦可出现动脉受压的临床表现。

【辅助检查】

X线检查帮助明确脱位的类型、移位情况及有无合并骨折。对于陈旧性关节脱位，X线检查有助于明确有无骨化性肌炎或缺血性骨坏死。X线发现，肱骨远端与桡骨、尺骨近端的关节对位关系发生分离。以肱骨远端为标准点，桡骨、尺骨近端向后上方移位为后脱位，向前下方移位为前脱位，向侧方移位为侧方脱位。以肘关节后脱位为最常见。

【治疗原则】

（1）复位

一般情况下，通过闭合方法可完成脱位关节的复位。复位方法为：助手配合沿畸形关节方向行前臂和上臂牵引和反牵引，术者从肘后用双手握住肘关节，以指推压尺骨鹰嘴向前下，同时矫正侧方移位，助手在复位过程中维持牵引并逐渐屈肘，出现弹跳感表示复位成功。手法复位失败时，不可强行复位，应采取手术复位。合并有神经损伤者，手术时先探查神经，在保护神经的前提下进行手术复位。

小儿肘关节脱位必须在镇静、镇痛或甚至采用局部或全身麻醉后，才能进行闭合复位。8岁以下的患儿可取俯卧位，伤侧上肢自床边下垂，将鹰嘴向前推挤，以获得复位；8岁以上的患儿取仰卧位，在远侧牵引下，前臂旋后、肘关节屈曲可获得复位。

(2) 固定

复位后，用超关节夹板或长臂石膏托固定于屈肘90°功能位，再用三角巾悬吊于胸前，3周后去除固定。

(3) 功能锻炼

固定期间，可做伸掌、握拳、手指屈伸等活动，同时在外固定保护下活动肩、腕关节及手指。去除固定后，练习肘关节的屈伸、前臂旋转活动及锻炼肘关节周围肌力，通常需要3~6个月方可恢复。

【护理评估】

(1) 健康史

1）评估患者受伤的原因、时间；受伤的姿势；外力的方式、性质；骨折的轻重程度。

2）评估患者受伤时的身体状况及病情发展情况。

3）了解伤后急救处理措施。

(2) 身体状况

1）评估患者全身情况：评估意识、体温、脉搏、呼吸、血压等情况。观察有无休克和其他损伤。

2）评估患者局部情况。

3）评估牵引、石膏固定或夹板固定是否有效，观察有无胶布过敏反应、压疮、石膏变形或断裂，夹板或石膏固定的松紧度是否适宜等情况。

4）评估患者自理能力、患肢活动范围及功能锻炼情况。

(3) 心理-社会状况

由于损伤发生突然，给患者造成的痛苦大，而且患病时间长，并发症多，就需要患者及家属积极配合治疗。因此应评估患者的心理状况，了解患者及家属对疾病、治疗及预后的认知程度，家庭的经济承受能力，对患者的支持态度及其他的社会支持系统情况。

【护理诊断】

(1) 疼痛、肿胀

与脱位、牵引有关。

(2) 躯体移动障碍

与骨折脱位、制动、固定有关。

(3) 知识缺乏

缺乏外固定与康复锻炼知识。

(4) 焦虑

与担忧预后有关。

【护理措施】

1. 非手术治疗及术前护理

（1）心理护理

患者因脱位后关节活动受限可感到不安。及时给患者以精神安慰，减轻紧张心理。同时应向患者及家属说明：关节脱位可伴软组织损伤，以引起他们对后期治疗的重视。

（2）饮食护理

食用易消化食物，补充维生素。

（3）体位护理

保持肩关节中立位。移动患者时需托扶患肢，动作要轻柔，避免引起疼痛。

（4）肿胀的护理

①早期冷敷，减轻损伤部位的出血和水肿；②24小时后热敷，以减轻肌肉的痉挛；③后期理疗，改善血液循环，促进渗出液的吸收。

（5）外固定护理

①经常查看固定位置有无移动，有无局部压迫症状；②让患者了解固定时限（一般为4周，如合并骨折可适当延长时间）。若固定时间过长易发生关节僵硬、过短，损伤的关节囊、韧带得不到充分修复，易发生再脱位。

（6）病情观察

观察患肢的血液循环、感觉、运动情况。

（7）警惕前臂缺血性坏死

因肘关节前方有血管、神经，肿胀后容易受压，需要随时调整外固定装置的松紧度。密切观察手的感觉、运动和循环情况，出现麻木、疼痛、发凉时，应及时报告医生处理。

（8）功能锻炼

正确指导患者功能锻炼，预防关节僵硬、前臂旋转受限及骨化性肌炎。

1）用石膏托将肘关节固定于90°，前臂固定于旋前、旋后中间位。固定期间可做伸指握拳等锻炼，同时在外固定保护下做肩、腕关节的活动。

2）外固定去除后，练习肘关节的屈伸活动及肘关节周围肌力和前臂旋转。锻炼时应以主动锻炼为主。被动活动时应轻柔，以不引起剧烈疼痛为度；切忌粗暴，以免引起骨化性肌炎而加重肘关节僵硬。

2. 术后护理

（1）心理、体位、饮食护理参见术前护理相关内容。

（2）用三角巾或前臂吊带固定患肩，避免前臂下垂。进行患手抓握练习，以促进血液循环，减轻水肿。

【健康教育】

（1）休息、饮食

保持患肩制动 4 周，注意补充维生素。

（2）功能锻炼

1）固定期间进行前臂屈伸、手指抓捏练习；4 周后去除外固定，逐步活动肩关节。

2）关节成形术后，3 周左右拆除固定，加强伤肢功能锻炼。

（3）随诊

术后 4 周拍 X 线片复查。

第四节　髋关节脱位

髋关节由股骨头和髋臼构成，是人体最大的杵臼关节。髋臼为半球形，深而大，周围有强大韧带和肌肉附着，结构相当稳定，故往往只有强大暴力才能导致髋关节脱位；约 50% 髋关节脱位同时合并骨折。

小儿髋关节脱位的发病时间成双峰分布，发病率的第一高峰在 2~5 岁，这与关节松弛及软骨比较柔韧有关；发生于相对不严重的外伤，比如站立位时摔倒。第二个高峰出现在 11~15 岁，与运动损伤和交通事故增多有关，且常合并髋臼骨折。后方脱位发生率较前脱位高 10 倍。

【病因与分类】

发生交通事故时，如患者处于坐位，膝、髋关节屈曲，暴力使大腿急剧内收、内旋，以致股骨颈前缘抵于髋臼前缘而形成一个支点，股骨头因受杠杆作用冲破后关节囊而向后方脱出。此外，窑洞倒塌时，若患者处于下蹲位，下肢强力外展、外旋时，大转子抵于髋臼缘上，形成杠杆的支点，股骨头向前滑出穿破关节囊，发生髋关节前脱位。

按股骨头的移位方向，可分为后脱位、前脱位和中心脱位，其中以后脱位最常见，占全部髋关节脱位的 85%～90%。脱位时常造成关节囊撕裂、髋臼后缘或股骨头骨折，有时合并坐骨神经挫伤或牵拉伤。

【临床表现】

（1）症状

患侧髋关节疼痛，主动活动功能丧失，被动活动时引起剧烈疼痛。

（2）体征

不同方向的脱位，其体征有所区别。

1）后脱位：髋关节后脱位时，患肢呈屈曲、内收、内旋及短缩畸形。臀部可触及向后上突出移位的股骨头。合并坐骨神经损伤时，表现为大腿后侧、小腿后侧及外侧和足部全部感觉消失，膝关节的屈肌，小腿和足部全部肌瘫痪，足部出现神经营养性改变。

2）前脱位：髋关节呈明显外旋、轻度屈曲和外展畸形，患肢很少短缩，合并周围骨折损伤也较少见。

3）中心脱位：脱位严重者可出现患肢缩短，下肢内旋内收，大转子隐而不现，髋关节活动障碍。常合并髋臼骨折，可有坐骨神经及盆腔内脏器损伤，晚期可并发创伤性关节炎。

【辅助检查】

X 线前位、后位、侧位和斜位片可明确诊断，必要时行 CT 检查髋臼后缘及关节内骨折情况。

【治疗原则】

（1）复位

脱位后力争在 24 小时内、麻醉状态下进行闭合复位，常用的复位方法有提拉法（Allis 法）和 Stimson 法。闭合复位不成功时采用手术切开复位，同时将伴发的骨折进行复位内固定。小儿髋关节脱位后 12 小时内，可行闭合复位；对不能行闭合复位需行手术治疗的患儿，术后行骨牵引或人字形石膏固定，4~6 周以维持髋关节的稳定。

（2）固定

髋关节复位后用单侧髋人字石膏固定 4~5 周，或持续皮牵引，穿丁字鞋固定患肢 2~3 周，以保持患肢处于伸直、外展位，防止髋关节屈曲、内收、内旋的功能位。

（3）功能锻炼

固定期间鼓励患者进行股四头肌收缩锻炼及其余未固定关节的活动。去除外固定后，持双拐下地活动，3 个月内患肢不能负重，以免发生股骨头缺血性坏死或因受压而变形。3 个月后进行 X 线检查，显示无股骨头坏死时才可完全负重活动。

【护理评估】

1）健康史

1）评估患者受伤的原因、时间；受伤的姿势；外力的方式、性质；脱位的轻重程度。

2）评估患者受伤时的身体状况及病情发展情况。

3）了解伤后急救处理措施。

（2）身体状况

1）评估患者全身情况：评估意识、体温、脉搏、呼吸、血压等情况。观察有无休克和其他损伤。

2）评估患者局部情况：患肢有无短缩、屈曲、内收内旋或外展外旋畸形，髋部有无血肿。局部有无压痛，关节活动、患肢肌力、感觉有无异常，腹部有无压痛及反跳痛。

3）评估牵引、石膏固定或夹板固定是否有效，观察有无胶布过敏反应、压疮、石膏变形或断裂，夹板或石膏固定的松紧度是否适宜等情况。

4）评估患者自理能力、患肢活动范围及功能锻炼情况。

5）X 线摄片结果。

（3）心理－社会状况

由于伤害发生突然，给患者造成的痛苦大，而且患病时间长，并发症多，就需要患者及家属积极配合治疗。因此应评估患者的心理状况，了解患者及家属对疾病、治疗及预后的认知程度等情况。

【护理诊断】

(1) 疼痛、肿胀	(2) 躯体移动障碍
与脱位、牵引有关。	与骨折脱位、制动、固定有关。

(3) 知识缺乏	(4) 焦虑
缺乏外固定与康复锻炼知识。	与担忧预后有关。

【护理措施】

1. 非手术治疗及术前护理

(1) 心理护理

患者意外致伤，常常自责，顾虑预后，易产生焦虑。应给予耐心开导，介绍治疗方法，并给予悉心照顾，以减轻或消除心理问题。

(2) 牵引护理

①单纯髋关节前、后脱位：手法复位后，可用皮肤牵引固定3~4周，其中后脱位于轻度外展位，前脱位于内收、内旋、伸直位；②髋关节中心型脱位：股骨头突入盆腔明显者，在大粗隆侧方和股骨髁上纵向骨牵引同时进行，将患肢外展，做大牵引量骨牵引，争取3日内达到满意复位。髋臼粉碎骨折但股骨头未突入盆腔者，则在牵引下早期活动，以期用股骨头模造出适宜的髋臼，牵引持续10~12周。

(3) 功能康复

1）复位后在皮牵引固定下行双上肢及患肢踝关节的活动。

2）3日后进行抬臀练习。

3）单纯髋关节前、后脱位，去除皮牵引后，用双拐练习步行。但2~3个月内患肢不负重，以免缺血的股骨头因受压而塌陷；中心型脱位，肢体完全负重宜在4~6个月后。

2. 预防并发症

(1) 便秘

1) 重建正常排便型态

定时排便，食用促进排泄的食物，摄取充足水分，进行力所能及的活动等。

①可于早餐前适当饮用较敏感的刺激物（如咖啡、茶、开水或柠檬汁等热饮料），以促进排便。

②在早餐后协助患者排便。因在饭后，尤其是早餐后，肠蠕动刺激而产生多次的胃结肠反射。

③给患者创造合适的环境（如用屏风或布帘遮挡）、充足的时间排便。

④利用腹部环状按摩协助排便。在左腹部按摩，可促进降结肠上端之粪便往下移动。

⑤轻压肛门部位促进排便。

⑥使用甘油栓塞肛门，刺激肠壁引起排便反应并起局部润滑作用，以协助和养成定时排便的习惯。

⑦使用轻泻剂，如口服大黄碳酸氢钠（每次 3g，每 6 小时 1 次，连服 3 次）以软化大便而排出秘结成团的"粪石"。该药还有一定的降温作用。因此，使用大黄碳酸氢钠治疗低热伴有粪石者有一举两得的疗效。在此，也提醒护理人员，对于发热患者应首先询问有无便秘，并给予相应处理。

⑧告诉患者在排便时适当用力，以促进排便。协助进行增强腹部肌肉力量的锻炼。

⑨合理饮食：多食植物油，起润肠作用；选用富含植物纤维的食物，如粗粮、蔬菜、水果、豆类及其他粗糙食物。这些不易被消化的植物纤维可增加食物残渣，刺激肠壁促进肠管蠕动，使粪便及时排出；多食果汁、新鲜水果及果酱等食物，蜂蜜、黄瓜、萝卜、白薯等食物也有助于排便；多饮水和多喝饮料，每日饮水量 3000ml 以上，可防止粪便干燥；少食多餐，以利于消化吸收；多食酸奶，以促进肠蠕动；避免食用刺激性食物，如辣椒、生姜等。

⑩协助医生积极为患者消除引起便秘的直接因素，如妥善处理骨盆骨折、痔疮局部用药等。

2）解除不适症状

①肛门注入甘油灌肠剂 10~20ml，临床证明对直肠型便秘效果尤佳；②对便秘伴有肠胀气时，用肛管排气；③在软化大便的前提下，油类保留灌肠；④戴手套用手指挖出粪便，但应防止损伤直肠黏膜或导致痔疮出血。

3）维持身体清洁和舒适

大便后清洁肛门周围并洗手，更换污染床单，倾倒大便并开窗排除异味等。

（2）压疮

1）预防压疮

原则是防止组织长时间受压，立足整体治疗；改善营养及血液循环状况；重视局部护理；加强观察，对发生压疮危险度高的患者不但要查看受压皮肤的颜色，而且要触摸质地。具体措施如下。

①采用 Braden 评分法来评估发生压疮的危险程度，见表 3-1。评分值越小，说明器官功能越差，发生压疮的危险性越高。

②间歇性解除压迫：这是预防压疮的关键。卧床患者每 2～3 小时翻身 1 次，有条件的可使用特制的翻身床、气垫床垫、智能按摩床垫等专用器具；对长期卧床或坐轮椅的患者；在骨隆突处使用衬垫、棉垫、气圈，有条件者可使用减压贴等，以减轻局部组织长期受压；对使用夹板的患者需经常调整夹板位置、松紧度、衬垫等。若患者在夹板固定后出现与骨折疼痛性质不一样的持续疼痛，则有可能形成了压疮，应立即报告医生给予松解、调整固定以解除局部受压；对使用石膏的患者，要勤翻身，预防压疮；减少摩擦力和剪切力。半坐卧位时，可在足底部放一坚实的木垫，并屈髋 30°，臀下衬垫软枕，防止身体下滑移动而产生摩擦，损害皮肤角质层；搬动患者时避免拖、拉、推等；平卧位抬高床头一般不高于 30°，以防剪力。

③保持皮肤清洁和完整：每日用温水擦浴 2 次，以保持皮肤清洁；擦干皮肤后外敷肤疾散或痱子粉以润滑皮肤；对瘫痪肢体与部位勿用刺激性强的清洁剂且勿用力擦拭，防止损伤皮肤；对易出汗的部位（腋窝、腘窝、腹股沟部）随时擦拭，出汗多的部位不宜用肤疾散等粉剂，以免堵塞毛孔；及时用温水擦拭被大小便、伤口渗出液污染的皮肤。当大便失禁时，每次擦拭后涂鞣酸软膏，以防肛门周围皮肤糜烂；小便失禁时，女患者用吸水性能良好的"尿不湿"，男患者用男性接尿器外接引流管引流尿液，阴囊处可用肤疾散或痱子粉保持干爽，避免会阴部皮肤长期被尿液浸渍而溃烂。

④正确实施按摩：变换患者体位后，对受压部位辅以按摩，尤其是骶尾部、肩胛区、髂嵴、股骨大转子、内踝、外踝、足跟及肘部；对病情极严重、骨折极不稳定（如严重的颈椎骨折合并脱位）、大手术后当日的患者，翻身可能促使病情恶化、加重损伤，需对骨突受压处按摩，以改善局部血液循环；按摩手法：用大、小鱼际肌，力量为轻-重-轻，每个部位按摩 5～10 分钟，每 2～3 小时按摩 1 次；按摩时可使用药物，

如 10%樟脑乙醇或 50%红花乙醇，以促进局部血液循环；若受压软组织变红，不宜进行按摩。因软组织受压变红是正常的保护性反应，解除压力后一般 30~40 分钟褪色；若持续发红，则提示软组织已损伤，按摩必将加重损伤。

⑤加强营养：补充丰富蛋白质、足够热量、维生素 C 和维生素 A 及矿物质等。

2）压疮的处理

①红斑期：局部淤血、组织呈轻度硬结。应立即解除压迫，并用红外线照射，冷光紫外线照射，避免局部摩擦而致皮肤破溃。

②水泡期：表皮水泡形成或脱落，皮下组织肿胀、硬结明显。应在无菌条件下，用注射器抽出泡液后，涂 2%碘酊或 0.5%碘附。破溃处也可用红外线、烤灯配合理疗。一般不主张涂以甲紫，因甲紫仅是一种弱的涂料型抑菌剂，收敛性强，局部使用后形成一层厚的痂膜，大大降低局部透气性、透水性，使痂下潮湿、缺氧，有利于细菌繁殖，反使感染向深部发展。

③溃疡期：溃疡可局限于皮肤全层或深入筋膜、肌肉，甚至侵犯滑膜、关节、骨组织。必须进行创面换药，范围大者需采用外科手术（如肌瓣移植术）进行治疗。换药可清除坏死组织，取分泌物做培养和药敏试验，局部使用抗生素和营养药。过去普遍认为创面干爽、清洁有利于愈合。目前则提出湿润疗法，认为在无菌条件下，湿润有利于创面上皮细胞形成，促进肉芽组织生长和创面的愈合。另外认为高压氧也是一种有效的治疗方法。但也有主张采用封闭性敷料，认为缺氧可以刺激上皮的毛细血管生长和再生，有利于形成健康的肉芽组织，促进上皮的再形成。总之，各种处理方法有优点也有局限性，需权衡利弊，根据实际情况酌用，尤其是深部溃疡时，应慎重对待。

（3）下肢深静脉栓塞（DVT）

1）评估危险因素

评估危险因素，以便有的放矢地采取预防措施：①手术：与手术种类、创伤程度、手术时间及术后卧床时间密切相关。其中下肢骨关节较大手术属高危因素。②年龄：随着年龄的增加，发病率明显升高。80 岁较 30 岁的发病率可增加 30 倍。③制动：长时间卧床、固定姿势状态下发病机会增加。卧床 2 周的发病率明显高于卧床 3 日的患者。④既往史：既往有静脉血栓形成史者的发病率为无既往史者的 5 倍。⑤恶性肿瘤。⑥其他：肥胖、血管内插管等。

2) 预防

①活动：卧床患者至少每 2~3 小时翻身 1 次，被动锻炼每 4 小时 1 次。手术患者术后抬高双腿 6°，可使股动脉平均最高血流增加 33%，有利于静脉回流。同时鼓励早期下床活动。②穿弹力长袜：加压弹力长袜可减少静脉淤滞和增加回流，降低末端腓肠静脉血栓。③间歇外部加压：使用间歇外部加压装置能迅速挤压足部静脉，增加血流速度。④静脉穿刺时注意：尽量避开下肢尤其是左下肢的血管，保证一次性穿刺成功，减少不必要的股静脉穿刺。⑤遵医嘱使用药物：小剂量低分子肝素、血小板抑制剂（阿司匹林、右旋糖酐）等。

3) DVT 出现后的处理

①绝对卧床休息：抬高患肢 20°~30°，膝关节屈曲 15°，注意保暖；床上活动时避免动作过大，禁止患肢按摩，避免用力排便，以防血栓脱落而致肺栓塞；观察患肢肿胀程度、末梢循环等变化；用 10cm 厚的枕心垫于患肢下，以免患肢血液循环差而致压疮。

②遵医嘱使用抗凝、溶栓药物：观察有无出血倾向，监测凝血功能。溶栓后患者不宜过早下床活动，患肢不能过冷、过热，以免栓塞部分溶解后血栓脱落而致肺栓塞。

③配合医生对患者进行手术治疗：术后患肢用弹力绷带包扎并抬高，注意观察患肢远端的动脉搏动、皮肤温度及肿胀消退等情况，术后 3 日内给予抗凝、溶栓治疗。

④警惕肺栓塞的形成：临床无症状性肺栓塞多见，一般在血栓形成 1~2 周内发生，且多发生在久卧开始活动时，必须予以警惕。当 DVT 患者出现气促、咳嗽、呼吸困难、咳血样泡沫痰等症状时应及时处理。

（4）坠积性肺炎

肺部感染：①鼓励患者有效咳嗽及咳痰，积极协助深吸气，在呼气时咳嗽，反复进行，以解除呼吸道阻塞，使不张的肺重新膨胀。如患者无力咳嗽时，可用右手示指和中指按压气管，以刺激气管引起咳嗽；或用双手自患者上腹部压到下腹部，以加强膈肌反弹的能力，协助咳嗽咳痰。②翻身按摩叩击背每 2 小时 1 次，痰液黏稠不易咳出时行雾化吸入，每日 2 次，以稀释痰液，利于引流。③深呼吸训练：有吹气球和吹气泡的训练，吹气泡训练方法是：用一输液空瓶，内盛半瓶清水，嘱患者用塑料吸管向瓶内水中吹气泡，以增大肺活量，减少呼吸道阻力和无效腔。

（5）泌尿道感染和结石

①早期留置导尿，持续引流尿液；2~3 周后，改为定时（每 3~4 小时）开放，以预防膀胱挛缩，训练膀胱反射或自主性收缩功能；②多饮水，每日达 3000ml，可使血钙及尿钙浓度下降；同时使尿量增加，起到冲洗尿路的作用，是防治尿路结石及感染的重要措施；③用 0.5% 碘附擦洗会阴，每日 2 次。

3. 术后护理

（1）若伤口渗血过多，应及时更换敷料，保持干燥。
（2）伴有骨折的患者，维持股骨髁上牵引，外展中立位 6~8 周。
（3）伴有神经、血管损伤的患者，要经常观察血运、感觉、运动恢复情况。

【健康教育】

（1）休息、饮食	（2）功能锻炼
保持患肩制动 4 周，注意补充维生素。	固定期间进行前臂屈伸、手指抓捏练习；4 周后去除外固定，逐步活动肩关节。
（3）随诊	（4）复查
术后 4 周拍 X 线片复查。	每半年复查 X 线片，至少观察 5 年以上，预防创伤后股骨头坏死。

第七章　先天性畸形患者的护理

第一节　先天性斜颈

先天性肌性斜颈是胸锁乳突肌纤维的单侧挛缩，导致头和颈的不对称畸形。长期斜颈，可使一侧颈部发育障碍，并继发颈椎侧凸和面部畸形。

畸形特点：头向患侧偏斜，颏部转向健侧。颈部向患侧旋转和向对侧倾斜均受到限制。新生儿出生时并不引起注意，7~12 天后就很明显。触诊时可发现受累的胸锁乳突肌内有一质硬的椭圆形肿块，2~4 周增至拇指大小，5~6 个月后肿块消失，胸锁乳突肌发生挛缩，成为无弹性的纤维索。肌肉挛缩如不及时治疗，3 个月后逐渐出现面部和头部继发性畸形。患侧面部发育较慢，颜面和头颅不对称，健侧大患侧小，颈椎向健侧凸，随着年龄增长而加重；两眼不平行可引起视疲劳。

【护理评估】

（1）健康史

1）询问患者出生时有无难产史。

2）询问患者头部倾斜和颈部肿块的出现时间及发展过程。

（2）身体状况

1）评估患者斜颈姿势、向左侧或右侧倾斜的程度。

2）观察面部及颅骨变形程度。

3）评估颈部活动受限程度。

4）颈椎 X 线片检查显示有无骨性畸形及寰枢椎半脱位。

（3）心理-社会状况

评估患者及家属心理及认知状况。观察患者有无自卑的消极心理，患者及家属有无康复功能锻炼知识。

【护理诊断】

（1）知识缺乏	（2）有窒息的危险
缺乏康复知识。	与手术后颈部水肿、血肿压迫气管有关。

【护理措施】

1. 非手术治疗的护理

（1）手法扳

将患儿头扳正至畸形相反方向，即头偏向健侧，直至耳郭触及健侧肩部，然后旋转头部尽量使患儿颏部转向患侧，对准患侧肩部。按摩肿块 20 秒，如此反复 20 次，每日做 4~6 遍。

（2）按摩	（3）热敷
用拇指对颈部肿块进行按摩，每日做 4~6 次。	自制两个小砂袋，将其加热至 45℃，用单层毛巾或布套包裹，在患儿睡眠时将其头部置于矫形位，将热砂袋置于颈部两侧，可达到热敷和固定的双重作用。

（4）牵伸

患儿卧床时应使健侧靠近床，同时在患侧上方悬吊色彩鲜艳的玩具，以吸引患儿将颏部向患侧扭转。哺乳时，母亲应在患侧，使患儿颏部向患侧旋转以有效地牵伸胸锁乳头肌。

2. 手术前护理

（1）心理护理

患者常有自卑心理，对手术的期望值也非常高，另外对手术过程不了解而容易产生焦虑、恐惧感。根据其心理状态，应鼓励患者，给予心理支持，并详细介绍手术目的、过程及如何配合手术，以解除患者的心理压力，从而以最佳的心理状态配合手术。

（2）手术前准备

1）术前检查：做好各项手术前检查，如血液检验、心电图、胸透等。

2）皮肤准备：将头发剃去或剪短以利于术后外固定。

3）饮食准备：术前常规禁食、禁饮。

4）物品准备：头颈石膏用的固定木架、枕颌带等。

3. 手术后护理

（1）体位护理

术后仰卧位，将砂袋固定于头偏向健侧，下颌转向患侧的位置。

（2）维持呼吸功能

手术多在全麻或颈丛麻醉下进行。应注意保持呼吸道通畅，防止呕吐物误吸或窒息发生。要密切观察呼吸和进食情况，防止颈部的水肿、血肿压迫气管或外固定过紧影响、限制呼吸运动而引起呼吸困难。

（3）观察伤口出血

手术后伤口小，一般不放置引流管。要观察伤口有无渗血或渗液，如渗出较多，应及时更换敷料。

（4）头颈胸石膏或支架固定的护理

用烤灯促进石膏干燥，石膏未干前避免用手指抓捏石膏，以防止石膏变形；注意保持石膏清洁；避免过度弯腰、屈颈等动作，防止石膏断裂；可以将上身适当抬高使患者舒适。观察皮肤状况，避免石膏边缘及骨隆突处产生压疮；发生石膏包扎过紧的症状，如局部疼痛、压疮，应及时告知医生更换石膏。

（5）康复指导

为避免术后粘连及纠正习惯性偏头，在拆除石膏后，应指导患者及家属进行颈部功能锻炼。每日练习向患侧转动头部，下颌骨要过患侧肩部。练习向健侧屈颈活动，同时可辅助体疗和理疗。注意在日常学习及生活中养成正确的站、坐、卧位姿势，并及时纠正患者的偏头习惯。

【健康教育】

（1）出院指导

1）采用手术治疗者，告知患儿家长拆除石膏前注意患儿呼吸及进食情况，保护皮肤防止石膏卡压。拆除石膏后立即开始颈肌的手法牵伸训练，避免再度粘连挛缩。

2）非手术治疗时，可采用热敷、按摩、卧位固定、手法扳正等治疗方法，告知患儿家长必须每天坚持不间断方能奏效。

（2）防畸意识宣教

1）新生儿出生后及时体检，特别对臀位、有产伤或有其他先天性畸形的新生儿更应反复检查，以早期发现。

2）发现新生儿出生后一侧胸锁乳突肌内有一梭形肿块时及时就医；随着年龄增长，如发现孩子头向一侧偏斜，颏部转向对侧且面部不对称时及时就医。

3）告知患儿家属一旦确诊，及时治疗，越早治疗效果越好。

第二节　先天性马蹄内翻足

先天性畸形足也叫先天性马蹄内翻足，是一种最常见的先天性畸形，占先天性足部畸形的90%。其特点是马蹄样足下垂，踝关节及前足向跖侧屈，前足内收、内翻、胫骨内旋。

出生后即可发现足部畸形，足前部内收、下垂，足跖面出现皱褶。随年龄增长出现患足内翻容易而外翻困难，马蹄内翻畸形明显，踝关节前外侧和足前部凸起，在足背可摸到距骨头，而足内侧凹陷，足内侧和足底有较深的皮纹。患者步态不稳，走路晚而跛行，站立时足外缘或足背着地；5~6岁后小腿下部多有旋前畸形。

先天性马蹄内翻足根据健康史和临床表现，很容易诊断。X线检查可以估计足畸形的程度、主要的畸形部位、特别是跟距舟关节半脱位的情况，判断手法整复手术治疗的效果。足正位片正常跟距角为28°~40°，距跟角小于20°表明后足内翻，跟距角小于15°表明前足内收。正常侧位片跟距角为25°~50°，小于25°表示后足跖屈畸形。

【护理评估】

（1）健康史

1）询问家庭成员中有无同样的畸形者。询问患者有无其他部位的畸形及因病变引起的足畸形病史。

2）询问足部畸形出现时间及发展过程。

3）询问以往的治疗过程及效果。

（2）身体状况

1）检查是否有马蹄内翻足的典型畸形及畸形程度。

2）评估患者步态，足部皮肤有无损害。

3）观察X线检查结果，评估足畸形的程度、主要畸形部位。

（3）心理-社会状况

评估患者及家属的心理状况和对疾病知识的认知程度。

【护理诊断】

（1）恐惧

与环境陌生、担心治疗效果有关。

（2）知识缺乏

缺乏疾病及治疗的相关知识。

（3）有皮肤受损的危险

与石膏固定有关。

（4）有窒息的危险

与麻醉、呕吐有关。

（5）有周围神经血管功能障碍的危险

与石膏包扎过紧有关。

【护理措施】

（1）心理护理

根据患者的心理特征、心理过程及年龄针对性地实施心理护理，鼓励其接受治疗。由于治疗和功能锻炼的长期性，要做好家属的思想工作，解除其思想负担。

（2）饮食护理

指导患者多进食高蛋白、高热量、高维生素的食物，如瘦肉、鱼、鸡蛋、牛奶、豆制品、新鲜水果及蔬菜等，以增加营养，提高患者对手术的耐受性。

（3）手法矫形

采用轻柔的手法，使膝关节固定，一手握双踝及足跟，另一手将足外展，矫正前足内收，然后握住足跟使之外翻，最后以手掌托住足底背伸，矫正内翻和跖屈畸形，并对足外缘的软组织及肌肉进行按摩，每日2次。

（4）术前护理

做好各项常规检查及皮肤准备，手术前禁食、禁水。由于长期足外缘或足背着地行走，足部皮肤角化增厚，易形成胼胝及滑囊，因此入院后即开始用温水泡脚，每日3次，保持鞋袜清洁。手术前1日彻底清洁皮肤，注意有无脚癣存在。

（5）术后护理

由于手术多在全身麻醉下进行，因此术后应密切观察患者意识、面色、麻醉清醒状态、瞳孔、尿量、呼吸频率和节律变化。如发现患者烦躁不安、发绀及呼吸异常，应立即查明原因及时处理。全麻易引起呼吸抑制、保护性反射消失、分泌物增加、支气管平滑肌松弛容易发生舌根后坠而阻塞呼吸道，因此麻醉清醒前患者应取去枕平卧位，头偏向一侧，给予氧气吸入，及时清除呼吸道内分泌物、呕吐物，防止误吸和窒息。必要时采用口咽或鼻咽导管直至清醒。

（6）石膏固定的护理

1）抬高患肢，促进血液循环，减轻肿胀。

2）观察患肢足趾的颜色、温度、感觉和运动情况，若发现皮肤苍白或发绀，皮温低，感觉麻木或剧烈疼痛、不能活动足趾等周围循环障碍的症状，应及时告知医师处理。

3）观察伤口出血情况。注意石膏表面及边缘的渗血情况，判断伤口是否继续出血。

4）由于儿童下肢肥短不易固定，容易造成石膏滑脱，应注意石膏的松紧和塑形。保持石膏清洁，避免大小便污染。

5）促进石膏早干，可用烤灯烤石膏或使用电吹风，注意烤灯及电吹风的距离和使用时间，防止烫伤。

6）患者机体抵抗力低下，或石膏潮湿受寒等因素可诱发呼吸道感染，因此需注意保暖。

7）对患者及家属说明石膏固定的注意事项。应保持石膏清洁干燥，避免污染、潮湿、变形、折断，患肢应抬高。如发现皮肤苍白或发绀、冰冷，患肢剧烈疼痛、麻木、不能活动时，应及时通知医护人员。

（7）功能锻炼

指导患者进行患肢股四头肌的等长收缩运动及足趾运动，并加强健肢各关节的活动，以预防并发症。

【健康教育】

（1）向家长及患者宣教此病治疗的长期性，使其有充分的思想准备并树立战胜疾病的信心。

（2）教会家长手法扳正的方法及矫形器的使用，并持之以恒做下去。

（3）足两关节或三关节融合术后，开始走路时无不适，但在不平的路面或上、下楼梯时则感到别扭，应告诉家长和患儿这是正常现象，经过一段时间的训练后会逐渐适应。

（4）手术治疗的患者 2 周后拆线，更换小腿管形石膏固定 8~10 周。

（5）在矫正后的最初半年内每月复查，坚持复查 1 年以上。

（6）进行功能锻炼的宣教指导，以利于家长主动配合和坚持治疗，取得更好的疗效。

（7）出院指导拆除石膏后应继续手法矫形及功能锻炼，做足外展、外翻、背伸活动，恢复关节活动，逐渐练习行走，双足负重，注意及时纠正站立和行走时的不良姿势。术后每月复查 1 次，6 个月后改为每 3 个月 1 次，坚持 1 年以上。

第三节　先天性髋关节脱位

先天性髋关节脱位是指婴儿出生后或生后不久股骨头从髋臼脱出的一种畸形，病变累及髋臼、股骨头、关节囊、髋关节周围的肌肉和韧带，造成髋关节松弛、脱位。先天性髋关节脱位在我国发生率约为 4‰，男女比例为 1:6，左侧多于右侧，主要是后脱位。

【病因】

病因目前不明，一般认为与以下三方面的因素有关。

（1）遗传因素

研究发现，先天性髋关节脱位患者的血缘亲属和直系亲属患此病者比普通人群高数倍，患者的父母中很多人患有髋臼发育不良，因此，有人认为先天性髋关节脱位是一种单基因或多基因的遗传性疾病。

（2）关节囊、韧带松弛，髋臼发育不良

髋臼发育异常与关节囊、韧带松弛有关，此两点是先天性髋关节脱位的主要原因，二者往往同时存在。

（3）机械因素

胎位异常或承受不正常的机械性压力，可改变髋关节正常的解剖关系，导致发育异常而发生髋关节脱位。臀位产婴儿特别是伸腿臀位髋关节脱位的发病率高于正常顺产。新生儿出生后双下肢伸直位包裹，发病率也较高。

【临床表现】

（1）新生儿和婴幼儿期

表现为髋关节外展受限，关节松弛，患侧肢体缩短，关节活动受限，会阴部增宽，臀部皮肤皱褶不对称，髋关节呈屈曲外旋位，一侧下肢活动少，蹬踩力量低于另一侧。

（2）幼儿期

开始行走的时间晚；单侧脱位者，呈跛行步态，双侧脱位者会阴部增宽，行走呈"鸭步"；站立时臀部后耸，腹部前坠。

（3）体格检查

1）Galeazzi 征：仰卧屈髋屈膝 90°，患侧膝关节比健侧膝关节低为阳性。该体征适用于单侧脱位的患者。

2）Allis 征：仰卧位，双侧髋、膝关节屈曲并拢，双足跟平齐置于床面上，患侧膝平面低于健侧为阳性。该体征适用于单侧脱位的患者。

3）屈髋屈膝外展试验：生后 9 个月以内的婴儿屈髋屈膝后，双髋可外展至 70°~80°；脱位时外展角度小于 60°，或听到弹响后才外展至 80°为阳性。

4）套叠试验：沿患侧大腿长轴推拉肢体，似打气筒一样可上下移动为阳性。

【护理评估】

（1）健康史

1）询问畸形出现的时间及发展过程。
2）询问以往的治疗过程及效果。

（2）身体状况

1）观察患者见患侧大腿内侧皮肤皱褶不对称，患侧皮纹较健侧深陷。

2）观察步态。对已会走路的幼儿观察其步态，单侧髋脱位有无跛行或双侧髋脱位鸭行步态。

3）观察脊柱有无异常弯曲。双侧髋脱位时，腰部脊柱前凸增加，臀部后耸；单侧髋脱位时脊柱呈侧弯状态。

4）检查髋关节活动受限，牵拉患肢时可闻及髋关节弹响声。

5）评估牵引及石膏固定效果。

6）辅助检查 Allis 征阳性、Ortolani 及 Barlow 征阳性、Trendelenburg 征阳性；影像学检查如 B 超、X 线检查可明确诊断。

（3）心理-社会状况

观察患者有无因担忧预后而出现的焦虑等异常情绪反应，了解患者及家属对疾病治疗及术后功能锻炼知识的认知程度。

【护理诊断】

（1）有窒息的危险

与麻醉、呕吐有关。

（2）有周围神经血管功能障碍的危险

与牵引、石膏固定有关。

（3）有皮肤完整性受损的危险

与牵引和身体活动受限有关。

（4）知识缺乏

缺乏治疗及功能锻炼知识。

（5）焦虑、恐惧

与环境陌生、担忧治疗效果有关。

【护理措施】

（1）心理护理

先天性髋关节脱位的治疗时间长，应向家属介绍有关疾病的知识及治疗措施，消除焦虑等心理反应，使其支持并配合治疗。对牵引或石膏固定的幼儿，应态度和蔼，动作轻柔，并给予讲故事，做游戏，提供玩具、图书等措施，使其消除对陌生环境及医护人员产生的紧张及恐惧感。

（2）皮肤牵引的护理

1～3 岁的幼儿已站立行走，脱位较严重，在复位前常需采用持续悬吊牵引，有助于复位。在进行牵引时，严格交接班，要注意观察牵引绳、滑轮、牵引锤是否起到有效的牵引作用，皮肤牵引套有无松散或脱落，以便不断调整或重新包扎。保持反牵引力，牵引的重量以臀部刚离开床面为宜。要密切观察肢体末梢血液循环，耐心听取患儿主诉，发现异常情况及时处理。经常检查有无皮肤损伤，在足跟处要垫好衬垫，冬季注意腹部及双下肢的保暖。不能随意增减重量，防止并发症发生。

（3）骨牵引的护理

4 岁以上的儿童病变较严重，术前必须行股骨髁上骨牵引或胫骨结节牵引，目的是使挛缩肌肉松弛，使股骨头下降至髋臼水平，利于手术复位成功。因小儿易动，牵引时要观察其体位，注意检查牵引是否有效。应注意骨牵引针眼处无菌纱布覆盖好，防止牵引针移动或污染；牵引针两端用木塞式胶盖小瓶套上，以免划伤皮肤。发现牵引针偏移时，不能将牵引针来回推送，应及时通知医生处理。每天 2 次用 75% 酒精消毒针眼及其周围皮肤，防止感染。

（4）手术前护理

做好手术前准备；严格做好皮肤准备，术前禁食、禁水，做好各种检查化验工作。手术前 30 分钟遵医嘱执行术前用药。

（5）手术后病情监测

病情观察手术多在全麻下进行，因此麻醉清醒前应去枕平卧，头偏向一侧。给予氧气吸入，保持呼吸道通畅，及时清除呼吸道分泌物、呕吐物，以防止舌后坠误吸和窒息，必要时采用口咽或鼻咽导管直至清醒。密切观察体温、脉搏、呼吸及血压变化，观察伤口渗血情况，如发现异常及时告知医师，并做好记录。

（6）石膏固定护理

1）保护石膏形状：对髋人字石膏固定的患者，应用薄枕垫起膝窝及腰部，注意避免石膏折断。为防止石膏变形，患肢可用保护架，可用烤灯照射或风扇吹干。搬动或更换体位时，注意平托石膏。

2）保持石膏清洁干燥：会阴部周围石膏可用尿布或毛巾保护，防止大小便污染。可适当将床头抬高，使躯干及臀部稍高于会阴部，避免排泄物污染石膏。

3）观察肢体血液循环：观察有无肢体血液循环异常，发现异常情况及时处理。观察患者腹部情况，有无腹胀、呼吸困难等石膏包扎过紧的症状，石膏与腹部皮肤之间应可容纳一个手指。

4）预防压疮：经常协助患者翻身，多清洗、按摩腰背部及骶尾部皮肤，保护好石膏边缘皮肤，避免被石膏擦伤或卡压。

5）对患者及家属说明石膏固定的注意事项：保持石膏清洁干燥，避免污染、潮湿、变形、折断。如发现皮肤苍白或发绀、冰冷，患肢剧烈疼痛、麻木、不能活动时，应及时通知医生给予处置。

（7）预防感染

伤口出血多时，容易形成较大血肿而导致感染。术后要密切观察伤口渗血情况。渗出的血液可透至石膏表面，可沿血迹边缘用蓝笔画圈并注明时间，以观察出血是否继续，同时也要观察腰部等石膏边缘是否有血液流出。石膏内有无腐臭味，出血多时应及时通知医师处理。对于术中放置的引流管，应接负压引流器，保持通畅，防止引流管脱落、阻塞，以免血液淤积感染。根据医嘱及时应用抗生素。

（8）功能锻炼

向家属或患者介绍功能锻炼的意义及方法。指导髋人字石膏固定患者做股四头肌舒缩活动及足趾运动，加强健肢关节的全范围活动，防止失用性肌肉萎缩。蛙式石膏固定者，拆除石膏后，根据医嘱做渐进性主动运动，在练习股四头肌收缩的基础上，逐步坐起及屈髋，注意要循序渐进，以不疲劳为宜，逐渐加大活动量。

【健康教育】

（1）家长要定期带婴儿到医院体检，防止漏诊、误诊。

（2）向家长宣传有关育儿的知识，倡导新生儿穿连体裤套4个月，做清洁护理时也不要去掉裤套。不要将新生儿或婴儿的髋关节伸直位包裹，以免导致髋关节发育不良，或加重髋关节脱位。

（3）告诉家长外固定器的正确使用方法。无论采取哪种器具固定，均应保证髋关节屈曲90°，外展外旋位，以利于髋关节及周围韧带肌肉正常发育。

（4）出院指导

1）石膏固定患者防止石膏折断及被大小便污染。

2）继续进行功能锻炼。

3）3个月、6个月门诊复查一次。

第八章　脊柱疾病患者的护理

第一节　颈　椎　病

颈椎病是指颈椎间盘退行性变、老化及继发性椎间关节退行性变所致颈脊髓、神经根、椎动脉或交感神经受到刺激、压迫而表现的相应症状及体征的疾病。通常是由于外伤、受寒等导致颈部曲线改变，以及椎间盘、关节等组织的退行性变，刺激或压迫周围血管、神经、脊髓而出现的综合症候群。根据受压组织不同分为神经根型、脊髓型、交感神经型、椎动脉型及混合型颈椎病。

颈椎病为 50 岁以上人群的常见病，男性多见，好发部位依次为颈$_{5\sim6}$、颈$_{6\sim7}$。

【临床表现】

1. 神经根型颈椎病

（1）症状	（2）体征
颈部疼痛及僵硬，短期内加重并向肩部及上肢放射。用力咳嗽、打喷嚏及颈部活动时疼痛加重。皮肤可有麻木、过敏等感觉改变。上肢肌力减退、肌萎缩，以大小鱼际肌和骨间肌最明显，手指动作不灵活。	颈部肌痉挛，颈肩部有压痛，颈部和肩关节活动有不同程度受限。上肢腱反射减弱或消失，上肢牵拉试验、压头试验阳性。

2. 脊髓型颈椎病

由于脊髓型颈椎病的颈椎退变结构压迫脊髓，所以其为颈椎病诸型中症状最严重的类型。

（1）症状

手部麻木，运动不灵活，尤其是精细活动失调，手握力减退；下肢无力、步态不稳、有踩棉花样感觉；后期出现大小便功能障碍，表现为尿频或排尿、排便困难等。

（2）体征

肌力减退，四肢腱反射活跃或亢进，腹部反射、提睾反射和肛门反射减弱或消失。Hoffmann 征、髌阵挛及 Babinski 征等阳性。

3. 椎动脉型颈椎病

（1）症状

①眩晕：最常见，多伴有复视、耳鸣、耳聋、恶心呕吐等症状，头颈部活动和姿势改变可诱发或加重眩晕。

②猝倒：本型特有的症状，表现为四肢麻木、软弱无力而跌倒，多在头部突然活动或姿势改变时发生，倒地后再站起来可继续正常活动。

③头痛：表现为发作性胀痛，以枕部、顶部为主，发作时可有恶心、呕吐、出汗、流涎、心悸、憋气以及血压改变等自主神经功能紊乱症状。

（2）体征

颈部压痛，活动受限。

4. 交感神经型颈椎病

表现为一系列交感神经症状。①交感神经兴奋症状：如偏头痛、视物模糊、眼球胀痛、耳鸣、听力下降、心律失常、心前区疼痛、血压增高等；②交感神经抑制症状：如畏光、流泪、头晕、视物模糊、血压下降等。

【辅助检查】

（1）实验室检查

脊髓型颈椎病者行脑脊液动力学试验显示椎管有梗阻现象。

（2）影像学检查

颈椎 X 线检查可见颈椎曲度改变，生理前凸减小、消失或反常，椎间隙狭窄，椎体后缘骨赘形成，椎间孔狭窄。CT 和 MRI 可示颈椎间盘突出，颈椎管矢状径变小，脊髓受压。

【治疗原则】

神经根型、椎动脉型和交感神经型颈椎病以非手术治疗为主；脊髓型颈椎病由于疾病自然史逐渐发展使症状加重，故确诊后应及时行手术治疗。

1. 非手术治疗

原则是去除压迫因素，消炎镇痛，恢复颈椎稳定性。

(1) 枕颌带牵引

牵引可解除肌痉挛，增大椎间隙，减少椎间盘压力，使嵌顿于小关节内的滑膜皱襞复位，减轻对神经、血管的压迫和刺激。患者取坐位或卧位，头前屈 15°，牵引重量为 2~6kg，每次 1~1.5 小时，每日 2 次；若无不适，可行持续牵引，每日 6~8 小时，2 周为 1 疗程。脊髓型颈椎病者不适宜牵引。

(2) 颈围

可限制颈椎过度活动，且不影响患者日常生活。如充气型颈围除可固定颈椎，还有牵张作用。

(3) 推拿按摩

可以减轻肌痉挛，改善局部血液循环。推拿按摩应由专业人士操作，以防发生颈椎骨折、脱位和脊髓损伤。脊髓型颈椎病忌用此法。

(4) 理疗

采用热疗、磁疗、超声疗法等，达到改善颈肩部血液循环、松弛肌肉、消炎镇痛的目的。

(5) 药物治疗

目前尚无治疗颈椎病的特效药物，所用药物均属对症治疗，如非甾体抗炎药、肌松弛剂及镇静剂等。

2. 手术治疗

(1) 手术治疗的指征

当患者出现以下情况时，考虑手术治疗。①保守治疗半年无效或影响正常生活和工作；②神经根性剧烈疼痛，保守治疗无效；③上肢某些肌肉，尤其手内在肌无力、萎缩，经保守治疗 4~6 周后仍有发展趋势。

（2）手术治疗的目的

①切除突出的椎间盘、骨赘、韧带或椎管扩大成形，使脊髓和神经得到充分减压；②通过植骨、内固定行颈椎融合，获得颈椎稳定性。常用的术式有颈椎间盘摘除、椎间植骨融合术、前路侧方减压术、颈椎半椎管切除减压或全椎板切除术、椎管成形术等。

【护理评估】

1. 术前评估

（1）健康史

①一般资料：性别、年龄、职业等；②既往史：有无颈肩部急、慢性损伤史和肩部长期固定史，以往的治疗方法和效果；③家族史：家族中有无类似病史。

（2）身体状况

1）局部：疼痛的部位、性质，诱发及加重疼痛的因素及缓解的措施及效果；有无四肢的感觉、活动、肌力、反射异常及躯干部的紧束感。

2）全身：意识状态和生命体征，生活自理能力、有无大小便失禁现象。

3）辅助检查：了解患者的 X 线、脊髓造影、CT、MRI 等检查结果，以判断病情、可能采取的治疗和护理措施。

（3）心理-社会状况

评估患者及家属对该病的认识、心理状态；评估有无焦虑、恐惧等不良情绪；评估家庭及社会对患者的支持程度。

2. 术后评估

（1）手术情况

麻醉方式、手术名称、术中情况，引流管的数量及位置。

（2）生命体征

动态评估患者生命体征，尤其是呼吸的情况。

（3）伤口及引流情况

手术切口有无出血、肿胀，引流管是否妥善固定、引流是否通畅，引流液的颜色、量、性状。

（4）疼痛及康复情况

术后疼痛缓解、双上肢神经功能及关节活动范围恢复情况；日常生活自理情况。能否按计划进行功能锻炼；有无并发症发生的征象。

（5）认知状况

患者及家属对手术及术后康复过程、可能出现的后遗症等的认知程度，患者能否复述疾病复发和康复方面的知识。

【护理诊断】

（1）焦虑、恐惧

与预感到个体健康受到威胁，形象将受到破坏，如肢体神经功能受损等；不理解手术的程序，担心手术后的效果；不适应住院的环境等有关。

（2）舒适的改变

与神经根受压、脊髓受压、交感神经受刺激、椎动脉痉挛、颈肩痛及活动受限有关。

（3）有受伤的危险

与椎动脉供血不足引起的眩晕、神经功能受损、头痛等因素有关。

（4）知识缺乏

缺乏功能锻炼及疾病预防的有关知识。

（5）自理能力缺陷

与颈肩痛及活动受限有关。

（6）潜在并发症

术后出血、呼吸困难。

【护理措施】

1. 非手术治疗的护理措施

（1）病情观察

1）询问患者主诉，观察颈部及肢体活动情况，是否有麻木感及活动受限，触压时是否有压痛。

2）在牵引过程中，观察患者是否有头晕、恶心、心悸，发现上述症状，要停止牵引，让患者卧床休息。

3）注意保持牵引的有效性。

4）患者卧床时间较长时，应注意观察受压部位皮肤是否受损，要定时按摩。同时注意预防肺内感染、便秘、血栓等并发症。

（2）心理护理

向患者解释病情，让其了解颈椎病的发病是一个缓慢的过程，治疗也不可能立竿见影。鼓励患者消除其悲观、焦虑、恐惧的心理，增强对治疗的信心。

1）耐心倾听患者的诉说，理解和同情患者的感受，与患者一起分析原因，尽可能消除引起焦虑的因素。

2）对患者提出的问题，如治疗效果、疾病预后等给予明确、有效和积极的信息，建立良好的护患关系，使其能积极配合治疗。

3）为患者创造安静的环境，限制患者与具有焦虑情绪的患者及亲友接触。

4）向患者婉言说明焦虑对身体健康可能产生的不良影响。对患者的合作与进步及时给予肯定和鼓励，并利用护理手段给予患者身心方面良好的照顾，从而使焦虑程度减轻。

（3）康复护理

1）做颈椎牵引时，要让患者有正确舒适的牵引姿势，采取坐位卧位，保持患者舒适。牵引的目的是解除颈部肌肉痉挛和增大椎间隙，以减轻椎间盘对神经根的压迫而产生的水肿，增加舒适程度。牵引重量为2~6kg，2周为一个疗程。牵引期间，必须做好观察，以防止过度牵引造成的颈髓损伤。

2）睡眠时要注意枕头的高低及位置，平卧时枕头不可过高。

3）鼓励患者主动加强各关节活动，维持肢体功能。指导患者做手指的各种动作，如捏橡皮球或拧毛巾的训练。

4）天气寒冷，注意保暖，特别是枕部、颈部、肩部。

5）帮助患者挑选合适型号的颈领，并示范正确的佩带方法。告知患者应用颈领的目的是限制颈椎的活动，防止颈部脊髓或神经的进一步损伤，尤其适用于颈椎不稳定患者。起床活动时要戴上颈领，卧床时可以不用。

（4）生活护理

1）为患者提供良好的住院环境，保持病室清洁及床单的干燥、整洁，调节室温在22~26℃，地面干燥无水。

2）备呼叫器，常用物品放置患者床旁易取到的地方。

3）提供合适的就餐体位与床上餐桌板。保证食物温度在38℃左右、软硬适中，以适合咀嚼和吞咽能力。

4）协助大小便，并做好便后的清洁卫生。

5）热敷等理疗可促进局部血液循环，减轻肌肉痉挛，也可缓解疼痛。疼痛明显的患者可口服非甾体类抗炎药。

6）防止意外性伤害。症状发作期，患者应卧床休息，病室内应有防摔倒设施，防止由于行走不稳、眩晕而导致的意外伤。

（5）保持大小便通畅

1）了解患者便秘的程度、排尿的次数，以判断其排泄型态；了解其正常的排便习惯，以便重建排便型态。

2）鼓励患者摄入果汁、液体及富有纤维素的食物，定时按摩腹部，以预防便秘。必要时遵医嘱应用缓泻剂，以解除便秘。

3）训练反射性排便，养成定时排便的习惯，训练膀胱的反射性动作。

4）嘱患者以最理想的排尿姿势排尿，并利用各种诱导排尿法，如听流水声、热敷等。

（6）给药护理

1）严格按医嘱给药，掌握给药途径。

2）要按时送药，协助患者服下，宣教注意事项，观察药物反应，特别是胃肠道反应。

3）给中药时，应严格掌握服药时间。颈椎病的中药治疗，一般作用是通经活络，宜饭后服药，温度 34~36℃。

2. 术前护理措施

（1）安全护理

患者存在肌力下降致四肢无力时应防烫伤和跌倒，指导患者不要自行倒开水，穿平跟鞋，保持地面干燥，走廊、浴室、厕所等日常生活场所有扶手，以防步态不稳而摔倒；椎动脉型颈椎病患者避免头部过快转动或屈曲，以防猝倒。

（2）心理护理

1）术前应向患者解释手术的目的，介绍手术室设备，手术医生及麻醉师的技术水平，列举同类治愈患者如何调整情绪，配合医生手术等，消除恐惧心理，增强战胜疾病的信心。

2）讲述不良情绪对疾病的影响及其内在联系。恐惧和焦虑可引起全身各系统产生不良的反应。例如：焦虑可使睡眠欠佳，以致加重头晕、头痛；引起食欲缺乏，导致营养供应不足，使机体抵抗力下降；不良情绪可使机体产生恶性循环等。促使患者保持最佳精神状况，以利疾病的康复。

（3）术前准备

除按骨科手术的常规术前准备外，尚需特别注意以下问题。

1）完善各种术前检查。对于存在心、肺、肝、肾功能不良的患者，应给予相应的有效治疗，以改善患者的手术耐受力。按常规进行手术区和供区的皮肤准备。

2）术前特殊训练：无论是颈前路手术还是颈后路手术，由于术中和术后对患者体位的特殊要求，必须在术前进行认真的加强训练，以使其适应，避免因此而影响手术的正常进行与术后康复，内容主要包括以下几点。

①床上肢体功能锻炼：主要为上、下肢的屈伸，持重上举与手、足部活动，这既有利于手术后患者的功能恢复，又可增加心脏排出量，从而提高术中患者对失血的耐受能力。

②床上大小便训练：应于手术前在护士的督促下进行适应性训练，以减少术后因床上排尿不习惯而需要进行插管的机会。

③俯卧位训练：由于颈后路手术患者术中需保持较长时间的俯卧位，且易引起呼吸道梗阻，所以术前必须加以训练使其适应。开始时可每次 10～30 分钟，每日 2～3 次，逐渐增加至每次 2～4 小时。对涉及高位颈部脊髓手术者，为防止术中呼吸骤停。

④气管、食管推移训练：主要用于颈前路手术。因颈前路手术的入路经内脏鞘（包绕在甲状腺、气管与食管三者的外面）与血管神经鞘间隙抵达椎体前方，故术中需将内脏鞘牵向对侧，以显露椎体前方（或侧前方）。术前应嘱患者剪短指甲，用自己的 2～4 指在皮外插入切口侧的内脏鞘与血管神经鞘间隙处，持续地向非手术侧推移，或是用另一手进行牵拉，必须将气管推过中线。开始时，每次持续 10～20 分钟，逐渐增加至 30～60 分钟，每日 2～3 次，持续 3～5 日。体胖颈短者应适当延长时间。患者自己不能完成时，可由护士或家属协助完成。这种操作易刺激气管引起反射性干咳等症状，因此，必须向患者及家属反复交代其重要性，如牵拉不合乎要求，不仅术中损伤大和出血多，而且可因无法牵开气管或食管而发生损伤，甚至破裂。

3. 术后护理措施

（1）体位护理

术后取平卧位，保持脊柱平直，维持颈部稍前屈位，颈肩部两侧用沙袋固定，制动头颈部。搬运时用颈领固定，并由专人护送。患者在咳嗽、喷嚏时用手轻按颈前部。术后 1 周以颈领固定颈部摇高床头坐起，也可行头颈胸石膏或支架固定，以后逐渐下床。

（2）保持呼吸道通畅

心电监护，观察生命体征变化。特别是呼吸情况，前路手术术中牵拉气管，如术前训练不够、术中牵拉过度或时间过长，可使气管黏膜水肿，导致呼吸不畅，严重的可引起呼吸困难。一旦出现呼吸困难、面部青紫，应立即通知医师，并做好气管切开手术准备。

（3）切口观察

观察敷料是否整洁，引流液的颜色、性质、量，是否正常。切口周围是否肿胀，呼吸是否困难，面部有无青紫等，如患者确有颈部肿胀，呼吸困难，面部青紫，要迅速拆除缝线，去除血肿，拆线后呼吸无改善，立即气管切开，以挽救生命。术后常规床旁放置气管切开包，以备急需。

（4）功能锻炼

指导肢体能活动的患者做主动运动，以增强肢体肌肉力量；肢体不能活动者，病情许可时，协助并指导其做各关节的被动运动，以防肌肉萎缩和关节僵硬。一般术后第 1 日，开始进行各关节的主被动功能锻炼；术后 3~5 日，引流管拔除后，可戴支架下地活动，进行坐位和站立位平稳训练及日常生活活动能力的训练。

（5）并发症的观察与护理

1）术后出血：颈椎前路手术常因骨面渗血或术中止血不完善可引起伤口出血。出血量大、引流不畅时，可压迫气管导致呼吸困难甚至危及生命。颈深部血肿多见于术后当日，尤其是 12 小时内，因此术后应注意观察生命体征、伤口敷料及引流液。如 24 小时出血量超过 200ml，检查是否有活动性出血；若引流量多且呈淡红色，考虑有脑脊液漏发生，及时报告医师处理。注意观察颈部情况，检查颈部软组织张力。若发现患者颈部明显肿胀，并出现呼吸困难、烦躁、发绀等表现时，报告并协助医师剪开缝线、清除血肿。若血肿清除后呼吸仍不改善应实施气管切开术。

2）脊髓神经损伤：手术牵拉和周围血肿压迫均可损伤脊髓及神经，患者出现声嘶、四肢感觉运动障碍以及大小便功能障碍。手术牵拉所致的神经损伤为可逆的，一般在术后 1~2 日内明显好转或消失；血肿压迫所致的损伤为渐进的，术后应注意观察，以便及时发现问题并处理。

3）植骨块脱落、移位：多发生在手术后 5~7 日内，系颈椎活动不当时椎体与植骨块间产生界面间的剪切力使骨块移动、脱出。所以，颈椎术后应重视体位护理。

【健康教育】

（1）结合病情介绍颈椎病知识，指出手麻、头晕症状大部分是神经、血管受刺激引起的，经过治疗，症状可以缓解甚至消退。颈椎病发病缓慢、病程长，治疗不可能立竿见影，消除患者的焦虑、急躁情绪，鼓励其坚持不懈地治疗和锻炼。

（2）告诉患者颈托和颈领可以防止头部后仰，限制颈部转动，避免椎动脉痉挛的发生，能维持正常的生理曲度、支撑头部重量、减轻颈椎压力，不会影响患者的日常生活。告知患者在说话时避免点头或摇头等习惯性动作。颈领内垫用柔软毛巾保护下颌皮肤，局部给予按摩。

（3）术后得到医生同意，可戴上石膏或者颈托下床活动。要先坐起，适应后再下床；下床时应有专人扶助，以防跌倒。颈围固定直到伤口拆线后 2~3 个月。

（4）术后进食时间与种类：术后 6~8 小时可以进流食，逐步由半流食过渡到流食。

（5）出院健康教育

1）使用颈围 3 个月。逐步解除颈围固定，先是在睡眠时去除，适应一段时间后再间断使用，直至颈围完全解除。

2）保持良好的睡眠体位。理想的睡眠体位应该是使头颈部保持自然仰伸位、胸部及腰部保持自然曲度、双髋及双膝略呈屈曲，使全身肌肉、韧带及关节获得最大限度的放松与休息。俯卧位是不科学的，因其既不利于保持颈部的平衡及生理曲度，也不利于呼吸道通畅。

3）选择合适的枕头与睡眠姿势对颈椎病患者很重要，枕头的长度为 40~60cm 或超过肩宽 10~16cm，高度为 10~12cm，以中间低、两端高为宜。要定期改变头颈部体位。

4）养成良好的工作和学习习惯，在日常生活、工作、休息时注意纠正不良姿势，保持颈部平直，以保护头、颈、肩部。不要长期低头工作，不要躺在床上看书。长期伏案工作者，宜定期远视，以缓解颈部肌肉的慢性劳损。秋冬季节应注意保暖，避免各种诱发因素。

5）行走或劳动时注意避免损伤颈肩部。一旦发生损伤，尽早诊治。

6）定期复查。

第二节　腰椎间盘突出症

腰椎间盘突出症是因椎间盘变性、纤维环破裂、髓核突出刺激或压迫神经根、马尾神经所表现的一种综合征。常见于 20~50 岁的患者，男女之比约为（4~6）∶1。20 岁以内占 6%，老年人发病率最低，患者多有弯腰劳动或者长期坐位工作史。临床表现多样化，病程较长，治疗、护理起来较困难。

正常人体脊柱有四个生理性弯曲，颈段、腰段前凸，胸段、骶段则后凸。腰椎共 5 节，各椎体间由椎间盘连接。椎间盘位于上、下两椎体间，由上、下软骨板，中心的髓核及四周的纤维环构成。椎间盘对脊柱具有连接、稳定、增加活动及缓冲震荡的作用，但其后外侧为最薄弱部分，椎间盘容易破裂向后外侧突出压迫相应的神经。由于软骨板、髓核无血管和神经结构，因此，椎间盘损伤后难以自行修复。

【临床表现】

1. 症状

（1）腰痛

超过 90% 的患者有腰痛表现，也是最早出现的症状。疼痛范围主要是在下腰部及腰骶部，多为持久性钝痛。

（2）下肢放射痛

一侧下肢坐骨神经区域放射痛是本病的主要症状，多为刺痛。典型表现为从下腰部向臀部、大腿后方、小腿外侧直至足部的放射痛，伴麻木感。腰椎间盘突出多在一侧，故患者多表现为单侧疼痛。中央型腰椎间盘突出症可有双侧坐骨神经痛。咳嗽、打喷嚏时，因腹压增高，疼痛加剧。

（3）间歇性跛行

行走时随距离增加（一般为数百米左右）而出现腰背痛或患侧下肢放射痛、麻木感加重，蹲位或坐位休息一段时间后症状缓解，再行走症状再次出现，称为间歇性跛行。这是因为椎间盘组织压迫神经根或椎管容积减小，使神经根出现充血、水肿等炎性反应。行走时，椎管内受阻的椎静脉丛逐渐扩张，加重了对神经根的压迫，导致缺氧而出现症状。

（4）马尾综合征

突出的髓核或脱垂的椎间盘组织压迫马尾神经，出现鞍区感觉迟钝，大小便功能障碍。

2. 体征

（1）腰椎侧凸

系腰椎为减轻神经根受压而引起的姿势性代偿畸形。

（2）腰部活动障碍

腰部活动在各方向均有不同程度的障碍，尤以前屈受限最明显。

（3）压痛、叩痛

在病变椎间隙的棘突间，棘突旁侧1cm处有深压痛、叩痛，向下肢放射。

（4）直腿抬高试验及加强试验

阳性。

（5）感觉及运动功能减弱

由于神经根受损，导致其支配区域的感觉及运动功能减弱甚至丧失，如皮肤麻木、发凉、皮温下降等，部分患者出现膝反射或跟腱反射减弱或消失。

【辅助检查】

（1）腰椎 X 线平片

腰椎间盘突出症患者，在腰椎片可示完全正常，但也有一部分患者可示以下征象。

1）腰椎正位片：腰椎间盘突出时，正位片腰椎可呈侧弯。侧弯多见于腰$_{4、5}$椎间盘突出，而另一好发部位腰$_5$、骶$_1$椎间盘突出很少或没有侧弯。

2）腰椎 X 线侧位片：腰椎侧位片对诊断腰椎间盘突出症价值较大，重点观察：①正常的腰椎间隙宽度，除腰$_5$、骶$_1$间隙以外，均是下一间隙较上一间隙为宽。即腰$_{4、5}$间隙较腰$_{3、4}$间隙为宽，腰$_{3、4}$间隙较腰$_{2、3}$间隙为宽，依次类推。在腰椎间盘突出时，可表现除腰$_5$、骶$_1$间隙以外，下一间隙较上一间隙为窄。②生理前凸改变，腰椎间盘突出时，腰椎生理前凸减小或消失，严重者甚至反常后凸。椎间隙前窄后宽，常常是腰椎间盘纤维环不完全破裂，髓核突出，椎间隙减小或明显狭窄，则是纤维环破裂髓核突出。③真空现象，表现为常在腰$_6$、骶$_1$椎间隙内出现透亮的气体裂隙，并伴有明显的椎间隙狭窄，原因不详。④Schmorl 结节，腰椎间盘突出如果病理改变是软骨终板破裂，髓核可经裂隙突入椎体内，造成椎体内出现半圆形缺损阴影，称为 Schmorl 结节。

（2）脊髓造影

脊髓造影是诊断腰椎间盘突出症的一项重要检查方法，依其所用造影剂不同。造影形态为：①外侧方突出。小的突出硬膜囊没有明显压迹，只在相应的椎间隙外侧，有轻度凹形压迹或根袖影升高。大的突出则在硬膜上可见压迹，在形态上表现为较浅的凹形压迹、卵圆形压迹或半弧状压迹等，根袖影消失；②正中突出。向两侧延伸硬膜囊正中受压，可见有细条线状造影剂从两侧或一侧流向远端。当椎间盘突出完全阻塞椎管时，可见造影剂固定停滞在一平面上。

（3）肌电图检查

通过测定不同节段神经根所支配的肌肉的肌电图，根据异常肌电位分布的范围，判定受损的神经根。再由神经根和椎间孔的关系，可推断神经受压的部位。椎间盘突出节段和肌电图所检查各肌肉阳性改变的关系为：①腰$_{4,5}$椎间盘突出主要累及长伸肌和胫前肌；②腰$_5$、骶$_1$椎间盘突出主要累及腓骨长短肌腓肠内侧头和外侧头；③腰$_{3,4}$椎间盘突出累及的肌肉较多，股四头肌等可出现异常肌电位。

（4）MRI 检查

可全面反映各腰椎间盘是否突出，突出的程度和部位。其缺点是当多个节段同时突出时，不能确定主要节段。

（5）CT 扫描

正确率 90% 左右，椎间盘突出有 4 种表现：①椎管内出现突出的间盘块，它的 CT 值低于骨但高于硬膜囊；②椎管和硬膜囊之间的脂肪层消失，这是最早发现的现象；③神经根被推压移位；④硬膜囊受压变形。

【治疗原则】

依据临床症状的严重程度，采用非手术或手术方法治疗。

1. 非手术治疗

适用于初次发作、病程较短且经休息后症状明显缓解，影像学检查无严重突出者。80%~90%的患者可经非手术治愈。

(1) 绝对卧床休息

包括卧床大小便。卧床休息可以减少椎间盘承受的压力，缓解脊柱旁肌肉痉挛引起的疼痛。一般卧床3周或至症状缓解后，可戴腰围下床活动。

(2) 骨盆牵引

牵引可增大椎间隙，减轻对椎间盘的压力和对神经的压迫，改善局部循环和水肿。多采用骨盆持续牵引，抬高床脚做反牵引。牵引重量一般为7~15kg，持续2周；也可采用间断牵引法，每日2次，每次1~2小时，但效果不如前者。

(3) 物理治疗

正确的理疗、推拿、按摩可缓解肌痉挛及疼痛，减轻椎间盘压力，减轻对神经根的压迫。

(4) 皮质激素硬膜外注射

皮质激素可减轻神经根周围的炎症与粘连。常选用长效皮质类固醇制剂加2%利多卡因经硬膜外注射，每周1次，3次为一个疗程。

(5) 髓核化学溶解法

将胶原酶注入椎间盘或硬脊膜与突出的髓核之间，达到选择性溶解髓核和纤维环、缓解症状的目的。

2. 手术治疗

有10%~20%的患者需要手术治疗。

(1) 手术指征

①急性发作，具有明显的马尾神经症状；②诊断明确，经系统的保守治疗无效，或保守治疗有效但经常反复发作且疼痛较重，影响工作和生活；③病史虽不典型，但影像学检查证实椎间盘对神经或硬膜囊有严重压迫；④合并腰椎管狭窄症。

(2) 手术类型

根据椎间盘位置和脊柱的稳定性选择手术类型。①椎板切除术和髓核摘除术：摘除或切除1个或多个椎板、骨赘及突出的髓核，减轻神经受压，是最常用的手术方式；②椎间盘切除术：将椎间盘部分切除；③脊柱融合术：在椎体间插入一楔形骨块或骨条以稳定脊柱；④经皮穿刺髓核摘除术：在X线监控下插入椎间盘镜或特殊器械，切除或吸出椎间盘以达到减轻椎间盘内压力和缓解症状的效果。

【护理评估】

1. 术前评估

（1）健康史

①一般资料：性别、年龄、职业、营养状况、生活自理能力，压疮、跌倒/坠床的危险性评分；②既往史：是否有先天性的椎间盘疾病、既往有无腰部外伤、慢性损伤史，如经常弯腰、搬运重物和慢性腰拉伤，是否做过腰部手术。有无冠心病、高血压、糖尿病和肝肾功能不良等疾病；③外伤史：评估患者有无急性腰扭伤或损伤史。询问受伤时患者的体位、外来撞击的着力点，受伤后的症状和腰痛的特点和程度、致腰痛加剧或减轻的相关因素、有无采取制动和治疗措施；④家族史：家族中有无类似病史。

（2）身体状况

1）症状：评估患者腰部疼痛的性质、部位、范围、诱发及加重的因素，缓解疼痛的措施及效果等；评估本次疼痛发作后治疗的情况，如是否使用镇痛剂、肌肉松弛剂等药物。

2）体征：评估下肢的感觉、运动和反射情况，患者行走的姿势、步态；有无大小便失禁现象，并进行对比。了解患者有无神经受压症状，如腰痛、坐骨神经痛、间歇性跛行。合并神经根受压者，需了解其程度及时间。

3）辅助检查：患者的各项检查结果有无阳性发现。

（3）心理-社会状况

腰腿部疼痛和感觉异常可给患者带来巨大的痛苦，严重者甚至可影响生理功能，因此患者常因担心预后而感到焦虑和烦躁，尤其是疼痛明显和久治不愈的患者。应注意观察评估患者的情绪，对疾病的了解程度。评估患者的家庭及支持系统对患者的支持帮助能力等。

2. 术后评估

（1）手术情况

麻醉方式、手术名称、术中情况、引流管的数量及位置，有无导尿管。

（2）身体状况

动态评估生命体征、伤口情况以及引流液颜色、性状、量；评估患者有无排尿困难和尿潴留，评估下肢感觉运动功能，是否能按计划进行功能锻炼、有无并发症发生的征象等。

【护理诊断】

(1) 焦虑	(2) 自理能力缺陷
与患者对手术治疗的程序不了解和对疾病的预后担忧等因素有关。	与下肢疼痛、牵引治疗和神经受压等因素有关。
(3) 舒适的改变	(4) 排泄型态的改变
与神经受压和肌肉痉挛等因素有关。	与马尾神经受压和长期卧床等因素有关。
(5) 有牵引失效或效能降低的可能	(6) 有皮肤完整性受损的危险
与患者缺乏维持有效牵引方面的知识以及患者不配合等因素有关。	与局部长期受压、牵引有关。

(7) 潜在并发症
肌肉萎缩、神经根粘连。

【护理措施】

1. 非手术治疗的护理措施

(1) 合理体位	(2) 保持正确的睡眠姿势
症状初发时，绝对卧床3~4周，卧于加垫子的木板床上。床上平卧大小便，症状缓解后戴腰围下床活动，但3个月内不能强行弯腰或持重物，酌情进行腰背肌功能锻炼。	1) 头部姿势：枕头的高度一般以压缩后和自己的拳头高度相当或略低为宜，长度以超过自己的肩宽10~15cm为宜。 　2) 腰部姿势：仰卧位时，床垫要平。为了避免腰部过度后伸，可在腰部、膝部加垫，令膝、髋保持一定的屈曲，可使肌肉充分放松，并使腰椎间隙的压力明显降低，减轻腰间盘后突。侧卧时，在两腿之间夹一软枕。

(3) 保持腰椎有效的牵引
患者平卧硬板床上，将骨盆牵引带系在患者的骨盆上。砝码重量根据患者的个体差异在7~15kg之间，以不使患者疼痛为标准。抬高床尾做反牵引，每天上午、下午各一次，每次1小时。若能做持续牵引效果

更佳，牵引 2~3 周为一个疗程。牵引前在牵引带压迫的髂脊部位加棉垫，预防压疮。牵引期间注意观察患者体位、牵引力线及重量是否正确。同时，加强基础护理，协助患者床上使用便盆。

（4）合理使用腰围

1）经持续牵引或严格卧床治疗后，医生确认病情缓解后，可佩戴腰围下地，以巩固治疗效果。

2）选择腰围的规格应与患者体形相适应，一般上至下肋弓、下至髂嵴下，腰围后侧不宜过分凸出，前方也不宜束扎过紧，应保持腰部良好的生理曲度。

3）加强腰背肌锻炼。当病情减轻或症状消失时，应及时取下腰围，否则，长期佩戴腰围会造成腰背肌肉发生失用性萎缩，反而对腰椎间盘突出症的治疗有害无益。

（5）硬膜外注射皮质激素

可减轻神经根周围的炎症与粘连。常选用醋酸泼尼松 1.75ml，加 2% 利多卡因 4ml，经硬膜外注射，每周封闭一次，3 次为一个疗程。

（6）理疗、推拿和按摩

除中央型椎间盘突出外，正确的理疗、推拿和按摩有助于松弛肌肉，缓解肌肉痉挛及疼痛，减轻对腰椎间盘的压力。

2. 手术治疗的护理措施

（1）术前护理

向患者及其家属解释手术方式及术后短时间内出现的问题，如疼痛、麻木等；保持手术区及会阴区皮肤完整；训练患者正确翻身、床上使用便器等，以适应术后的医疗、护理和生活。

（2）搬动及体位

移动患者时，要求 3 个人搬运。搬运人员位于病床与患者的外侧，将患者肩背部、腰臀部及下肢同时托起并保持其身体轴线平直；推床移出后，再把患者轻放在床上。术后 24 小时内以平卧为主，定时轴式翻身，翻身时动作要缓慢协调。这样既可压迫伤口利于止血又可防止压疮。

（3）观察生命体征

进行心电监护，血氧饱和度监测，观察生命体征变化。因患者易发生呼吸道阻塞、通气不足、呕吐、误吸等症状，要特别注意保持呼吸道通畅。

（4）观察病情变化

1）观察患者下肢皮肤的颜色、温度和感觉及运动恢复情况。

2）引流液的颜色、性质和量。注意有无脑脊液漏出，是否有活动性出血。引流量增多或疼痛加剧，下肢感觉、运动障碍加重应及时报告医师处理。引流管一般于术后 24~48 小时内拔除。

3）观察手术切口敷料有无渗出，渗出液的量、颜色、性质。如发现渗出，应及时更换敷料，防止感染观察。如出血多时，注意压迫止血及时应用止血药，防止继续出血。

（5）皮肤护理

每 2~4 小时给患者轴线翻身 1 次，方法：翻身时保持脊柱平行，严防扭曲。可让患者双手抱胸前，双腿屈曲，然后由 1 名护士扶托患者的肩背部，另 1 名护士扶托患者的臀部及下肢，一起将患者翻向另一侧，在患者的头下、肩部、臀部及胸前加垫枕头，以支持体位，保持脊柱平直，对于易出汗的部位可涂滑石粉，也可在皮肤表面抹凡士林软膏，以保护皮肤润滑。按摩方法要正确，患者变换体位后应对受压部位进行适当的按摩，配用 50%酒精或红花油，以提高疗效。

（6）并发症的预防及护理

1）椎间隙感染是手术的严重并发症，均在手术后 3 周出现低热 37.5~38℃，患者诉腰痛，呈阵发性抽搐样疼痛，翻身时加剧，平卧时减轻；血沉快，早期摄片无异常发现，在术后 8 周经 X 线断层发现手术椎间隙的椎体对应缘有骨质破坏。应遵医嘱使用抗生素治疗，以控制感染。

2）常见并发症为肌肉萎缩和神经根粘连。手术后即开始进行腰肌、臀肌的锻炼，防止肌肉萎缩。指导患者做直腿抬高训练，防止神经根粘连。

3）注意切口血肿及腹膜后大血管或脏器损伤。

（7）指导功能锻炼

向患者解释术后康复锻炼的重要性，使其主动配合治疗，防止失用性肌肉萎缩、肌力减退等。原则是：掌握准确的动作，注意避寒保暖。要求循序渐进、持之以恒。

1）术后早期的四肢活动：为防止肺部并发感染和失用综合征，可做扩胸运动及深呼吸咳嗽运动。上肢做徒手操、哑铃操或用拉力器等，每次 20~30 次；下肢可做肌肉静力收缩练习。协助患者做屈膝、屈髋等被动活动，由于下肢的屈伸移动可牵拉神经根，使神经根有1cm范围的移动，以防止神经根粘连。

2）直腿抬高：仰卧位，腿伸直，两手自然放于体侧，被动或主动地做直腿抬举动作，双下肢交替练习。动作重复10~20次。

3）术后1周开始进行腰背肌锻炼，以提高背部肌肉力量，增加脊柱的稳定性。具体方法包括："五点式"：仰卧位，患者可以头、双肘及双足五点作为支撑点，用力使背部、腰部向上抬起，以后可以改为"三点式"。青壮年可以采用"仰卧拱桥式"锻炼：仰卧位，双手叉腰，两腿屈膝呈90°，以两脚为支点，拱起躯干成半拱桥形，当躯干挺起时，膝部稍向两边分开，动作重复10~20次。"飞燕点水式"：患者俯卧位，双上肢自然放于躯干两侧，开始时两上肢后伸，继而头后仰，胸部离开床面。学会上述动作后，嘱患者双腿伸直，并拢向后方抬起，最后将上肢、头颈和下肢动作协调起来，仅腹部着地，重复10~20次。

【健康教育】

（1）心情调理

加强自我调整，保持情绪稳定、精神愉快。

（2）健康宣教

向患者宣教腰椎间盘突出症产生的病因。只有减少腰部承受挤压、扭转等应力动作或慢性轻微损伤的积累，是可以人工控制的因素。向患者讲解失用综合征的后果，使患者认识"动"与"静"，"练"与"养"的关系，合理地进行功能锻炼。

（3）合理应用人体力学原理

如站位举起重物时，高于肘部，避免膝关节、髋关节过伸；蹲位举重物时，背部伸直勿弯；搬运重物时，宁推勿拉；搬抬重物时，弯曲下蹲髋膝，伸直腰背，用力抬起重物后再行走。

（4）保持正确坐、立、行姿势

坐位时选择高度合适、有扶手的靠背椅，保持身体与桌子距离适当，膝与髋保持同一水平，身体靠向椅背，并在腰部衬垫一软枕；站立时尽量使腰部平坦伸直、收腰、提臀；行走时抬头、挺胸、收腹，利用腹肌收缩支持腰部。

（5）变换体位

避免长时间保持同一姿势，适当进行原地活动或腰背部活动，以解除腰背肌疲劳。长时间伏案工作者，积极参加课间操活动，以避免肌肉劳损。勿长时间穿高跟鞋站立或行走。

（6）采取保护措施

脊髓受压的患者，可佩戴腰围，直至神经压迫症状解除。腰部劳动强度过大的工人、长时间开车的司机，佩戴腰围保护腰部。

（7）饮食调养

调理饮食，增强机体抵抗力。加强营养可缓解机体组织及器官退行性变。

（8）积极参加体育锻炼

适当的体育锻炼可以锻炼腰背肌，增加脊柱稳定性。参加剧烈运动时，运动前应有预备活动，运动后有恢复活动，切忌活动突起突止，应循序渐进。

（9）预防

1）除了对职业病加强预防以外，还要注意防止身体肥胖、减轻腰椎负担。

2）夏天应注意合理使用冷气，切忌空调的冷风正对着腰部及后背吹送。

第三节 腰椎管狭窄症

腰椎管狭窄症是指各种形式的椎管、神经根管以及椎间孔的狭窄，包括软组织（如黄韧带肥厚、后韧带钙化等）引起的椎管容积改变及硬膜囊本身的狭窄。

腰椎管因骨性或纤维性增生、移位导致一个或多个平面管腔狭窄，压迫马尾或神经根而产生临床症状者为椎管狭窄症。脊椎管狭窄症多发生在腰椎，胸椎管狭窄症较少见，以40岁以上发病者多见。发育性与退行性并存。椎管狭窄分为先天性、发育性椎管狭窄和后天性、退行性椎管狭窄。依据狭窄部位又分为中央性椎管狭窄，周围神经根管狭窄和中央性、周围性并存的混合性椎管狭窄。

【临床表现】

1. 症状

腰椎管狭窄症常发生在中老年人，平均年龄为 47 岁。男性多于女性。开始疼痛症状不明显，只是行走时下肢有麻痛不适，当坐、卧时疼痛明显消失。临床症状大致分为腰痛、下肢痛、间歇性跛行及括约肌功能障碍等。

（1）腰痛

这类患者常伴有不同程度的腰椎骨关节病，加上腰椎不稳，常可引起下腰痛，症状较轻，卧床时消失或明显减轻。腰椎前屈不受限，后伸时（尤其过伸）受限，有时出现腰痛。

（2）下肢痛

常表现为臀部，下肢后外侧或大腿前内侧，小腿后外侧痛，类似坐骨神经痛，但不典型，有时有麻痛、发凉感。咳嗽、打喷嚏时症状并不加重，约半数患者为双侧腿痛，有时伴有行走无力。仰卧时腰前凸增加，使症状很快加重，屈髋屈膝侧卧，使椎管容积变大，神经根松弛，症状减轻或消失。

一般讲，单纯侧隐窝狭窄（少数），症状类似腰椎间盘突出，而椎管中央狭窄，双侧下肢痛麻症状，直腿抬高阴性居多，但有人有括约肌症状。

（3）间歇性跛行

大多数患者久站或行走时，下肢发生疼痛与麻木，逐渐加重，并有沉重感与无力，以致不得不改变站立姿势或停止行走，蹲下片刻后症状消失或减轻，然而继续行走，不久又出现症状，这种现象称为间歇性跛行，是腰椎管狭窄的典型症状。因神经受压引起，故又称神经性间歇性跛行。骑自行车时不出现症状，因此患者常以车代步。这是因为骑车时腰呈屈曲位，椎管容积增大。行走时腰变直轻度后仰，椎管腔容积变小，加重神经受压。行走活动增加神经根对血液供应的需要量，因而神经根缺血，即缺血性神经炎引起症状。这种情况常表现为感觉的症状与体征重于运动的症状与体征。

（4）括约肌功能障碍

严重中央型椎管狭窄可引起排尿不畅、尿频、会阴部麻木感。男性有性功能障碍，但要排除前列腺肥大引起的症状。

2. 体征

腰椎管狭窄的骨科体征与神经体征均不多。约半数患者直腿抬高试验阳性（<70°），跟腱反射低下或消失，小腿与足外侧痛觉稍差。跟腱反射在老年人较常见减弱与消失，这是老年人常有糖尿病周围神经病变与老年人同时伴有周围血流灌注受损有关。这要求临床医生检查足背或胫后动脉搏跳。

【辅助检查】

（1）X线片检查

正位X线片常显示腰椎轻度侧弯，关节突间关节间距离变小，有退行性改变。侧位X线片显示椎管中央矢状径变小，小于12mm就说明有狭窄的可能，小于11mm是绝对狭窄。必要时可进行腰椎穿刺、奎肯试验、脑脊液化验及脊髓造影。脊髓造影是诊断本症的可靠方法。正位X线片可清楚显示硬脊膜腔的大小，如出现有条纹状或须根状阴影，表示马尾神经根有受压现象，如造影柱呈节段性狭窄或中断，表示为多发性或全梗阻。

（2）CT、MRI检查

鞘膜囊和骨性椎二者大小比例改变，鞘膜囊和神经根受压，硬膜外脂肪消失或减少，关节突肥大使侧隐窝和椎管变窄、三叶状椎管，弓间韧带、后纵韧带肥厚。

（3）实验室检查

脑脊液蛋白可有不同程度增高。

【治疗原则】

（1）非手术治疗

症状轻者可行非手术治疗（参照第二节腰椎间盘突出症）。

（2）手术治疗

常行椎管减压术，以解除对硬脊膜及神经根的压迫，适用于：①症状严重，经非手术治疗无效者；②神经功能障碍明显，特别是马尾神经功能障碍者；③腰骶部疼痛加重、有明显的间歇性跛行以及影像学检查椎管狭窄严重者。若并有椎间盘突出，可一并切除，必要时行脊柱融合内固定术。

【护理评估】

(1) 健康史

评估患者的年龄、职业、身高、营养状况，是否有先天性椎间盘疾病；有无腰部外伤、慢性损伤史；有无疼痛及下肢感觉障碍史；是否做过腰部手术；有无家族史。

(2) 身体状况

1) 评估患者疼痛的部位及性质，诱发及加重的因素，缓解疼痛的措施及效果。

2) 询问患者疼痛发作后治疗的情况，如是否使用镇痛剂、肌肉松弛剂等药物。

3) 下肢的感觉、运动和反射情况；有无马尾神经受压征象。

4) 患者的各项检查结果是否正常。

(3) 心理-社会状况

长时间的急、慢性腰腿疼痛和下肢感觉异常，给患者带来很大痛苦，严重时导致生活能力下降，影响正常生活与工作，并由此产生不良情绪，观察患者的情绪变化，并做好解释工作。

【护理诊断】

(1) 疼痛

与椎间盘突出、肌肉痉挛、不舒适的体位有关。

(2) 自理能力缺陷

与疼痛、肌肉痉挛有关。

(3) 知识缺乏

缺乏减轻疼痛、疾病、治疗等方面的知识。

(4) 潜在并发症

肌肉萎缩、神经根粘连、出血、感染。

(5) 焦虑/恐惧

与担心预后及手术有关。

【护理措施】

(1) 心理护理

患者因丧失不同程度的劳动能力，产生心理障碍，情绪低落，同时担心手术效果及能否恢复正常劳动，这些将影响治疗工作的顺利进行。应因势利导，关心安慰患者，做耐心的解释。配合医生共同做好思想工作，说明手术的安全性，并请手术后的患者现身说法，以解除顾虑，使其树立战胜疾病的信心，以最佳的心理状态配合治疗。

（2）饮食护理

1）对使用激素治疗的患者要给予低盐、高蛋白饮食，注意补钾。

2）供给多品种食物，注意食物调配和烹调技术，饭菜色香味俱全，使患者增进食欲，增加饮食量，以满足机体对营养素的全面需求，增加机体抵抗力。

3）避免食用刺激性食物，防止肠蠕动过多及胃肠道炎症引起腹泻。

4）多进食水果、蔬菜等纤维素含量高的食物，避免发生便秘。

（3）体位护理

抬高床头 20°，膝关节屈曲，放松背部肌肉，增加舒适感。不习惯长期侧卧者亦可在膝部垫高后屈髋屈膝仰卧，每日除了必要起床的事外，应尽量卧床，直至症状基本缓解。指导患者及家属帮助患者进行床上翻身，同时做张口呼吸，以使肌肉放松。

（4）疼痛护理

嘱患者绝对卧床休息，因为卧位时椎间盘承受的压力比站立时下降 50%，卧床休息可减轻负重和体重对椎间盘的压力，缓解疼痛。卧床 3 周后，可戴腰围下床活动，腰围可加强腰椎的稳定性，对腰椎起保护及制动作用。必要时可辅助镇痛剂治疗。

（5）骨盆牵引的护理

保持有效骨盆牵引。牵引期间注意观察患者体位、牵引力线及重量是否正确，不可随意加减，以保证达到牵引的效果。加强基础护理，观察皮肤有无疼痛、发红、破损、压疮等变化，保持皮肤完整。

（6）术后生命体征的观察

一般手术后均有 3~5 天的吸收热，体温不超过 39℃。部分患者由于手术时间长，为防止脊髓神经水肿可小剂量激素治疗。激素治疗患者的体温一般不超过 38℃，术后 3 天即可降至正常。注意观察血压、脉搏、呼吸的变化，进行心电监护，观察生命体征变化，防止意外的发生。

（7）术后观察出血情况

术后密切观察伤口敷料渗血情况、引流液的量及性状。如发现伤口大量渗血，应立即报告医师，及时处理。

（8）术后观察神经功能恢复情况

根据受压神经的支配区，观察下肢痛或麻木症状区域的改变情况。男性多出现在大腿前内方或小腿外侧，女性常达踝部。因为男性腰椎椎管最窄部位在腰$_{3\sim5}$段，而女性在腰$_5$、骶$_1$节段。中央性椎管狭窄症的症状，主要感觉腰骶部疼痛或臀部痛，很少有下肢放射痛。

（9）术后观察排尿情况

术后由于麻醉因素、疼痛刺激、姿势和习惯改变均可引起排尿困难。因此，强调术前训练床上大小便特别重要，强调术后不要过早使用镇痛剂，以免影响排尿反射的恢复。发生尿潴留后，经诱导排尿无效后行导尿术。

（10）手术后体位及翻身

术后患者需睡硬板床，取左、右侧位，双膝间置软枕，肩背及臀部放置枕头以保持体位平稳，使患者感到舒适安全。其优点是便于观察伤口出血，保持脊柱过伸位，有利于脊柱术后稳定及防止扭曲。翻身时护士一手挟住患者肩膀，一手托住臀部与患者同时慢慢用力，用"圆木"滚动法翻至对侧，然后再用枕头固定肩、背、臀部。

（11）术后功能锻炼

为预防肌肉萎缩，术后3天指导患者进行直腿抬高锻炼及膝关节、踝关节活动，神经水肿严重者待疼痛减轻后开始。拆线后指导患者俯卧做"飞燕式"腰背肌锻炼。早期锻炼能有效预防腰肌肌肉萎缩。一般卧床时间为：脊椎融合术卧床3～4个月；全椎板切除术卧床2～3个月；半椎板切除术卧床1个半月～2个月方可下床活动。临床根据内固定物的稳定情况，可缩短卧床时间。下床后应坚持每日做直腿抬高锻炼，高度从板凳-床-窗台逐渐加高为宜。因为当腿抬高40°～70°时，可将腰、骶神经根牵拉进椎间孔2～8mm，并能牵动对侧神经根，能有效预防神经根粘连。

【健康教育】

（1）指导患者保持正确的坐、立、行、卧及持重的姿势。指出患者不正确的姿势及活动方法。用通俗易懂的言语讲解有关知识，使患者认识到保持正确姿势的重要性及对疾病的影响。

（2）指导患者经常变换体位，避免长时间用同一姿势站立或坐位。站立一段时间后，将一只脚放在脚踏上，双手放在身前，身体稍前倾。长时间伏案工作者，应积极参加工间操活动，以免慢性肌肉劳损。不要长时间穿高跟鞋站立或行走。

（3）保护腰部。腰部劳动强度大的工人，应佩戴有保护作用的宽腰带。参加剧烈运动时，要注意运动前的准备活动和运动中的保护措施。

（4）积极参加体育锻炼，尤其是注意腰背肌功能锻炼，以增加脊柱的稳定性，同时加强营养，减缓机体组织和器官的退行性变。术后 1 周开始腰背肌锻炼，增强腰背肌力和脊柱稳定性。3 个月内不弯腰，半年内不负重，促进机体康复。

（5）对于术后腰腿麻木及疼痛症状缓解不明显者，告知患者由于腰椎管狭窄压迫神经根时间长，恢复需要一个过程，以减轻患者的心理负担。

（6）需要药物治疗的患者，嘱患者按时服药并告知副作用。

第四节　脊　柱　侧　弯

脊柱矢状面有四个生理弯曲，额状面不应有任何弧度，一旦向两侧出现弧度，则称为脊柱侧弯。常发生于青少年生长时期，我国的发病率为 2%~3%。初起时没有任何症状，往往被忽视，随着年龄的增长，畸形逐渐加重，才被发现。起病时年龄越小，生长的时间越长，畸形发展可能越严重。

脊柱侧弯常伴有脊柱的旋转畸形，侧弯程度越大，旋转越严重，越接近曲线顶部的脊椎，旋转越多。严重侧方曲线和旋转畸形，使肋骨和胸廓变形，两侧不对称，可严重影响心肺功能。脊柱侧弯所带来的每一椎体的不同部位负荷不均匀，从而带来一系列的症状。

按发病原因可分为三类。

（1）先天性脊柱侧弯：多有遗传因素，高龄产妇和难产也是发病因素。

（2）继发性脊柱侧弯：①姿态性脊柱侧弯：学龄前儿童坐、卧、背包习惯性姿势所致；②病理性脊柱侧弯：强直性脊柱炎所致；③弯骨性脊柱侧弯；④代偿性脊柱侧弯。

（3）特发性脊柱侧弯。

【临床表现】

本病以女性为多，在儿童期身体增长慢，畸形并不明显，即使轻微畸形亦无结构变化，容易矫正，但此时期不易被发现。患者至 10 岁以后，椎体第二骨骺开始加速发育，侧凸畸形的发展即由缓慢转为迅速，1~2 年内可以产生较明显的外观畸形。多数侧弯发生在胸椎上部，弯向右侧；其次好发于胸腰段。弯向左侧者较多。脊柱侧弯所造成的继发性胸廓畸形，如畸形严重，可引起胸腔和腹腔容量减缩，导致内脏功能障碍，如心脏有不同程度的移位，心搏加速，肺活量减少，消化不良，食欲缺乏；神经根在凸侧可以发生牵拉性症状，凹侧可以发生压迫性症状，神经根的刺激，可以引起胸部和腹部的放射性疼痛；亦有引起脊髓功能障碍者，由于内脏功能障碍，患者全身往往发育不佳，躯干矮小，体力较弱，心肺储备力差。明显的脊柱侧弯，一般体格检查即可确定诊断，但是对于侧凸的角度，仍需要经 X 线摄片方能最后确定。同时脊椎肿瘤、结核、类风湿关节炎等均可引起脊柱侧弯，应做细致检查。在找不到任何原因时，方诊断为原因不明性脊柱侧弯。

【辅助检查】

（1）X 线检查

对确定脊柱侧弯的诊断和明确其性质、程度是不可缺少的，应常规摄站立位脊柱前后位和侧位 X 线片，以及仰卧位脊柱向左、右侧屈肘的正位 X 线片。

（2）心肺功能检查

在严重脊柱侧弯的患者，因有脊椎明显旋转，一侧背部肋骨隆起，对侧前胸塌陷，使胸廓变形，胸腔容量减少，呼吸时肋骨的活动受限，将严重影响患者的呼吸功能。呼吸功能的损害以限制性为主，特点如下。

1）肺活量（VC）明显减少：VC 较预计值超过 70%，多能耐受侧弯矫正手术；若>40%，少数会发生心肺衰竭；若<30%，术中和术后都需应用呼吸器进行机械呼吸。

2）肺的总容量低下，肺顺应性减低，最大通气量减少，重患者残气量存在异常。

3）肺泡-动脉的氧分压差增加，说明肺内存在分流。右 Cobb 角 > 65%，患儿往往存在动脉血氧分压值低下，表明肺通气-灌注（V/Q）的异常。

【治疗原则】

脊柱侧弯的治疗包括保守治疗（观察、牵引、支具、石膏）和手术治疗。手术治疗又包括后路矫形手术、前路矫形手术和微创矫形手术（胸腔镜下手术）。

1. 非手术治疗

（1） 支具疗法	（2） 电刺激疗法
应用支具的目的是控制脊柱畸形的恶化，幼儿期应用支具常可保持脊柱较正常的发育，但有时并不能预防畸形的发展。对青少年则主要用于防止脊柱畸形发展。一般来说，支具只能控制畸形和防止较轻的脊柱侧弯恶化，但不能使较明显的侧弯减少角度。	利用电刺激脊旁肌肉的方法以达到防止畸形进展、矫正畸形的目的。电刺激的方法可分为经皮刺激与体内埋入刺激两种。埋入体内电刺激器分为埋入体内接受系统及体外发射系统。接受系统包括：接受电极、导线及螺旋形金属丝。体外发射系统包括发射器、天线及调节装置、电源等。

2. 手术治疗

对于脊柱侧弯明显畸形或经保守疗法无效、脊柱畸形继续加重者需行手术治疗。一般来说，脊柱侧弯明显是指胸腰椎侧弯 45° 以上及腰椎侧弯 60° 以上或呈 60° 以上 S 形畸形。胸椎明显侧弯不仅影响外形，早发性侧弯者还易影响心和肺功能。应考虑手术矫正。而腰椎畸形对心和肺功能无大的影响。目前流行的手术治疗方式如下。

（1）传统的后路器械内固定及融合。

（2）通过前路胸廓切开术进行前路椎间盘切除、矫形、内固定和融合。

（3）前路胸腔镜下进行椎间盘切除、矫形、固定和融合（前路微创脊柱内固定系统-CDH-Eclipse）。

【护理评估】

（1）健康史

1）详细询问患者发病年龄。先天性的脊柱侧弯，小孩能直立行走时，甚至出生后几个月内，即可发现；脓胸引起的脊柱侧弯，患者的年龄均在14~15岁，而成人患者则很少有发生侧凸者；营养性（佝偻病）及神经瘫痪性（小儿麻痹）侧弯，多数亦为幼年；特发性脊柱侧弯，多在学龄前开始。

2）了解患者有无内脏压迫症状。如循环系统和呼吸系统压迫所致的活动无耐力、心动过速和全身长期慢性缺氧表现；消化系统器官受压而产生的消化不良、食欲缺乏；神经系统受压所致的神经根疼痛及脊髓压迫症等。

（2）身体状况

脊柱侧弯相当严重的患者，因主要内脏发生障碍，全身发育不良，心肺代偿能力极差，术前应结合病史对其手术耐受力作出客观的评估。

（3）心理-社会状况

身体的缺陷容易影响儿童正常心理发育，出现自我贬低，表现为自我否定、害羞或犯罪感，认为自己无法对付一些事情，找理由排除或拒绝对于自我的正反馈，并夸大对于自我的负反馈，尝试新事物以及新环境犹豫不决，因此要评估患者心理反应及对疾病的认知程度。

【护理诊断】

（1）清理呼吸道低效

与肺功能低下、全麻插管后喉头水肿、伤口疼痛、身体虚弱有关。

（2）舒适的改变

与伤口疼痛、石膏固定等有关。

（3）有皮肤完整性受损的危险

与局部持续受压、体液刺激、床单摩擦、皮肤营养不良、水肿、保暖措施不当等有关。

（4）自理能力缺陷

与医疗限制如牵引或石膏固定、卧床治疗、体力及耐受力下降、神经损伤有关。

（5）潜在并发症

出血。

（6）知识缺乏

缺乏手术、功能锻炼及疾病预防的有关知识。

【护理措施】

1. 非手术治疗及术前护理

（1）心理护理

无论是非手术治疗还是手术治疗，都应得到患者及家属较长时间的支持和配合。应将疾病治疗的特点告诉患者及家属，使他们了解治疗、护理的方法以及术后可能出现的并发症，以使配合治疗。

（2）饮食护理

由于手术创伤特别大，一定要鼓励患者多进食，补充足够的热量、蛋白质、维生素、钙等营养物质，增强机体抵抗力，增加对手术的耐受性。

（3）皮肤准备

手术中植骨，安放固定物，发生感染可导致手术失败。故皮肤准备要仔细。

（4）睡眠卧位

睡眠时采用侧卧位。

（5）肌肉训练

肌肉训练包括体操和姿势性训练，以加强胸腰背肌的主动锻炼，增强肌力，有助于矫正早期和较轻的功能性侧凸，矫正不正确姿势。

（6）支具训练

应根据生长发育情况调节矫形支具，以免影响身体发育或在支具着力点产生压疮。

（7）肺功能训练

术前必须向患者说明肺功能与手术的关系。胸椎侧凸严重，肺活量低于40%的患者术前必须进行肺功能训练，以防止术后发生肺部并发症。训练的方法是向装有水的密封瓶内吹气和吹气球，术前1~2周禁烟。

（8）床上适应性训练

1）在床上使用便盆：患者入院后即开始训练，以防止术后因不习惯在床上使用便器而导致便秘及尿潴留。

2）教会轴式翻身法，术后配合翻身。

3）俯卧位训练适应手术卧位需要。

（9）牵引准备

在行脊柱矫形术前，需先行凹侧软组织松解，常用枕颌吊带及双胫骨结节骨牵引，以使挛缩的肌肉、韧带松弛，减少侧凸的度数。需注意不要使吊带压迫颈部气管，保护内牵引针眼处不被污染。保持有效牵引，防止压疮。

（10）协助完善术前检查

术前应进行胸部拍片、心电图、超声心动图、血气分析、肺活量、颅脑 CT 等检查，以排除重要器官的器质性病变。

（11）石膏固定的护理

3 岁以下不能用支架固定的患者，常用石膏固定。鼓励患者配合及全身各处皮肤保护是重点。

2. 术后护理措施

（1）心理护理

应得到患者及家属较长时间的支持和配合。应将疾病治疗的特点告诉患者及家属，使他们了解治疗、护理的方法以及术后可能出现的并发症，以配合治疗。

（2）饮食护理

术后 24 小时禁食，以免引起腹胀，以后根据情况从流质饮食开始，逐渐过渡到普食。给予高蛋白、高碳水化合物、高维生素，适当脂肪及粗纤维饮食，同时多饮水，一方面能提高患者机体抵抗力，促进伤口及骨的愈合；另一方面能预防便秘。

（3）体位护理

①全身麻醉未醒时，平卧位，头偏向一侧，防呕吐物误入气管；②应定时翻身，预防皮肤损伤，翻身时应保持头颈胸一致；③术后平卧 6 小时以压迫伤口止血，6 小时后，每 2~3 小时翻身 1 次，以防发生压疮。翻身后，骨隆突部位下方需加垫进行保护；④1 周内严禁坐起，1 周后开始 45°~75° 靠坐，禁忌腰部折屈，四肢可做相应的活动；⑤2 周后可适当活动，但禁止脊柱弯曲、扭转。

（4）保持呼吸道通畅

1）由于术前肺活量低下，术后伤口痛不敢咳嗽，呼吸道分泌物排出不畅而阻塞，因此必须密切观察患者的呼吸情况，必要时给予雾化吸入，协助、鼓励患者排痰。

2）术后呼吸出现以下情况时，需用呼吸器进行辅助呼吸，一般坚持 2~4 天：①呼吸次数>35 次/分；②$VC<15ml/kg$；③$FEV_1<10ml/kg$；④吸气力 < $25cmH_2O$；⑤ $PaO_2<70mmHg$；⑥$AaDO_2>450mmHg$；⑦$PaCO_2>55mmHg$；⑧$VD/VT>0.6$。

（5）负压引流的观察

保持伤口引流管通畅，观察其量及颜色。一般术后第 1 日引流出 200～300ml 血性液体，引流液在 500ml 以上时需报告医生，并遵医嘱应用止血药。引流量过少可能是引流管阻塞，应及时检查并进行疏通。

（6）伤口感染的观察及预防

伤口感染是严重的并发症之一。如手术后 4 日体温仍在 38℃以上，患者主诉伤口剧痛或跳痛，应检查伤口，警惕伤口发生感染。为预防伤口感染，手术前 1 小时及术后遵医嘱静滴抗生素，护理病儿时严禁尿液污染伤口，如有污染应及时更换敷料。

（7）脊髓神经功能障碍的观察与处理

由于手术中牵拉挫伤脊髓，或破坏脊髓血供，或硬膜外血肿直接压迫，均有可能造成脊髓损伤，引起患者双下肢感觉、运动及括约肌功能障碍。术后 72 小时内应密切观察上述情况，如有患者诉伤口疼痛厉害，甚至无法忍受等异常时，立即报告医生采取紧急脱水、高压氧或手术探查等处理。

（8）肺衰竭的观察与处理

因患者术前可能存在不同程度的肺功能降低，加上手术创伤、气管插管等刺激，可出现急性肺衰竭，导致生命危险。因此，术后应行床旁心电图、血压、脉搏血氧饱和度监测，以动态观察患者的呼吸循环情况。

（9）伤口出血及脑脊液漏出的观察与处理

脊柱手术创面大、剥离深，术后渗血较多，常规放置引流管进行负压引流，负压以 0.67～1.33kPa 为宜，以保持引流通畅。引流量过少时，提示为血凝块堵塞或引流管扭曲；引流量多而快时，24 小时超过 500ml，提示为负压过大或伤口渗血过多，需及时调节负压或行止血处理；引流量多且颜色较淡红时，提示为脑脊液漏出，给予去枕平卧等处理。

（10）胃肠道反应的观察与处理

由于全麻及术中牵拉，术后患者可出现恶心、呕吐等现象，故术后一般需禁食。如手术 3 日后仍恶心、呕吐且腹胀加重、呕吐频繁呈喷射样，呕吐物为胆汁，应警惕为肠系膜上动脉综合征，应立即行胃肠减压，补液补钾。

（11） 石膏综合征的观察与处理

术后为防止内固定棒的折断或脱钩，2周拆线后即打石膏背心。石膏固定后应协助患者翻身，检查石膏松紧是否合适，嘱患者进食不要过饱。同时观察患者有无腹胀、腹痛、恶心、呕吐等不适。如有上述症状立即禁食、禁水，报告医生及时处理。

（12） 防止哈氏棒器械脱钩及断杆的护理

术后卧硬板床，使用气垫床时，调至最硬度；给患者翻身时采取轴式方法；对体重较重、肥胖的患者，转动幅度在45°~70°范围，禁止腰部折屈；术后2周拆线后，起床活动，早期禁止脊柱弯曲、扭转及提取重物的活动或劳动，并及时处理咳嗽、呕吐症状；定期观察石膏的固定情况，一旦证实出现脱钩或断杆，应立即报告医生并做再次手术的准备。

（13） 功能锻炼

术后患者适当的活动，可以减少卧床带来的并发症，但术后因体力弱、伤口疼痛等患儿不愿活动，应鼓励其活动，有利于身体健康的恢复。术后第1日，可进行双股四头肌强力收缩；第2~3日，双下肢各关节屈伸活动及直腿抬高练习；术后7日可在床上用靠背架坐起，但要防止扭曲腰部，需有人在身旁加以扶持。石膏固定后可下地在床旁站立活动，禁忌脊柱弯曲、扭转和提重物的活动，并要有人看护防止跌倒。

【健康教育】

（1） 脊椎侧凸关键在于早期预防，教育儿童保持正确的站坐卧姿势，端坐学习，背双肩背带书包。督促儿童加强体育锻炼，如做广播操或游泳类活动等，增强腰部及胸背部肌力和韧带张力，加强脊柱的活动度。睡眠时尽量采取侧卧位凸侧在下，凹侧在上，借助身体重力矫形。根据医嘱进行运动疗法，如矫正操、爬行练习、电刺激疗法等。对新生儿要严格仔细地进行体格检查，对可疑病儿，应跟踪复查。一旦发现畸形，应及时治疗和纠正，避免继续发展。

（2） 用支具或石膏背心进行矫形治疗时，做好思想工作，取得合作。支具着力部位注意用棉花衬垫，防止发生压疮。

（3） 告诉患儿及家属功能锻炼的重要意义。术后初期可在床上做适当的活动及深呼吸，减少卧床并发症，为离床活动创造条件。活动范围、活动强度应循序渐进，可多做四肢活动，早期禁忌脊柱弯曲、扭转及提取重物的活动或劳动。

（4）补充含铁丰富的食物，如菠菜、猪血等，以纠正由于手术出血所致的贫血。

（5）患者不急于返校上课，一般手术4个月后视病情决定能否复课。随着病情恢复逐渐恢复正常人生活。2年内限制任何对脊柱不协调的剧烈体育运动。

第九章　周围神经损伤患者的护理

第一节　臂丛神经损伤

臂丛神经损伤是由于臂丛神经受到牵拉、切割、震荡、缺血等作用，造成神经功能部分或全部丧失。当外力使头部和肩部向反方向分离时，易伤及臂丛神经。轻者可使上干断裂，重者全臂丛神经受累。如重物打击、产伤、皮带卷入伤等。刺伤、挫伤及锁骨和第一肋骨骨折可引起臂丛神经损伤。多见于青壮年男性。

【临床表现】

（1）运动功能障碍

臂丛神经损伤后，损伤平面以远的支配区及相应的肌群运动功能呈现不同程度的丧失。其程度取决于神经损伤的程度和类型，所支配的肌组织呈现弛缓性瘫痪。

（2）感觉功能障碍

臂丛神经损伤后，在其支配区内出现不同程度的感觉障碍，包括痛觉、触觉、温度觉及两点辨别觉的改变。但临床检查时应以绝对区为标准。

（3）自主神经功能障碍

臂丛神经损伤后，其支配区内出现无汗、血管麻痹，竖毛反应丧失，皮肤变薄、萎缩、干裂、溃疡，指甲扭曲、干裂，甚至脱落。甚至可出现较为明显的骨质疏松。

（4）肢体畸形

在臂丛神经不全损伤时，支配区肌肉松弛无力，在拮抗肌的作用下，可出现特殊的肢体畸形。

（5）生理反射消失

当臂丛神经损伤时，正常的生理反射消失。但是，要注意只要反射弧的任意部分损伤都可导致反射消失，因此生理反射消失并不能作为神经损伤程度的判断标准。

（6）烧灼性神经痛

臂丛神经损失后，可以出现的支配区域的程度不同的异常疼痛，呈烧灼样。疼痛的程度与损伤程度不成比例。

（7）血管及重要脏器合并损伤

若为锐器或火器伤及臂丛神经时，可合并致命性的大出血或血气胸；继发于锁骨骨折时，也偶可发生类似情形。

（8）根据臂丛神经损伤的部位不同分类

①上干损伤：瘫痪的肌肉为冈上、冈下肌，胸大肌的锁骨头、三角肌、肱二头肌、肱桡肌、旋后肌。部分瘫痪的有桡侧伸腕肌、旋前圆肌及桡侧屈腕肌。临床表现为：肩不能外展、外旋，肘不能屈曲，前臂不能旋后，上肢外侧麻木。

②上干和中干损伤：瘫痪的肌肉除上述者外，还有大圆肌。

【辅助检查】

（1）肌电图检查

损伤早期（2周内）此项检查无诊断意义；神经损伤2~4周后可出现颤动电位和正相电位，无运动单位电位出现；神经再生后，颤动电位和正相电位消失，出现少量运动单位电位，最后出现相似的干扰相；若无再生发生，颤动电位和正相电位也会消失。

（2）神经传导速度测定

神经部分损伤时，传导速度减慢；完全断裂时，传导速度为零。此外，可判断损伤部位和神经再生情况。临床意义大于肌电图。

（3）其他检查

淀粉碘实验及出汗实验等均有一定的临床意义。

【治疗原则】

（1）一般人在伤后1~2年内可不断恢复，少数人在3个月内获得满意效果。

（2）当损伤部位在根部的远侧方，宜早期行神经松解术或神经移植缝合术。如果个别神经干或神经束的切割伤，也可行手术修补。

（3）晚期或根部的损伤，无神经修复指征者，可按存留肌肉的功能情况做肌腱转位或关节融合术，必要时可考虑上臂截肢、肩关节融合并安装假肢。当神经根丛椎孔内撕脱，可行神经移位术。

【护理评估】

（1）健康史

了解患者外伤时肢体的姿势，腋部有无受压（如扶拐），胎儿娩出过程及体位，是否有长期被动双上肢上举姿势，或相应部位是否有血肿、肿瘤压迫。

（2）身体状况

评估患者是否有运动功能障碍、感觉功能障碍、自主神经功能障碍、肢体畸形、生理反射消失、烧灼性神经痛、血管及重要脏器合并损伤、上干损伤、上干和中干损伤等临床特点。

【护理诊断】

（1）焦虑

与疾病预后、担心功能障碍有关。

（2）自理缺陷

与神经肌肉功能恢复不全有关。

（3）有失用性综合征的危险

与肢体固定时间过长，缺乏功能锻炼有关。

（4）疼痛

与炎症物质刺激神经末梢、瘢痕形成等有关。

（5）有皮肤完整性受损的危险

与局部皮肤缺血坏死、关节区感觉减弱、进行热治疗时加热过度造成烫伤等有关。

（6）知识缺乏

缺乏疾病及功能锻炼的相关知识。

【护理措施】

1. 非手术治疗及术前护理

（1）心理护理

患者在受伤初期，对治疗寄予过高的期望，认为神经对接就等于功能的完全恢复；随着肌肉萎缩等并发症的加重，而逐渐丧失信心。因此，让患者了解治疗方法、神经的恢复时间及预后，掌握主动功能锻炼的方法，积极配合治疗。

（2）饮食护理

宜食用高营养且 B 族维生素丰富的饮食。

（3）体位护理

患肢处于功能位。

（4）药物护理

遵医嘱使用神经营养药物，维生素 B_{12}、甲钴胺等可促进神经再生。

（5）潜在并发症的预防

由于神经损伤后感觉障碍，应注意保护患肢，协助料理日常生活，防止皮肤烫伤、肢体冻伤和挤压伤。①用热水袋时水温≤50℃；②在寒冷季节里，暴露部位要注意保暖；③睡觉时应用软枕抬高患肢并防止被压，在拥挤的环境中应将患肢紧贴胸部，以防止受压；④被动活动患肢，损伤处进行理疗，加强主动和被动功能练习，预防肌肉萎缩、关节挛缩。

2．术后护理

（1）心理护理

由于神经损伤修复有其特殊性，损伤后其远端均发生变性；而神经生长特点是由近端按每日 1mm 的速度向远端生长。因此，治疗周期较长，临床症状短期内难有显著的改善，要做好充分的思想准备，以防急躁、绝望等不良情绪的产生。

（2）饮食护理

多食鱼类、瘦肉、牛肉、动物肝脏等富含高蛋白的食物，且多食富含维生素的食物，尤其是富含维生素 B_1（如玉米、小米、薏米、燕麦、荞麦、豆类等）的食物，有助于营养神经，促其恢复。

（3）体位及肢体位置

患肢高于心脏，利于静脉回流，防止肢体肿胀。肢体在神经吻合最初的 4 周内保持神经处于张力最小的位置，即将患肢固定于功能位。对肌力严重破坏者给以支具，以防关节挛缩畸形，尤其是防止肩关节脱位。

（4）病情观察及护理

1）保持伤口引流通畅，以防积血造成神经粘连。

2）神经移植的患者，取神经的部位会发生麻木、感觉障碍，应慎防冻伤、压伤等并发症发生。

（5）康复锻炼

1）单纯神经松解者，术后 48 小时，即可做患肢肌肉的静止收缩练习及关节主动和被动运动。

2）术后 2 周，试做向瘫痪肌肉传递冲动练习。患肢充分进行增强肌力练习；新近修复的肌腱、肌肉，在静息约 2 周后应随着缝合处抗张强度的恢复而逐渐开始由轻到重地主动收缩；肌力为 1~2 级时进行主动运动或感应电刺激；肌力达 3 级以上时必须进行抗阻练习。

3）术后 4 周，缝接的神经初步愈合，可暂时取下外固定做小范围的关节屈伸运动，动作要轻柔，幅度缓慢增加，避免牵拉缝合的神经。同时进行理疗，改善血液循环，减少组织粘连。

4）术后去除外固定后，继续做关节活动练习，增加向远端瘫痪肌肉传递冲动练习。以后根据修复神经所支配肌肉的肌力恢复情况，依次进行助力运动、主动运动及抗阻力运动。有感觉障碍时进行功能练习。

5）训练肌力：肌肉失去神经支配，即开始萎缩。用电刺激肌肉收缩，持续进行，防止肌肉萎缩。当有了收缩活动，开始肌力训练，如带有音乐节奏的肌力训练机来进行。同时进行作业疗法，训练日常生活活动功能和各种手工工作能力，如木工操作、计算机操作、织毛衣等。

6）训练手部感觉（包括触觉、痛觉、冷热觉及实体感觉）：第一步：实体-眼看-刺激患肢-同时刺激健康相应区域-比较体会两种感觉；第二步：眼看实体刺激-闭眼刺激，同时进行比较两种感觉；第三步：闭眼同时刺激患侧、健侧-比较体会感觉。如此反复进行训练，每日数次，感觉有进步时刺激由强到弱。

7）防止神经过敏：神经生长后常有过敏阶段，这是再生神经末梢及感觉终末器官尚未成熟的缘故。嘱患者在早期避免皮肤接受强烈刺激，适当隔离保护，以后逐渐增加适应性刺激。去过敏法：先将手置于低速漩涡水中 15~30 分钟，以后逐渐增加漩涡速度，以患者能耐受为限；按摩过敏区，每次约 10 分钟；反复触摸不同的物品以去除过敏；也可以用皮肤洗剂。

8）重建运动协调性：由于神经移位后所支配肌肉的功能和原支配肌肉不同，支配该神经的大脑运动皮质的运动模式必须随着变化。对膈神经移植的患者，外固定拆除后，首先指导患者吸气的同时屈肘，争取膈神经中枢向缝合的神经发放冲动，以促进神经再生；在肱二头肌出现主动收缩后，用主动吸气配合助力运动促进其肌力增加。接着开始训练在缓慢地、断续地呼气时，仍保持肘关节主动屈曲，逐步加快呼气到正常速度，同时也练习吸气时保持伸肘、肱二头肌松弛，最后练习随意呼吸时做肘关节主动屈和伸，为了增强疗效，健侧上肢应一起参与练习。训练一般需 6~9 个月。

【健康教育】

（1）体位

保持患肢功能位。每日将手举过头数 10 次，坐下时将前臂放在桌子上，使患肢高于心脏利于静脉回流，防止或减轻肿胀。

（2）维持外固定效能

外固定的目的是为了使神经断端松弛而利于修复，因此切勿擅自移动或去除。如有松动断裂，患肢末梢血运不好者，及时到医院检查。

（3）为适应日常生活创造条件

患者出院后生活基本能自理，但需双手配合完成的某些动作可能会困难些。为此，可将鞋带、裤带改为搭扣式或拉链式。

（4）功能锻炼

需按术后康复锻炼计划进行较长时间的功能锻炼，才能促进肢体功能康复。

（5）复诊

由于神经损伤一般 3 周后有显著变性，故应在此时进行肌电图检查，以了解神经恢复情况。每隔 3 个月测试患肢感觉、运动情况，及时了解神经修复程度。

第二节　正中神经损伤

正中神经位于腋动脉浅面，下行于上臂内侧，然后转行于肱动脉内侧，在肘部通过肱二头肌腱膜，穿过旋前圆肌于肱骨头和尺骨头之间进入前臂。正中神经在肘部分出肌支支配旋前圆肌，在前臂上部分出很多肌支，支配除尺侧腕屈肌及环指、小指指深屈肌以外的所有前臂屈肌，在手掌部支配拇短展肌，拇对掌肌、拇短屈肌的浅头以及第 1、2 蚓状肌。正中神经还负责传导手掌桡侧 3 个半手指皮肤的感觉。

正中神经在腕部和肘部位置表浅，易被利器刺伤或割伤。肘部正中神经损伤常继发于肱骨髁上骨折。腕部正中神经损伤见于腕管综合征等。

【临床表现】

1. 腕部正中神经损伤

（1）运动

三个鱼际肌即拇对掌肌、拇短展肌及拇短屈肌浅头瘫痪，因此拇指不能对掌，不能向前与手掌平面形成90°，不能用指肚接触其他指尖，大鱼际萎缩、拇指内收形成猿手畸形，拇短屈肌有时为异常的尺神经供给。

（2）感觉

手部感觉丧失以正中神经伤影响为最大。伤后拇指、示指、中指、环指桡侧半掌面及相应指远节背面失去感觉，严重影响手的功能，持物易掉落，无实物感，并易受外伤及烫伤。

（3）营养改变

手指皮肤、指甲有显著营养改变，指骨萎缩，指端变小变尖。

2. 肘部正中神经损伤

（1）运动

除上述外，尚有旋前圆肌、桡侧腕屈肌、旋前方肌、掌长肌、指浅屈肌、指深屈肌桡侧半及拇长屈肌瘫痪，故拇指、示指不能屈曲，握拳时此二指仍伸直，有的中指能屈一部分，示指及中指掌指关节能部分屈曲，但指间关节仍伸直。

（2）感觉与营养改变

同"腕部正中神经损伤"。此外，以正中神经伤后合并灼性神经痛较常见。

【治疗原则】

短期观察后如无恢复迹象应早期手术探查。开发性损伤争取一期修复。如错过者，伤口愈合后尽早手术修复。修复后感觉功能可恢复，拇指、示指、中指屈曲及对掌功能不能恢复的行肌腱移位术。正中神经在腕管内受压产生的腕管综合征，大多采用药物注射，无效者可手术切开腕横韧减压。

【护理评估】

(1) 健康史	(2) 身体状况
评估患者是否有肘部受伤、腕部切割伤及前臂被挤压伤史。	评估患者是否有腕部正中神经损伤和肘部正中神经损伤等临床特点。

【护理诊断】

(1) 焦虑	(2) 自理缺陷
与疾病预后、担心功能障碍有关。	与神经肌肉功能恢复不全有关。
(3) 有失用性综合征的危险	(4) 疼痛
与肢体固定时间过长，缺乏功能锻炼有关。	与炎症物质刺激神经末梢、瘢痕形成等有关。
(5) 有皮肤完整性受损的危险	(6) 知识缺乏
与局部皮肤缺血坏死、关节区感觉减弱、进行热治疗时加热过度造成烫伤等有关。	缺乏疾病及功能锻炼的相关知识。

【护理措施】

(1) 一般护理	(2) 控制感染
1）损伤早期，促进全身健康，保证营养摄入，增强机体抵抗力。 2）帮助生活上的自理，维持基本生理需要。 3）保持患肢温暖，经常用温水清洗肢体，保持清洁，可给予按摩，促进血液循环。 4）鼓励患者主动进行功能锻炼及被动活动软瘫的肢体，防止肌肉萎缩、关节僵直的发生。	合理使用抗生素，现配现用，注意配伍禁忌。合理安排用药时间和顺序，控制药物浓度和滴入速度，防止静脉炎，观察药物用药效果和不良反应，定期复查肝肾功能。

（3）疼痛护理

妥善固定患肢于功能位，减轻肿胀和疼痛，观察疼痛部位、程度和性质，消除引起疼痛的诱因，稳定情绪，采用心理暗示疗法分散患者对疼痛的注意力。执行操作过程的动作要轻柔，以免增加患者的疼痛，必要时遵医嘱给予镇静剂和镇痛剂。

（4）病情观察

随时观察肢体感觉是否麻木、刺痛或发冷；有无垂足、垂腕现象，皮肤温度、颜色的改变；观察神经功能恢复情况。

【健康教育】

向患者及家属介绍疾病的发生原因、治疗方法和预后情况；强调功能锻炼的重要性和方法；自我检测的方法及定期复查的意义；安排复查时间。

第三节　尺神经损伤

尺神经来自臂丛神经的内侧支，在上臂内侧沿肱动脉内侧下行，然后向后经肱骨内上髁后方的尺神经沟进入前臂，与尺动脉伴行于尺侧腕屈肌深面，经腕横韧带浅面进入手掌。尺神经肌支在前臂与手掌支配尺侧腕屈肌，手的第4、5指深屈肌，小鱼际肌、骨间肌，第3、4两个蚓状肌和拇收肌，以及拇短屈肌的深头。

尺神经损伤常并发于肱骨内上髁骨折和前臂切割伤。全麻时不注意保护，使手悬垂于手术台边，可因压迫过久引起瘫痪。

【临床表现】

（1）小指分开不能并拢。
（2）手呈爪形畸形。
（3）手的尺侧皮肤感觉缺失。
（4）手背掌背之间的肌肉萎缩，呈凹陷状。
（5）环指与小指不能夹住纸片或夹纸无力。

【治疗原则】

尺神经损伤后，恢复效果比较差，高位损伤疗效更差，手的精细功能损失较重，应及早手术探查，恢复。必要时可行肌腱转位术。临床上常见到的小指麻木，多是尺神经在肱骨上髁后尺神经沟部位受压所致，称肘管综合征，应及时手术探查。

【护理评估】

（1）健康史

评估患者有无肘部外伤、骨折史，有无肘关节疼痛、肿胀、活动受限等病史。

（2）身体状况

评估患者是否有手部尺侧皮肤感觉缺失、小鱼际及骨间肌萎缩、拇指不能内收、各指不能并拢、手呈爪状畸形等临床特点。

【护理诊断】

（1）焦虑

与疾病预后、担心功能障碍有关。

（2）自理缺陷

与神经肌肉功能恢复不全有关。

（3）有失用性综合征的危险

与肢体固定时间过长、缺乏功能锻炼有关。

（4）疼痛

与炎症物质刺激神经末梢、瘢痕形成等有关。

（5）有皮肤完整性受损的危险

与局部皮肤缺血坏死、关节区感觉减弱、进行热治疗时加热过度造成烫伤等有关。

（6）知识缺乏

缺乏疾病及功能锻炼的相关知识。

【护理措施】

（1）一般护理

1）损伤早期，促进全身健康，保证营养摄入，增强机体抵抗力。

2）帮助生活上的自理，维持基本生理需要。

3）保持患肢温暖，经常用温水清洗肢体，保持清洁，可给予按摩，促进血液循环。

4）鼓励患者主动进行功能锻炼及被动活动软瘫的肢体，防止肌肉萎缩、关节僵直的发生。

（2）控制感染

合理使用抗生素，现配现用，注意配伍禁忌。合理安排用药时间和顺序，控制药物浓度和滴入速度，防止静脉炎，观察药物用药效果和不良反应，定期复查肝肾功能。

（3）疼痛护理

妥善固定患肢于功能位，减轻肿胀和疼痛，观察疼痛部位、程度和性质，消除引起疼痛的诱因，稳定情绪，采用心理暗示疗法分散患者对疼痛的注意力。执行操作过程的动作要轻柔，以免增加患者的疼痛，必要时遵医嘱给予镇静剂和镇痛剂。

（4）病情观察

随时观察肢体感觉是否麻木、刺痛或发冷；有无垂足、垂腕现象，皮肤温度、颜色的改变；观察神经功能恢复情况。

【健康教育】

向患者及家属介绍疾病的发生原因、治疗方法和愈后情况；强调功能锻炼的重要性和方法；自我检测的方法及定期复查的意义；安排复查时间。

第四节 桡神经损伤

桡神经是臂丛神经中最大的分支。它来自臂丛神经后束，在腋动脉后方，经过肩胛下肌、大圆肌和背阔肌的浅面，经过肱骨后面的桡神经沟，到达肱骨中部外侧，在肱骨中下 1/3 交界处穿过外侧肌间隔。此处桡神经紧贴肱骨，骨折时最易受损。桡神经分为深、浅两支。桡神经在上臂支配肱三头肌、肱桡肌、桡侧伸腕长肌和肱肌。

桡神经损伤多由肱骨干骨折引起，挤压伤居多，也可发生神经断裂。骨痂生长过多可压迫桡神经。还包括止血带石膏夹板位置不正确或压力不当。

【临床表现】

（1）运动

上臂桡神经损伤时，各伸肌属广泛瘫痪，肱三头肌、肱桡肌、桡侧腕长短伸肌、旋后肌、伸指总肌、尺侧腕伸肌及示指、小指固有伸肌均瘫痪。故出现腕下垂，拇指及各手指下垂，不能伸掌指关节，前臂有旋前畸形，不能旋后，拇指内收畸形。

检查肱三头肌及伸腕肌时，均应在反地心引力方向进行。拇指失去外展作用，不能稳定掌指关节，拇指功能严重障碍。因尺侧腕伸肌与桡侧伸腕长短肌瘫痪，腕部向两侧活动困难。前臂背侧肌肉萎缩明显。在前臂背侧桡神经伤多为骨间背神经损伤，感觉及肱三头肌、肘后肌不受影响，桡侧腕长伸肌良好。其他伸肌均瘫痪。

（2）感觉

桡神经损伤后，手背桡侧半、桡侧两个半指、上臂及前臂后部感觉障碍。

【治疗原则】

骨折脱位闭合复位后，观察肱肌功能恢复情况，如2~3个月后仍未恢复，应及时探查行神经修复术。开放性损伤应在骨折复位同时探查神经并行修复。桡神经修复效果一般较好。如无法修复、修复后无恢复或恢复不良者，可行肌腱转位术以重建运动功能。

【护理评估】

（1）健康史

了解患者的受伤经过，以判断伤情及预后。评估有无持笔写字困难，前臂酸胀感。

（2）身体状况

评估患者有无运动及感觉等临床特点。

【护理诊断】

(1) 焦虑	(2) 自理缺陷
与疾病预后、担心功能障碍有关。	与神经肌肉功能恢复不全有关。
(3) 有失用性综合征的危险	**(4) 疼痛**
与肢体固定时间过长，缺乏功能锻炼有关。	与炎症物质刺激神经末梢、瘢痕形成等有关。
(5) 有皮肤完整性受损的危险	**(6) 知识缺乏**
与局部皮肤缺血坏死、关节区感觉减弱、进行热治疗时加热过度造成烫伤等有关。	缺乏疾病及功能锻炼的相关知识。

【护理措施】

(1) 一般护理	(2) 控制感染
1）损伤早期，促进全身健康，保证营养摄入，增强机体抵抗力。 2）帮助生活上的自理，维持基本生理需要。 3）保持患肢温暖，经常用温水清洗肢体，保持清洁，可给予按摩，促进血液循环。 4）鼓励患者主动进行功能锻炼及被动活动软瘫的肢体，防止肌肉萎缩、关节僵直的发生。	合理使用抗生素，现配现用，注意配伍禁忌。合理安排用药时间和顺序，控制药物浓度和滴入速度，防止静脉炎，观察药物用药效果和不良反应，定期复查肝肾功能。
(3) 疼痛护理	**(4) 病情观察**
妥善固定患肢于功能位，减轻肿胀和疼痛，观察疼痛部位、程度和性质，消除引起疼痛的诱因，稳定情绪，采用心理暗示疗法分散患者对疼痛的注意力。执行操作过程的动作要轻柔，以免增加患者的疼痛，必要时遵医嘱给予镇静剂和镇痛剂。	随时观察肢体感觉是否麻木、刺痛或发冷；有无垂足、垂腕现象，皮肤温度、颜色的改变；观察神经功能恢复情况。

【健康教育】

向患者及家属介绍疾病的发生原因、治疗方法和预后情况；强调功能锻炼的重要性和方法；自我检测的方法及定期复查的意义；安排复查时间。

第五节 坐骨神经损伤

坐骨神经由腰$_{4,5}$和骶$_{1-3}$神经根组成。经坐骨大孔穿出骨盆，大多数经梨状肌下孔出盆至臀部，亦有少数情况，坐骨神经分成两股，一股穿梨状肌，一股出梨状肌下孔；或一股出梨状肌上孔，一股出梨状肌下孔；也由分成多股出盆者。进入臀部，位于闭孔内肌、上下孖肌和股方肌的表面，为臀大肌覆盖。在股骨粗隆和坐骨结节之间进入股后部，垂直而下，至股骨下 1/3 分成胫腓两支，坐骨神经分支点的变异很大，有的由骶神经丛即分成两支，有的则在股部下段才分成两支。

多由股部或臀部火器伤引起。髋关节脱位、骨盆骨折以及臀部药物注射也可造成坐骨神经损伤。

【临床表现】

坐骨神经损伤引起灼性神经痛者较多。膝以下除小腿内侧及内踝处隐神经供给区外，感觉均消失。往往有严重营养改变，足底常有较深的溃疡。如损伤部位在坐骨大孔处或坐骨结节以上，则股后肌群、小腿前外后肌群及足部肌肉全部瘫痪。如在股部中下段损伤，表现为膝以下肌肉全部瘫痪。如为其分支损伤，则腓总神经损伤引起的瘫痪轻，胫神经损伤引起瘫痪严重。

【治疗原则】

髋关节脱位或骨盆骨折所致的坐骨神经损伤，多为压迫性损伤，早期应行复位，解除压迫，观察 2~3 个月后，根据恢复情况，再决定是否探查神经；切割伤等锐器伤，应早期修复，术后固定于伸髋屈膝位 6~8 周；火器伤，早期只做清创术，待伤口愈合后 3~4 周，再行探查修复术；

药物注射性损伤，早期切开减压，生理盐水反复冲洗或后期做神经松解术。

【护理评估】

（1）健康史

了解患者受伤经过，以判断伤情及预后；评估患者有无畏光、喜静等表现，是否有灼性神经痛。

（2）身体状况

评估患者是否有下列临床特点。

1）运动：完全断裂时膝以下肌肉全瘫，但腘绳肌一般影响不大，如为部分损伤则表现为腓总神经或胫神经的部分瘫痪。

2）感觉：膝以下除小腿内侧隐神经供给区外均消失。

3）营养：有严重营养改变，足底常有溃疡。灼性神经痛发生于坐骨神经伤或胫神经伤的较多。

【护理诊断】

（1）焦虑

与疾病预后、担心功能障碍有关。

（2）自理缺陷

与神经肌肉功能恢复不全有关。

（3）有失用性综合征的危险

与肢体固定时间过长，缺乏功能锻炼有关。

（4）疼痛

与炎症物质刺激神经末梢、瘢痕形成等有关。

（5）有皮肤完整性受损的危险

与局部皮肤缺血坏死、关节区感觉减弱、进行热治疗时加热过度造成烫伤等有关。

（6）知识缺乏

缺乏疾病及功能锻炼的相关知识。

【护理措施】

（1）一般护理

1）损伤早期，促进全身健康，保证营养摄入，增强机体抵抗力。

2）帮助生活上的自理，维持基本生理需要。

3）保持患肢温暖，经常用温水清洗肢体，保持清洁，可给予按摩，促进血液循环。

4）鼓励患者主动进行功能锻炼及被动活动软瘫的肢体，防止肌肉萎缩、关节僵直的发生。

（2）控制感染

合理使用抗生素，现配现用，注意配伍禁忌。合理安排用药时间和顺序，控制药物浓度和滴入速度，防止静脉炎，观察药物用药效果和不良作用，定期复查肝肾功能。

（3）疼痛护理

妥善固定患肢于功能位，减轻肿胀和疼痛，观察疼痛部位、程度和性质，消除引起疼痛的诱因，稳定情绪，采用心理暗示疗法分散患者对疼痛的注意力。执行操作过程的动作要轻柔，以免增加患者的疼痛，必要时遵医嘱给予镇静剂和镇痛剂。

（4）病情观察

随时观察肢体感觉是否麻木、刺痛或发冷；有无垂足、垂腕现象，皮肤温度、颜色的改变；观察神经功能恢复情况。

【健康教育】

向患者及家属介绍疾病的发生原因、治疗方法和预后情况；强调功能锻炼的重要性和方法；自我检测的方法及定期复查的意义；安排复查时间。

第六节　胫神经损伤

胫神经损伤大部分因开放伤或胫骨上端受强大暴力致股骨髁上骨折及膝关节脱位而损伤。贯通伤时可伤及其主要分支，受损常位于内踝和跟腱之间。

胫神经自坐骨神经分出后，垂直下行，从股二头肌内侧缘穿出，由于它位于股和小腿深部，故受伤机会小。胫神经有运动支至腓肠肌、比目鱼肌、跖肌、胫骨后肌、趾长屈肌，下行至屈肌支持带，分成足底内外侧神经。

【临床表现】

胫神经损伤后出现小腿腓肠肌、比目鱼肌及屈趾肌和足底部肌肉瘫痪、足部感觉消失，可出现足底压疮或神经性溃疡。表现为足跖屈、足内收及内翻动作困难，呈外翻足，足趾亦不能跖屈，足弓的弹性和强度丧失，小腿消瘦。由于胫骨前肌挛缩而踝关节过度背伸，跟腱反射消失。如果损伤部位在腓肠肌和趾长屈肌分支以下时，只出现足趾运动障碍和足底感觉障碍。胫神经部分损害时，常出现灼性神经痛，并伴有出汗和营养障碍。

【护理评估】

健康史

了解患者受伤经过，以判断伤情及预后。

【护理诊断】

（1）焦虑

与疾病预后、担心功能障碍有关。

（2）自理缺陷

与神经肌肉功能恢复不全有关。

（3）有失用性综合征的危险

与肢体固定时间过长，缺乏功能锻炼有关。

（4）疼痛

与炎症物质刺激神经末梢、瘢痕形成等有关。

（5）有皮肤完整性受损的危险

与局部皮肤缺血坏死、关节区感觉减弱、进行热治疗时加热过度造成烫伤等有关。

（6）知识缺乏

缺乏疾病及功能锻炼的相关知识。

【护理措施】

（1）一般护理

1）损伤早期，促进全身健康，保证营养摄入，增强机体抵抗力。

2）帮助生活上的自理，维持基本生理需要。

3）保持患肢温暖，经常用温水清洗肢体，保持清洁，可给予按摩，促进血液循环。

4）鼓励患者主动进行功能锻炼及被动活动软瘫的肢体，防止肌肉萎缩、关节僵直的发生。

（2）控制感染

合理使用抗生素，现配现用，注意配伍禁忌。合理安排用药时间和顺序，控制药物浓度和滴入速度，防止静脉炎，观察药物用药效果和不良反应，定期复查肝肾功能。

（3）疼痛护理

妥善固定患肢于功能位，减轻肿胀和疼痛，观察疼痛部位、程度和性质，消除引起疼痛的诱因，稳定情绪，采用心理暗示疗法分散患者对疼痛的注意力。执行操作过程的动作要轻柔，以免增加患者的疼痛，必要时遵医嘱给予镇静剂和镇痛剂。

（4）病情观察

随时观察肢体感觉是否麻木、刺痛或发冷；有无垂足、垂腕现象，皮肤温度、颜色的改变；观察神经功能恢复情况。

【健康教育】

向患者及家属介绍疾病的发生原因、治疗方法和预后情况；强调功能锻炼的重要性和方法；自我检测的方法及定期复查的意义；安排复查时间。

第七节　腓总神经损伤

自坐骨神经分出后，沿股二头肌内侧缘斜向外下，穿过腘窝外上方，达股二头肌腱和腓肠肌外侧头之间，经腓骨长肌深面绕过腓骨颈，分为腓深神经及腓浅神经两终支。支配腓骨长短肌、胫前肌、拇长伸肌、趾长伸肌、拇短伸肌、趾短伸肌及小腿外侧和足背皮肤感觉。

腓总神经是坐骨神经的分支，绕过腓骨小头后面，易在该处受伤。如夹板、石膏压伤；手术误伤；卧床患者下肢长期外旋位也可压伤。

【临床表现】

腓总神经损伤后，胫骨前肌、趾长伸肌、趾短伸肌、腓骨长肌和腓骨短肌瘫痪，出现足和足趾不能背伸，足不能外展，足下垂并转向内侧而成为马蹄内翻足，足趾亦下垂，行走时呈"跨越步态"。小腿前外侧及足背面感觉障碍，疼痛不多见。运动障碍比感觉障碍大。

【治疗原则】

注意预防，如上石膏或夹板前在腓骨头后用衬垫保护，腘窝或股骨头处手术时应防止腓总神经损伤。如已发生瘫痪，应根据情况决定治疗方法，必要时做腓总神经松解术或吻合术，多数效果好。如无恢复，可转移胫后肌或用短腿支架纠正足下垂。

【护理评估】

健康史

评估患者有无腓骨小头部位长时间受压史。

【护理诊断】

（1）焦虑

与疾病预后、担心功能障碍有关。

（2）自理缺陷

与神经肌肉功能恢复不全有关。

（3）有失用性综合征的危险

与肢体固定时间过长，缺乏功能锻炼有关。

（4）疼痛

与炎症物质刺激神经末梢、瘢痕形成等有关。

（5）有皮肤完整性受损的危险

与局部皮肤缺血坏死、关节区感觉减弱、进行热治疗时加热过度造成烫伤等有关。

（6）知识缺乏

缺乏疾病及功能锻炼的相关知识。

【护理措施】

（1）一般护理

1）损伤早期，促进全身健康，保证营养摄入，增强机体抵抗力。

2）帮助生活上的自理，维持基本生理需要。

3）保持患肢温暖，经常用温水清洗肢体，保持清洁，可给予按摩，促进血液循环。

4）鼓励患者主动进行功能锻炼及被动活动软瘫的肢体，防止肌肉萎缩、关节僵直的发生。

（2）控制感染

合理使用抗生素，现配现用，注意配伍禁忌。合理安排用药时间和顺序，控制药物浓度和滴入速度，防止静脉炎，观察药物用药效果和不良反应，定期复查肝肾功能。

（3）疼痛护理

妥善固定患肢于功能位，减轻肿胀和疼痛，观察疼痛部位、程度和性质，消除引起疼痛的诱因，稳定情绪，采用心理暗示疗法分散患者对疼痛的注意力。执行操作过程的动作要轻柔，以免增加患者的疼痛，必要时遵医嘱给予镇静剂和镇痛剂。

（4）病情观察

随时观察肢体感觉是否麻木、刺痛或发冷；有无垂足、垂腕现象，皮肤温度、颜色的改变；观察神经功能恢复情况。

【健康教育】

向患者及家属介绍疾病的发生原因、治疗方法和愈后情况；强调功能锻炼的重要性和方法；自我检测的方法及定期复查的意义；安排复查时间。

第十章　骨与关节感染患者的护理

第一节　化脓性骨髓炎

化脓性骨髓炎是由化脓性细菌引起骨质、骨膜和骨髓的感染性炎症。好发于儿童。急性血源性骨髓炎致病菌多数是溶血性金黄色葡萄球菌，乙型溶血性链球菌次之，嗜血流感杆菌、大肠埃希菌、产气荚膜梭菌、肺炎链球菌和白色葡萄球菌等也可引起。如不及时治疗，将严重影响健康甚至危及生命。

化脓性骨髓炎可分为三种类型：①血源性骨髓炎；②外来性骨髓炎；③创伤性骨髓炎。化脓性骨髓炎有急性和慢性之分。急性骨髓炎反复发作，病程超过 10 日即转为慢性骨髓炎。急性和慢性没有明显的时间界限，一般认为死骨形成是慢性骨髓炎的标志，死骨出现约需 6 周时间。

【临床表现】

1. 急性血源性化脓性骨髓炎

（1）症状	（2）体征
1）全身中毒症状：起病急骤，体温达 39℃以上，有寒战，小儿可有烦躁不安、呕吐或惊厥等，重者有昏迷或感染性休克。 2）局部症状：早期为患部剧痛，肢体半屈曲状，小儿因疼痛而抗拒主动与被动活动。当脓肿穿破密质骨进入骨膜下，形成骨膜下脓肿时，疼痛剧烈。当穿破骨膜形成软组织深部脓肿时，疼痛反而减轻，但局部红、肿、热更明显。若脓液扩散至骨髓腔，则疼痛和肿胀范围更大。	患肢局部皮肤温度增高。早期压痛不一定严重，当脓肿进入骨膜下时，局部有明显压痛。被动活动肢体时，患儿常因疼痛而啼哭。若整个骨干均受破坏，易继发病理性骨折。

2. 慢性血源性化脓性骨髓炎

（1）症状	（2）体征
慢性骨髓炎在病变静止期可无症状，急性发作时有疼痛和发热。	长期病变使患肢增粗变形，邻近关节畸形。幼年发病者，肢体可有短缩或内、外翻畸形。周围皮肤有色素沉着或湿疹样皮炎。局部可见经久不愈的瘢痕和窦道。窦道的肉芽组织突出，流出大量臭味脓液，有时可见小的死骨片经窦道排出。在死骨排出后窦道封闭，炎症逐渐消退，但可在邻近部位产生新的窦道，甚至已闭合的窦道再次开放。

【辅助检查】

1. 急性血源性化脓性骨髓炎

（1）实验室检查	（2）X线检查
血白细胞计数升高，中性粒细胞比例增加。红细胞沉降率加快，血中 C 反应蛋白升高。患者高热或应用抗生素之前抽血培养，可获得阳性致病菌。	早期检查无异常。起病 2 周后，X 线片表现为层状骨膜反应和干骺端稀疏，继之出现骨髓端散在虫蚀样骨破坏，骨膜反应和新骨形成。病变进一步发展，密质骨变薄，内层和外层依次出现不规则，可见死骨形成，围绕骨干形成的骨包壳。少数患者伴病理性骨折。
（3）CT、MRI 检查	（4）核素骨显像
CT 可以发现骨膜下脓肿；MRI 有助于早期发现骨组织炎性反应。	发病 48 小时内可发现感染灶核素浓聚，对早期诊断有一定价值。

（5）局部脓肿分层穿刺
在肿胀和压痛最明显部位穿刺，先穿入软组织内抽吸，若无脓液，则逐层深入抽吸，不可一次穿入骨内，以免将单纯软组织脓肿的细菌带入骨内。抽出脓液、混浊液或血性液时应及时送检。若涂片中发现脓细胞或细菌，即可明确诊断，同时可做细菌培养和药物敏感试验。

2. 慢性血源性化脓性骨髓炎

X 线检查显示骨干失去原有外形，增粗、不规则，密度不均。骨膜掀起有新生骨形成，可见三角状或葱皮样骨膜反应。骨质硬化，轮廓不规则，髓腔变窄甚至消失，骨干内可见浓白致密的死骨，边缘不整齐，死骨周围有透亮的无效腔。发育过程中可见骨干短缩或发育畸形。

【治疗原则】

1. 急性血源性化脓性骨髓炎

本病处理的关键是早期诊断与治疗。尽快控制感染，防止炎症扩散，及时切开减压引流脓液，防止死骨形成及演变为慢性骨髓炎。

（1）非手术治疗

1）全身支持治疗

①补液，维持水、电解质和酸碱平衡；②高热期间予以降温；③营养支持，增加蛋白质和维生素摄入量；经口摄入不足时，经静脉途径补充；④必要时少量多次输新鲜血、血浆或球蛋白，以增强患者抵抗力。

2）抗感染治疗

早期联合足量应用抗生素治疗。发病3~5日内抗生素治疗多可控制感染。一般选择半合成青霉素或头孢菌素类与氨基糖苷类抗生素联合应用，然后根据细菌培养和药物敏感试验结果，调整为敏感的抗生素，并持续应用至少 3 周，直至体温正常，局部红、肿、热、痛等症状消失；另外在停止使用抗生素前，红细胞沉降率和 C 反应蛋白水平必须正常或明显下降。

3）局部制动

患肢用皮牵引或石膏托固定于功能位，以利于炎症消散和减轻疼痛，同时也可防止关节挛缩畸形和病理性骨折。

（2）手术治疗

手术的目的在于引流脓液、减压或减轻毒血症症状，防止急性骨髓炎转变为慢性骨髓炎。若经非手术治疗2~3日炎症仍未得到控制，应尽早手术治疗。手术方式分为局部钻孔引流或开窗减压引流。在钻孔或开窗的骨洞内，留置两根硅胶引流管做闭式灌洗引流，置于高处的引流管连续滴注抗生素，置于低处的引流管持续负压引流。

2. 慢性血源性化脓性骨髓炎

手术治疗为主，原则是清除死骨和肉芽组织、消灭无效腔和切除窦道。有死骨、无效腔及窦道形成者均应手术治疗。慢性骨髓炎急性发作时不宜做病灶清除，仅行脓肿切开引流。若有大块死骨而包壳未充分形成者，不宜摘除死骨，以免造成长段骨缺损。

（1）病灶清除术

切口沿窦道壁周围正常组织显露，切除窦道。在骨壳上开窗，进入病灶内，吸出脓液、清除死骨及炎性肉芽组织。

（2）消灭无效腔

1）碟形手术：在清除病灶后，用骨刀将骨腔边缘削去一部分，使之成为口大底小的碟形，使周围组织向碟形腔内填充而消灭无效腔。

2）肌瓣填塞：将骨腔边缘略做修整后，用邻近带蒂肌瓣填塞封闭无效腔，肌肉血液循环丰富，与骨腔壁愈合后可改善骨的血运。

3）闭式灌洗：小儿生长旺盛，骨腔容易闭合。可在清除病灶后，伤口内留置灌洗管和吸引管各 1 根，以便术后经灌洗管滴入抗生素液。

4）抗生素骨水泥珠链填塞：将敏感抗生素放入骨水泥中，制成直径 7mm 左右的小球，用不锈钢丝穿成珠链，填塞入骨无效腔内，留 1 粒小珠露于皮肤外。使骨腔内抗生素浓度稳定持续约 2 周之久，随着基底肉芽组织的生长而逐步抽出串珠。大型骨无效腔可在拔除珠链后再次手术植骨。

（3）其他

腓骨、肋骨、髂骨等部位的慢性化脓性骨髓炎，可行病变骨段切除术。跟骨慢性炎症可采用跟骨次全切除术。窦道周围皮肤恶变者，可行截肢术。

【护理评估】

1. 术前评估

（1）健康史

了解患者的年龄、性别，是否有其他部位的感染灶和开放性骨折，如疖、痈、扁桃体炎、咽喉炎、中耳炎等化脓性感染。最常见的致病菌是溶血性金黄色葡萄球菌，约占 80%。如果原发病灶处理不及时或不当，加上机体抵抗力下降，就会导致病菌进入血液循环，菌栓进入骨营养动脉，停滞于长骨干骺端的毛细血管内繁殖而引起本病。

（2）身体状况

1）评估急性骨髓炎症状

①起病急骤、寒战、高热，体温可达 39℃ 以上，儿童可表现为烦躁不安、惊厥；②恶心、呕吐、乏力、全身不适；③患肢有持续、进行性加重的疼痛、肌肉痉挛，患肢主动与被动活动受限，皮肤红、肿、热、痛明显，干骺端有局限性紧压痛，1~2 周后，由于骨骼破坏可发生病理性骨折；④严重者可发生昏迷及感染性休克。

2）评估慢性骨髓炎的症状

①静止期可无症状，患肢局部变粗、变形，发生关节僵硬。幼年期发病者，由于骨骼破坏，生长发育受影响，肢体呈现短缩或内、外翻畸形。患肢皮肤水肿，色素沉着或湿疹样皮炎；②周围皮肤菲薄，易破裂，出现瘢痕或窦道；③窦道口肉芽组织增生，流出臭味脓液，不断有死骨产生；④全身情况差，可出现衰弱、贫血等慢性中毒表现。

3）评估局部感染及用药，治疗方法及效果。

（3）心理-社会状况

疼痛给患者带来很大的痛苦，会影响正常的生活和工作。急性骨髓炎起病急、病情发展迅速，对患者及家属是突如其来的打击，会有不同程度的心理应激反应。慢性骨髓炎的患者由于病程长、反复发作、关节挛缩畸形造成的残障，容易产生悲观绝望的情绪。评价焦虑、恐惧程度，了解患者及家属的心理状态，家庭经济承受能力及家属对患者的支持程度。

2. 术后评估

（1）手术状况

麻醉方式、手术方式、术中情况。

（2）身体状况

症状是否缓解，引流是否通畅，患肢是否妥善固定，治疗效果如何，能否按计划进行功能锻炼。

（3）心理和认知状况

患者及家属对疾病的过程、治疗和护理的了解程度。

【护理诊断】

1. 急性血源性化脓性骨髓炎

（1）疼痛

　与炎症物质刺激神经末梢及骨髓腔内压力增高有关。

（2）体温过高

　与致病菌产生的毒素具有致热性，组织损伤后的产物使体温调节中枢失控有关。

（3）焦虑

　与疾病反复发作，迁延不愈，担心功能障碍有关。

（4）躯体移动障碍

　与疼痛和固定体位有关。

（5）营养失调（低于机体需要量）

　与恶心、呕吐，全身不适引起患者食欲下降，高热能量消耗增加有关。

（6）组织灌注量改变

　与感染性休克有关。

（7）有受伤的危险

　与骨质破坏，容易发生病理性骨折有关。

（8）便秘

　与长期卧床使肠蠕动减慢，进食纤维饮食不够；高热机体水分丢失过多有关。

（9）皮肤完整性受损

　与局部皮肤受压过久，缺血坏死；受潮湿刺激；机体抵抗力下降；脓肿穿破皮肤形成溃疡、窦道有关。

（10）潜在并发症

　失用综合征。

2. 慢性血源性化脓性骨髓炎

（1）疼痛

　与炎症物质刺激神经末梢及骨髓腔内压力增高有关。

（2）体温过高

　与致病菌产生的毒素具有致热性，组织损伤后的产物使体温调节中枢失控有关。

（3）焦虑

与疾病反复发作，迁延不愈，担心功能障碍有关。

（4）躯体移动障碍

与疼痛和固定体位有关。

（5）营养失调（低于机体需要量）

与恶心、呕吐，全身不适引起患者食欲下降，高热能量消耗增加有关。

（6）组织灌注量改变

与感染性休克有关。

（7）有受伤的危险

与骨质破坏，容易发生病理性骨折有关。

（8）便秘

与长期卧床使肠蠕动减慢，进食纤维饮食不够；高热机体水分丢失过多有关。

（9）皮肤完整性受损

与局部皮肤受压过久，缺血坏死；受潮湿刺激；机体抵抗力下降；脓肿穿破皮肤形成溃疡、窦道有关。

（10）潜在并发症

失用综合征。

【护理措施】

（1）疼痛的护理

1）根据医嘱合理使用镇痛剂，缓解疼痛，解除其痛苦。

2）局部制动，保护患肢，搬动时动作轻、稳，减少刺激。

3）床上安置护架，避免棉被直接压迫患处，加重疼痛。

（2）高热的护理

1）观察：严密监测体温变化，每日测体温6次。若体温高于39℃时，应给予物理降温，如酒精、温水擦浴、冰袋冷敷，必要时给予药物降温；同时观察患者有无大汗、血压下降、脉搏细速、虚脱等现象，并在30分钟后，再次测量体温，并做好记录。

2）皮肤护理：保持皮肤的清洁、干燥，为避免降温后汗液对皮肤的刺激，还应及时更换衣服和床单等；对持续高热者，应协助患者改变体位，以防止压疮、肺炎、便秘等并发症；冰敷降温时，冰袋不宜直接接触患者的皮肤，可用干净的毛巾或软布包裹，避免发生冻伤。

（3）石膏固定护理

1）石膏未干前应用手掌平托石膏固定肢体，不可用手抓、捏、压，未干透的石膏固定肢体不可直接放置于硬板床，可置于盖有防水布的软枕上；不可在石膏上放置重物；协助患者翻身或改变体位时，需支托关节部位；搬动患肢时平行托起，切忌在关节部位施加外力。可将患肢置于通风处待干，或用烤灯促使石膏干燥。

2）保持石膏的清洁干燥，对严重污染的石膏应及时更换，保持固定效果，防止关节畸形和病理性骨折。

3）密切观察固定肢体远端的血液循环，如患肢肿胀程度，皮温、颜色及感觉的改变，防止肢体缺血性坏死。

4）饮食：给予高蛋白质和高热量饮食，增加抵抗力和应激力。注意食物的色、香、味，鼓励少食多餐，鼓励患者多饮水，每日水的摄入量达 2500~3000ml 为宜，以补充高热消耗的大量水分，也可促进毒物和代谢产物的排出。

5）口腔护理：每日 2 次，预防口腔感染，促进食欲，保持口腔清洁，促进舒适。

6）输新鲜血或清蛋白，增加抵抗力，并遵医嘱给予补液，维持水、电解质及酸碱平衡。

（4）患肢的护理

1）用软枕抬高患肢 20cm，以利静脉血和淋巴回流，减轻肿胀。

2）严密观察患肢有无苍白、发绀、肿胀的现象，局部有无疼痛、感觉减退及麻木等。若发现异常及时通知医生。同时注意局部邻近关节是否出现红、肿、热、痛等炎症现象，或全身其他部位有无病灶转移的情况。

（5）体位的护理

局部固定后，保持其功能位，以防畸形或病理性骨折。如下肢骨髓炎，绝对卧床，可取半卧位、仰卧位。

（6）引流冲洗管护理

1）保持引流冲洗管的通畅：骨膜钻孔、开窗引流术后，常规行生理盐水加庆大霉素冲洗引流。应保持其通畅，避免冲洗引流管扭曲。滴入管应高出床面 60~70cm，引流瓶低于患肢 50cm，以防引流液逆流。术后 12~24 小时应快速滴入，以后减慢至 50~60 滴/分，直至引流液清亮。若冲洗量与引流量差别大时，考虑可能有输出管堵塞，可间断挤压引流管，调整引流管位置，加大负压吸引力或加压冲洗，以冲出管道内阻塞物。

2）观察局部冲洗引流的量、颜色和伤口渗液情况。创面或瘘管分泌物多时，应随时更换敷料，注意无菌操作，防止交叉感染，并保持床单清洁。患肢可用小支架罩上，以免被服、衣物压迫创口。

3）及时更换冲洗液，及时倾倒引流液，防止引流液逆流，且应严格无菌操作。

（7）给药护理

1）观察用药的效果：急性骨髓炎必须早期接受联合、大剂量有效的抗生素治疗。体温下降后再连续应用至少3周，以巩固疗效。如用药3天后高热、寒战等中毒症状并未减轻，应告之医生，以便及时调整抗生素种类和用量。

2）观察药物的不良反应：该病静脉用药时间长，一方面大剂量抗生素治疗，另一方面静脉输入高价营养液体，以增强机体抵抗力，维持体液平衡，故应密切注意药物的不良反应。如应用肾毒性药物，应加强对尿液的监测；警惕双重感染发生，如真菌性口腔炎、阴道炎等；注意有无静脉炎。

（8）功能锻炼

1）踝关节运动

①踝泵动作：逐渐屈伸足踝部，术后患者在麻醉清醒后即可练习，每日5~6次，每次10~20分钟；②踝旋转动作：活动踝部先向顺时针旋转，然后反向旋转，每天5~6次，每次10~20分钟。

上述练习可以做到完全恢复为止。

2）下肢肌肉运动

①收缩臀部：双下肢伸直分开，用力收紧臀部肌肉，开始维持1秒，以后增加到5秒，然后放松，可反复进行；②外展动作：把下肢滑向外侧，越远越好，再收回；③收缩大腿前方肌肉：双下肢伸直，收缩大腿肌内，每次维持5~10秒。每日3~5次，每次10~15分钟。

3）直腿抬高运动：绷紧大腿肌肉，直到下肢在床上完全伸直，然后从床上将下肢抬高5~10cm，维持5~10秒，每日3~6次，每次10~20分钟。

【健康教育】

（1）化脓性骨髓炎早期需要应用大量抗生素治疗，给患者及家属讲解其重要意义，以免因担心费用而拒绝使用有效药物。

（2）讲解多饮水和饮食营养的重要性，每日应给予营养丰富的易消化食物，以提高抵抗力，促进创口愈合。

（3）强调卧床休息和皮肤护理的重要性，有窦道者，保持瘘管口周围皮肤清洁。

（4）继续进行功能锻炼。带石膏托固定者，维持功能位置、观察末端血运，做到动静结合。日常活动时注意防意外伤害及病理性骨折。

（5）出院指导

1）注意休息，适量劳动，注意劳逸结合。

2）保持皮肤清洁，勤擦洗、勤换衣，保持床铺的清洁干燥。

3）遵照医嘱，继续按时服药，向患者及家属解释长期彻底治疗的必要性。

4）定期来医院门诊复查，如有红、肿等感染现象应立即就诊。

第二节　化脓性关节炎

化脓性关节炎是人体受到细菌侵入后，由于血源性传播、直接蔓延等原因引起的关节化脓性感染。开放性关节损伤后继发感染也是致病因素之一。多见于儿童，尤以营养不良的小儿居多，男性多于女性，好发于髋关节和膝关节病变，临床上以血源性化脓性关节炎多见。常见的致病菌为金黄色葡萄球菌，约占85%以上，其次为白色葡萄球菌、淋病双球菌、肺炎球菌和肠道杆菌等。

本病起病急骤，全身不适，乏力，食欲缺乏。寒战高热，体温高达39℃以上，全身毒血症症状，甚至出现谵妄与昏迷。小儿多见惊厥。

病变关节剧烈疼痛。浅表关节局部红、肿、热、痛及关节积液明显，功能障碍，浮髌试验可为阳性。关节处于半屈位，使关节囊松弛，增大关节腔的容量，缓解疼痛；深部关节如髋关节有厚实的肌肉皮下组织覆盖，局部红、肿、热不明显，关节常处于屈曲、外展、外旋位。任何方向的活动均使关节疼痛加重，患者常拒绝做检查。

关节腔穿刺是早期诊断的重要手段。

【临床表现】

1. 症状

起病急骤，寒战、高热，体温可达 39℃ 以上，甚至出现谵妄与昏迷，小儿可见惊厥。全身中毒症状严重。病变关节处疼痛剧烈。

2. 体征

(1) 浅表关节病变	(2) 深部关节病变
局部可见红、肿、热及关节积液表现，压痛明显，皮温升高。关节积液在膝部最为明显，可见髌上囊隆起，浮髌试验可为阳性。患者关节多处于半屈曲位以缓解疼痛。	髋关节因有皮下组织和周围肌覆盖，局部红、肿、热、压痛多不明显，但关节内旋受限，常处于屈曲、外展、外旋位。

【辅助检查】

(1) 实验室检查	(2) 影像学检查
白细胞计数升高，中性粒细胞比例升高，红细胞沉降率增快，C反应蛋白增加。血培养可为阳性。	X线检查早期可见关节周围软组织肿胀、关节间隙增宽；中期可见周围骨质疏松；后期关节间隙变窄或消失，关节面毛糙，可见骨质破坏或增生；甚至出现关节畸形或骨性强直。

(3) 关节腔穿刺
病变早期抽出液呈浆液性，中期关节液浑浊，后期关节液为黄白色脓性；镜下可见大量脓细胞，细菌培养可明确致病菌。

【治疗原则】

早期诊断、早期治疗是治愈感染、保全关节功能和生命的关键。治疗原则是全身支持治疗，应用广谱抗生素，消除局部感染灶。

1. 非手术治疗

（1）广谱抗生素

早期、足量、全身性使用广谱抗生素治疗，而后可根据关节液细菌培养及药物敏感试验结果选择和调整抗生素种类。

（2）全身治疗

加强全身支持治疗，适量输血或血制品以提高全身抵抗力。改善营养状况，摄入高蛋白、富含维生素的饮食。

（3）局部治疗

1）关节腔穿刺减压术：适用于浆液性渗出期。关节穿刺、抽净积液后可注入抗生素液，每日 1～2 次，直至关节液清亮，体温正常，实验室检查正常。

2）关节腔灌洗：适用于表浅大关节，如膝关节感染者。在关节部位两侧穿刺，经穿刺套管置入灌注管和引流管，退出套管。每日经灌注管滴入含抗生素的溶液 2000～3000ml，直至引流液清澈，细菌培养阴性后停止灌流。引流数日至无引流液吸出、局部症状和体征消退，即可拔管。

3）患肢制动：用皮牵引或石膏固定关节于功能位，以减轻疼痛，促进炎症消散和预防关节畸形。

2. 手术治疗

（1）关节镜下手术

适用于浆液纤维性渗出期。在关节镜下清除脓苔，彻底冲洗关节腔，并置管灌洗引流。

（2）关节切开引流

适用于浆液纤维性渗出期或脓性渗出期。手术彻底清除关节腔内的坏死组织、纤维素性沉积物并用生理盐水冲洗后，在关节腔内置入两根硅胶管后缝合，进行持续性灌洗。

（3）关节矫形术

适用于关节功能严重障碍者，常用手术为关节融合术或截骨术。

【护理评估】

（1）健康史

了解患者的年龄及一般状况，发病前大多有身体其他部位的化脓性感染病史，或有骨关节创伤史和开放性损伤史。

（2）身体状况

1）全身症状：起病急、畏寒高热、全身不适、乏力、食欲缺乏、毒血症症状明显，可出现谵妄与昏迷，小儿多见惊厥。

2）局部症状：发病关节剧烈疼痛，功能障碍。较浅表的关节，如膝、肘、踝关节等，局部红、肿、热、痛明显，可触及关节液的波动感，关节常处于半屈曲位。深部关节炎症表现不典型，关节常处于屈曲、外展、外旋位，以扩大关节腔间隙，减轻疼痛。

（3）心理-社会状况

全面了解患者的心理状况，评估患者及家属对治疗方案的配合程度；对预后的认知程度；对康复知识的了解和掌握程度；患者对医院环境的适应情况，家庭的经济承受能力及对患者的支持态度。

【护理诊断】

（1）体温过高

与局部感染细菌、毒素侵入血液有关。

（2）疼痛

与炎症刺激，关节肿胀、粘连有关。

（3）活动无耐力

与关节疼痛、肿胀、功能障碍有关。

（4）知识缺乏

与对疾病的相关知识缺乏了解有关。

（5）有关节功能丧失的可能

与关节粘连、骨性强直有关。

（6）潜在并发症

肢体的失用综合征。

【护理措施】

（1）高热护理

1）密切观察生命体征及神志变化，尤其应加强体温的监测，每隔3~4小时测量体温一次，通过体温曲线观察发热情况，避免因持续高热而发生惊厥。

2）降温处理：对于高热患者应采用冰敷头额部或酒精擦浴等物理降温方法，若效果不佳，可按医嘱给予药物降温。在使用退热药后，应密切观察体温、血压、脉搏及呼吸情况，患者有无大汗、血压下降、脉搏细速、四肢湿冷、虚脱等现象，并在 30 分钟后，再次测量体温。用药剂量不宜过大，防止体温不升。

3）皮肤护理：保持皮肤的清洁、干燥，为避免降温后汗液对皮肤的刺激，还应及时更换衣服和床单等；对持续高热者，应协助患者改变体位，以防止压疮、肺炎、便秘等并发症；冰敷降温时，冰袋不宜直接接触患者的皮肤，可用干净的毛巾或软布包裹，避免发生冻伤。

4）饮食护理：给予高蛋白质和高热量饮食，增加抵抗力和应激力。注意食物的色、香、味，鼓励少食多餐，鼓励患者多饮水，每日水的摄入量达 2500～3000ml 为宜，以补充高热消耗的大量水分，也可促进毒物和代谢产物的排出。

5）口腔护理：每日 2 次，预防口腔感染，促进食欲，保持口腔清洁，促进舒适。

（2）局部制动

常用石膏托、支架或牵引给予固定，以达到减轻疼痛和肌肉痉挛，预防感染扩散的目的。

1）牵引护理：①保持牵引有效性，经常检查牵引力与反牵引力是否平衡，牵引的角度是否符合要求，牵引绳上是否搭盖衣服；②应保持牵引锤悬空，牵引绳与患肢长轴平行，不可随意增减牵引重量，不可随意放松牵引绳；③观察肢体有无血管神经受压症状，患肢末梢血液循环情况以防发生缺血性肌挛缩；④天气寒冷时，应加强保暖，避免受凉，积极预防垂足发生；⑤骨牵引针孔每天滴 75% 酒精 2 次，以防感染，骨牵引两端套上木塞，发现牵引针偏移时，应及时通知医生，切不可随手将牵引针推回。

2）石膏护理：石膏托固定，使患部得到休息，防止感染扩散，固定以后切忌乱动，询问患者局部有无压痛，经常巡视，观察患肢末梢血运、颜色、肿胀情况，以判断是否出现血管神经受压的情况。

（3）用药护理

1）患者高热给予降温药后，在观察患者体温的同时，还应注意患者是否出现虚脱，发现后及时给予补液，以预防和纠正水、电解质紊乱。

2）全身合理使用足量有效的抗生素是化脓性关节炎患者的重要治疗措施之一。护士应关注药物敏感试验和关节液细菌培养的结果，及时通知医生调整抗生素；注意用药后的反应及副作用，警惕双重感染的发生，并加强全身支持治疗，以提高机体抵抗力。

（4）功能锻炼

1）在急性炎症消退后，可做摆腿、直腿抬高、肌肉静力性收缩、旋转摇膝等运动。

2）在拆除牵引和石膏固定后，鼓励患者逐渐加强关节功能锻炼，以防止关节内粘连和强直。

3）教会患者离床活动的方法，并有人在旁保护，防止跌伤。

4）病情许可下可进行蹬车活动，患肢的负重随时间逐渐增加。最好使用单手杖，以减少关节磨损，尤其是外出旅游或长距离行走时。

（5）关节切开引流冲洗的护理

1）密切观察引流物的质、量及颜色，并及时记录。冲洗时要合理调节滴速，随着引流液颜色的变淡，应逐渐减量减速，直至引流液完全澄清为止。灌注时应严格交接班、保持出入量的平衡。若入多出少，数量差异大，应找原因，及时处理。

2）保持冲洗引流管道的通畅，避免扭曲、受压。输入管的输液瓶应高于患肢 60~70cm，引流管宜与一次性负压引流器相连或使用中心负压吸引器引流，并保持负压状态，引流袋位置应低于患肢 50~60cm，直至引流液清澈，细菌培养阴性后停止灌洗，再引流数天至无引流液吸出，局部症状和体征消退，即可拔管。

3）在冲洗过程中，应及时更换冲洗液，倾倒引流液，并在无菌操作下，每日更换负压引流器一次。中心负压吸引瓶应每日用消毒液浸泡消毒，避免逆行感染发生。

4）及时排除故障：如发现滴入不畅或引流物流出困难，应检查是否有血块、组织堵塞或管道受压扭曲情况，应调整引流管位置，加大负压吸引力或加压冲洗，以维持正常引流状态。

5）可根据细菌培养和药物敏感试验的结果，适量选用腔内冲洗液中的抗生素，适用于表浅的大关节，如膝关节。

（6）加强生活护理，积极预防并发症

1）皮肤护理：①高热患者降温后，出汗多，应勤擦洗、勤更换衣裤及被单，更换时要避免着凉，使患者舒适，保持皮肤清洁及床单干燥；②对受压部位皮肤，应2~3小时按摩一次，以防压疮；③排便后，及时用温水擦拭会阴部，必要时可涂爽身粉，保持局部干燥；④拆除石膏后，应帮助患者用温水洗净患肢，保持清洁。

2）饮食护理：应进食高蛋白、高维生素、高热量易消化的半流质或软食，如牛奶、豆浆、鱼汤、新鲜蔬菜和水果等，且应加强食物的色、香、味，以促进食欲，鼓励患者多饮水>3000ml/d，以补充高热时能量和水分的消耗。

3）口腔护理：每日应刷牙3次，对高热而活动无耐力者或生活自理能力低下者，可每日为其做口腔护理1~2次，以预防口腔感染，保持口腔清洁，使患者舒适，从而促进食欲。

【健康教育】

（1）心理健康指导

化脓性关节炎的患者，由于起病急、病情重、关节肿痛、活动受限、对疾病及治疗不了解，往往产生恐惧和紧张心理，加上该病儿童多见，易出现在治疗护理上不合作情况。护士应细心观察患者的情绪变化，以热情的态度，亲切的语言主动关心、照顾他们，取得患者和家属的信任，使其积极参与到疾病的治疗和护理中来。

（2）告诉患者牵引和石膏固定的目的

牵引和石膏固定的目的是限制肢体的活动，使患肢休息、以缓解肌肉痉挛，减轻疼痛，防止感染扩散；保持关节间隙，预防软骨受压引起的病理性脱位、骨折和畸形。

（3）强调饮食营养的重要

化脓性关节炎者，由于高热、炎症等原因，消耗大，加强饮食营养，可以增加机体抵抗力，促进伤口愈合。

（4）功能锻炼指导

指导患者健侧肢体和肌肉的主动锻炼方法，以及患肢关节和肌肉被动运动和按摩的方法。

（5）出院指导

1）适当进行户外活动：避免重体力劳动及奔跑、足球等剧烈运动，以减少关节脱位、骨折等情况的发生。建议进行散步、骑固定自行车、上下台阶或楼梯等，注意休息，注意劳逸结合。

2）继续加强饮食和心理调节，保持合适体重，适当补充钙剂和维生素 D，预防骨质疏松发生。

3）牵引或石膏固定未撤除的患者，嘱注意体位正确，保持功能位置。患肢避免受压，石膏保持清洁、干燥，注意观察患肢的血液循环，以免发生缺血坏死。

4）积极预防和控制感染。告诉患者和其家属拔牙、扁桃体摘除等都有可能造成关节的再次感染，应尽量避免，继续遵医嘱，按时服药。

5）定期复查，不适随诊。

（6）介绍相关知识

1）向患者及家属介绍疾病的发生原因、治疗方法和预后情况，缓解其焦虑情绪，增强康复的信心。

2）讲解石膏及牵引护理的方法。

3）强调功能锻炼的重要性和方法。

4）介绍压疮产生的原因及预防压疮的方法。

5）自我检测的方法及定期复查的意义，安排复查时间。

第三节　脊柱结核

脊柱结核是结核杆菌侵犯脊柱的一种继发性病变，发病率高居全身骨关节结核的首位，其中以椎体结核占多数，多见于青壮年及 10 岁以下的儿童。发病率由高到低依次为腰椎、胸椎、颈椎、骶椎和尾椎。这与椎体的承重大、劳损多、骨松质多、肌肉附着少、血液供应差等外部生理特点有关。脊柱结核合并截瘫的发生率约为 10%，以胸椎发病率最高。

【临床表现】

1. 症状

本病起病缓慢隐匿。

（1）全身症状

可有午后低热、食欲缺乏、消瘦、盗汗、疲乏、贫血等。少数起病急骤，有高热及毒血症症状，多见于儿童。

（2）局部疼痛

多为轻微钝痛，劳累、咳嗽、打喷嚏或持重物时加重，休息后减轻。疼痛可沿脊神经放射；上段颈椎放射至后颈部；下段颈椎放射至肩臂部；上段胸椎沿肋间神经放射至上、下腹部；下段胸椎可沿臂上神经放射到下腰或臀部；腰椎病变疼痛可沿腰神经丛放射至大腿前方，偶见腿后侧。

2. 体征

（1）姿势异常

因疼痛导致椎旁肌痉挛，脊柱活动受限，致患者姿势异常。颈椎结核常表现为斜颈、头前倾、颈短缩和双手托下颌。胸腰椎或腰骶椎病变可有挺胸凸肚。腰椎结核患者弯腰拾物时需挺腰屈膝屈髋下蹲，表现为拾物试验阳性。

（2）脊柱畸形

椎体病变塌陷后，脊柱可呈局限性成角后凸畸形，以胸段多见。脊柱侧弯较少见。受累椎体棘突处可有压痛和叩击痛。

（3）寒性脓肿和窦道

70%～80%的脊柱结核合并寒性脓肿；截瘫：脓液、死骨和坏死的椎间盘可压迫脊髓，造成部分或完全截瘫，患者可出现相应肢体感觉、运动异常和括约肌功能障碍。

【辅助检查】

（1）X线检查

病变早期检查多为阴性，当椎体受累约50%时，方有阳性发现。早期征象有椎体骨质稀疏，椎间隙变窄，随后有死骨和椎旁阴影扩大，椎体压缩呈楔形。中心型椎体结核者可见椎体中央骨质破坏，有小死骨或椎体楔状变形。边缘型椎体结核者，早期椎体上缘或下缘有骨质破坏，椎间隙变窄或消失。颈椎结核可有咽后壁脓肿阴影，胸椎结核可见椎旁脓肿阴影，腰椎结核可见腰大肌阴影增宽。

（2）CT 检查

可清晰显示病灶部位及有无空洞或死骨，特别是对 X 线不易获得满意结果的颈椎及外形不规则的骶骨等部位病变有重要诊断价值。

（3）MRI 检查

具有对软组织分辨率高的特点，主要用于显示骨和软组织病变，观察脊髓有无受压或变性，有早期诊断价值。

【治疗原则】

脊柱结核的治疗目的是清除病灶、尽快恢复神经功能和防止脊柱畸形。

1. 非手术治疗

（1）全身支持治疗

改善营养状况。

（2）局部制动

患者有低热和腰背痛时，严格卧硬板床休息。病变已静止而脊柱不稳定者，可用支架、腰围、石膏固定、枕颌带或颅骨牵引。

（3）抗结核治疗

无手术指征的患者，应用拟定的抗结核药物治疗方案严格进行治疗。形成窦道及合并混合感染者，根据药物敏感试验，同时给予敏感抗生素治疗。

2. 手术治疗

（1）适应证

①脊柱结核有明显死骨或较大寒性脓肿；②窦道流脓经久不愈；③有脊髓压迫症或合并截瘫；④椎间植骨，预防脊柱后凸畸形。

（2）手术方式

①病灶清除术：尽可能彻底清除病变组织，包括死骨和坏死的椎间盘，解除对脊髓的压迫；术后卧床 3~6 个月，继续全身支持疗法及抗结核治疗；②植骨融合术：以稳定脊柱、促进病灶的愈合；③矫形手术：纠正脊柱后凸畸形。

【护理评估】

（1）健康史

了解患者年龄、饮食和日常活动情况，此次发病诱因；既往有无结核病史或与结核患者密切接触史；采用的治疗方法和用药情况；有无药物过敏史和手术史等。家庭成员中有无结核病史。

（2）身体状况

1）全身：患者生命体征及营养状态；评估疼痛的部位、性质、持续时间和诱因、是否向其他部位放射。抗结核药物治疗的效果及有无不良反应发生。

2）局部：评估患者脊柱和关节局部有无畸形；患者是否出现寒性脓肿及寒性脓肿的部位；是否出现窦道，窦道的部位；有无分泌物，分泌物的性状、颜色、气味和量；患者站立或行走时有无姿态异常；肢体的感觉、运动及括约肌功能有无改变，是否合并截瘫；局部切口愈合及引流情况；局部制动及固定是否有效。

（3）心理－社会状况

评估患者及家属对长期治疗的心理承受能力和康复期望，家属对患者的态度，患者家庭经济状况和支持度等。

【护理诊断】

（1）疼痛

与骨关节结核病变和手术创伤有关。

（2）营养失调：低于机体需要量

与食欲缺乏和结核病长期消耗有关。

（3）低效性呼吸型态

与胸膜损伤、颈椎结核及咽后壁寒性脓肿有关。

（4）躯体活动障碍

与疼痛、关节功能障碍、石膏固定、手术或截瘫有关。

（5）潜在并发症

抗结核药物毒性反应。

【护理措施】

1. 术前护理措施

（1）体位护理

1）①脊柱结核患者必须严格平卧木板床休息，可在颈下垫枕头，保持颈部过伸位。

2）为患者翻身时，至少应有 2 个人，保持颈椎、胸椎、腰椎平直，预防脊椎再损伤，建立翻身卡，并记录翻身时间、姿势及皮肤状况，注意保持皮肤完整。

3）用矫形鞋或方枕维持踝关节成 90°，防止足下垂。

（2）心理护理

脊柱结核系慢性病，病程长，抗结核药应用时间可长达 2 年，用药过程中可出现毒副作用，加之患者体质弱，生活自理能力下降甚至丧失，而且大部分患者发病前生活即处于贫困状态，发病后则是"雪上加霜"，容易产生悲观厌世的情绪。医护人员应深入病房，耐心解释病情及预后，解除顾虑，取得患者及家属的支持与配合，调动其主观能动性，配合治疗，对治疗充满信心。

（3）饮食护理

告知患者及家属，充足的营养是促进结核病治愈的重要措施之一。鼓励进食高蛋白、高热量、富含维生素的食物，如牛奶、鸡蛋、瘦肉、豆类、鱼、麦片、新鲜蔬菜和水果。同时注意饮食的多样化及色、香、味、形等，以促进消化液的分泌，增加食欲。对肝功能和消化功能差的患者，给予低脂、优质蛋白、清淡的膳食，以减轻胃肠及肝脏的负担。

（4）皮肤护理

脊柱结核患者由于长期卧床，营养低下，活动无耐力，极易出现皮肤破损。应经常为患者擦浴，按摩受压部位及骨隆突处；保持床单清洁、平整、干燥；鼓励患者在床上充分活动肢体，必要时协助翻身；当寒性脓肿向体外穿破形成窦道时，应及时更换敷料，防止脓液侵蚀局部皮肤引起溃烂。

（5）用药护理

1）大多数抗结核药物对肝脏都有一定的毒性作用，应定时进行肝功能监测。

2）若出现指、趾末端疼痛、麻木等症状，系异烟肼引起的周围神经炎，可予以维生素 B_6 加以防治。

3）若出现耳鸣、耳聋、眩晕症状，系链霉素、卡那霉素对听神经的损害，应及时停药。

4）若视力有改变，系乙胺丁醇对视神经的损害，应及时停药。

5）若出现胃肠道反应而影响食欲，系对氨基水杨酸钠引起，可使用碳酸氢钠减轻不良反应。

（6）维持有效牵引

1）颈椎结核的患者，应选择大小合适的颌枕带，调至适中的位置，进行持续牵引，牵引期间，要经常巡视患者，特别注意颌枕带的颌部不能滑向颈部，以免压迫气管，影响呼吸。

2）保证患者舒适，避免耳朵受挤压，颌枕带的颌部内面可衬纱布或小毛巾保护皮肤。

（7）术前的适应性训练

1）训练床上排便：术前训练患者平卧时用便盆或小便器进行排便。

2）决定行颈前路手术者，进行气管、食管推移训练。

3）胸椎结核术后需留置胸膜腔闭式引流的患者，应加强深呼吸及吹气球的训练：每次深吸气后憋气 30 秒，然后呼气，呼气末时再憋气 15 秒；每天吹气球 3 次，每次 20 下，促进肺膨胀，增加肺活量。

2. 术后护理措施

（1）麻醉后护理

脊柱手术的患者多用全麻。在麻醉未完全清醒前应取平卧位，头偏向一侧，非颈部手术者，给予中流量（4~6L/min）吸氧，如患者出现躁动，应加强监护，必要时用约束带固定患者四肢，加床档保护。

（2）体位护理

1）手术后回病房，在搬送时，分别托起患者的头颈、躯干、下肢，最好由 3~4 个人搬动，其动作应协调一致，使患者脊柱保持水平位将其移至木板床上平卧。尤其是颈椎手术者，在搬送时必须保持颈部的自然中立位，切忌扭转、过伸或过屈。

2）手术后平卧 6~8 小时，生命体征平稳后即可每 2 小时翻身一次。翻身时应保持脊柱的平稳状态，采取轴线 45° 翻身，由 2~3 个人同时操作，防止脊柱扭曲。

（3）血浆引流管的护理

1）伤口引流处接一次性负压吸引器持续引流。

2）密切观察引流物的性质、量及颜色。正常的引流物为暗红色血性液体，24小时内引流量不超过150ml。如引流物为鲜红色血性液体，24小时内引流量超过200ml，考虑伤口内有活动性出血，应及时报告医生处理；如引流物为清亮的液体，考虑可能有脑脊液漏，应及时通知医生予以处理，防止感染。

3）每日更换负压吸引器一次，保持引流管的通畅，避免感染。术后48~72小时，引流量小于10ml，可以拔除引流管。

（4）潜在并发症的观察与护理

1）休克：由于脊柱结核患者病程长，存在不同程度的营养不良，手术创面大，术后可能出现低血容量性休克。加之手术常使用全身麻醉，因此，术后3小时内需每30分钟测量1次脉搏、呼吸、血压，病情平稳后24小时内每1~2小时测量1次，同时观察肢端温度、皮肤弹性、皮肤及口唇色泽，毛细血管回流反应、尿量等，谨防低血容量性休克。一旦出现，应及时报告医生，加大氧气流量，加快输液速度或输血。

2）窒息：颈椎结核并有咽后壁脓肿或全身麻醉术后未清醒时可出现窒息。应向患者及家属说明：颈椎结核出现咽后壁脓肿时可导致吞咽困难，应根据吞咽程度选择易消化的、高营养的流食、半流食、软食，进食速度慢而均匀，防止食物呛入气管而窒息；全身麻醉术后患者在清醒前去枕平卧，头偏向一侧，并有专人守护，避免呕吐物误吸。一旦出现窒息，迅速吸出异物，必要时气管切开。

3）瘫痪：当体位不当致脊髓受压或手术后脊髓水肿等均有可能引起瘫痪或使原有瘫痪加重。应观察患者的双下肢运动、感觉、大小便等情况，若功能改善，表示已解除脊髓受压；若功能变差，则可能为脊髓水肿等，应立即报告医生做相应处理。

4）气胸：由于胸椎结核病灶清除术过程中易致胸膜破裂而出现呼吸困难等，不必惊慌。少量积气，可自行吸收；积气量较大时，出现呼吸音减低、呼吸短促、胸闷等缺氧症状，应及时报告医生，并协助做闭式抽气；合并有血气胸时，应做胸腔闭式引流，并给予高流量吸氧。

（5）胸膜腔闭式引流管的护理

胸腰段结核，采用胸腰联合切口行病灶清除术者，观察有无气胸发生，术后置胸膜腔闭式引流管，其护理如下。

1）经常检查整个引流系统，保证其呈密封负压状态。观察水封管内水柱波动的情况，每天更换胸瓶一次，防止感染。妥善固定胸管和胸瓶。更换体位时，必须将胸管钳夹，防止引流管衔接处滑脱、漏气或引流液反流等。

2）保持胸膜腔引流管通畅，密切观察引流液的量、颜色、性质。如液连续 3 小时引流量超过 100ml/h，颜色鲜红，表示胸膜腔内有活动性出血，应通知医生采取措施。

3）当引流液明显减少、肺膨胀良好、无漏气现象时，48 小时即可拔除胸管。在无菌操作下，先拆去固定缝线，嘱患者深吸气后屏气，迅速拔出胸管，用凡士林纱布和无菌纱布覆盖伤口。拔管后 24 小时内，应注意观察患者呼吸情况，伤口有无渗血、渗液及引流口周围有无皮下气肿。

（6）功能锻炼

1）腰椎结核的患者，做双下肢直腿抬高训练。术后第 1 天开始，每天 3~5 次，每次 10~20 分钟；1 周后即可指导其在床上进行抬臀运动以锻炼腰背肌，以防止神经根粘连。

2）颈椎结核合并截瘫的患者，做腕关节、肩关节、肘关节、踝关节、膝关节、髋关节的被动活动，每天 3~5 次，每次 10~20 分钟；同时，可对四肢肌肉进行向心性按摩，每次按摩 20 分钟，防止肌肉萎缩。

【健康教育】

（1）相关知识宣教：脊柱结核是一种慢性病，病程较长，患者及家属易产生焦虑、急躁的情绪，应向患者及家属介绍疾病的相关知识，帮助其了解病因、病理过程，讲解手术及麻醉方法、术后注意事项，出院后必须配合治疗，促进康复。

（2）向患者强调维持脊柱平直的重要性，协助患者翻身时应指导患者双手抱胸前，双腿屈曲，然后帮助其翻身成侧卧位，始终保持颈部的自然中立位。

（3）颈椎结核的患者需行颌枕带牵引时，要保持牵引有效性，告诉患者及家属不要因患处不适或保暖等原因，产生无效牵引。如发现脱钩、牵引装置松动时，应及时告诉医务人员，以便给予相应的处理。

（4）出院指导

1）出院后在家仍要卧木板床，可平卧或侧卧，最大程度地减轻或解除背部肌肉的收缩、紧张和痉挛。

2）行椎间植骨融合术或病灶清除术的患者，卧床时间一般为：颈椎术后3个月，胸椎、腰椎术后4~5个月。当植骨已达到融合时，即可起床活动。

3）颈椎结核的患者，可选择大小合适的颈围固定，避免头颈部上下左右地转动，可使用颈领固定头颈部。

4）腰椎及胸椎结核的患者，指导患者正确使用胸腰带，保持脊柱的稳定。避免坐软椅及久坐，每坐30分钟应站立休息3分钟；避免弯腰等负重活动，防止胸部、腰部极度扭曲或屈曲。

第四节 髋关节结核

髋关节结核是结核分枝杆菌通过血液循环侵入髋关节而引起的感染。仅次于脊柱和膝关节结核，占全身骨与关节结核的第三位。本病多见于10岁以下的儿童，单侧性的居多，男性多于女性。

【临床表现】

1. 症状

（1）全身中毒症状

起病缓慢，患者常有低热、乏力、倦怠、食欲缺乏、消瘦及贫血等全身中毒症状。

（2）疼痛

早期症状为髋部疼痛，休息后可缓解。疼痛常放射至膝部，患儿常主诉同侧膝关节内侧疼痛，易误诊为膝关节疾病。小儿表现为夜啼。病变发展为全关节结核时，疼痛剧烈、不能平卧、不敢移动患肢。

2. 体征

（1）压痛

早期髋关节前侧可有压痛，但肿胀多不明显。

（2）窦道形成

病变后期常会在腹股沟内侧与臀部出现寒性脓肿，破溃后成为慢性窦道。

（3）畸形

由于疼痛引起肌痉挛，髋关节呈现屈曲、内收畸形，并可引起髋关节半脱位或全脱位，通常为后脱位，肢体相对变短。儿童骨骺破坏影响生长长度，肢体短缩更明显。病变愈合后会遗留各种畸形，以髋关节屈曲、后收、内旋畸形，髋关节强直与下肢不等长最为常见。

（4）跛行

随着病情发展，疼痛加剧，出现跛行。最早症状为步态发生变化，走路时健肢着地重而患肢轻，略显跛行。当病变发展为滑膜结核时跛行较明显，全关节结核最严重。

（5）特殊体征

下列三种常用检查有助于本病诊断。

1）4字试验阳性：检查髋关节屈曲、外展或外旋3种运动。患者平卧于检查桌上，患肢屈髋、屈膝，将外踝置于健侧髌骨上方，检查者用手下压其患侧膝部，若因患髋疼痛而使膝部不能接触床面即为阳性。髋关节结核者本试验常为阳性。

2）髋关节过伸试验阳性：可用于检查儿童早期髋关节结核。患儿俯卧位，检查者一手按住骨盆，另一手握住踝部提起下肢，直到大腿前面离开检查床面为止。同样试验对侧髋关节，两侧对比，可以发现患侧髋关节在后伸时有抗拒感觉，因而后伸的范围不如健侧大。

3）托马斯（Thomas）征阳性：检查髋关节有无屈曲畸形。患者仰卧于检查床上，检查者将其健侧髋骨、膝关节完全屈曲，使膝部尽可能贴近前胸，此时腰椎前凸完全消失而腰背平贴于床面。

【辅助检查】

（1）X线检查

早期可见股骨头及髋臼局限性骨质疏松，关节囊肿胀。后期因软骨破坏，关节间隙变窄，骨质不规则破坏，有死骨或空洞，甚至股骨头部和颈部完全破坏，但少有新骨形成。可伴有病理性脱位。

（2）CT、MRI检查

能清楚显示髋关节内积液和微小骨骼破坏病灶。MRI还能显示骨内的炎性浸润，有助于早期诊断。

（3）其他

明确诊断应依靠病理学和细菌学检查。

【治疗原则】

早期治疗和综合疗法是髋关节结核的治疗原则。综合疗法包括全身抗结核药物治疗和局部治疗。

（1）单纯滑膜结核

抗结核药物与手术治疗结合应用。局部关节穿刺注入抗结核药物，再行皮牵引和石膏固定，以维持关节于功能位。

（2）单纯骨结核病变

在髋臼和股骨头部位时容易累及关节，应及早行病灶清除，自体松质骨置入术。术后行皮牵引或髋人字石膏固定。

（3）全关节结核

尽快手术治疗，挽救关节功能。早期可行病灶清除术，术后皮牵引3周。后期患者在病灶清除的基础上加髋关节融合术，疗效不明显者可行全髋关节置换术。关节屈曲、内收、外展畸形者，可做转子下矫形截骨术。

【护理评估】

（1）健康史

了解患者有无结核病史或接触史，询问结核病的发病时间、治疗情况。了解患者有无其他疾病史及药物过敏史。

（2）身体状况

1）评估患者有无结核病的全身中毒症状。

2）局部症状：①观察疼痛的部位、性质及程度，儿童有无夜啼现象；②观察有无关节肿胀、畸形、肢体短缩变形；③评估患肢关节功能，有无活动受限；④观察有无窦道形成。

3）评估X线检查结果。

4）观察药物治疗效果及不良反应。

（3）心理-社会状况

评估患者心理状态及对疾病的认知程度。

【护理诊断】

（1）疼痛

与关节结核有关。

（2）舒适的改变

与肢体活动受限有关。

（3）营养失调

与机体消耗代谢增加有关。

（4）体温升高

与感染有关。

（5）皮肤完整性受损的危险

与肢体固定、局部皮肤长期受压有关。

（6）潜在并发症

关节病理性脱位、失用综合征。

（7）知识缺乏

缺乏疾病及康复知识。

【护理措施】

1. 术前护理措施

（1）观察要细致

髋关节结核多见于 10 岁以下的幼儿。由于小儿语言表达能力差，应密切观察病情变化。

（2）防止感染

行关节腔抽液后注入抗结核药物时，应严格无菌操作。抽出的脓液、污染敷料和器械，做好消毒处理工作，防止交叉感染。

（3）牵引护理

患者关节疼痛，采用皮肤牵引，牵引重量儿童为 0.5～1.0kg，成年为 2kg，保持患肢外展 30°中立位。为防止病理性骨折的发生，应严格卧床休息。

（4）术前适应性练习

1）训练床上排便：因患者术后需行髋人字形石膏固定 3～6 个月，应训练患者在卧位时使用便器。

2）抬臀运动训练：用双手支撑身体抬高臀部离床 10cm，停顿 10 秒后缓慢放下。

3）关节活动训练：指导患者进行足趾伸、屈运动，踝关节背伸、跖屈运动和膝关节的伸、屈运动。

（5）发热护理

因结核患者长期低热、盗汗，应及时擦洗皮肤，更换清洁干燥的衣裤、床单，使患者舒适。若退热过程中患者大量出汗，体液丢失过多，要鼓励患者多饮水，适当给予静脉补液，维持水、电解质平衡，防止发生虚脱。若体温超过 39℃，应每 4 小时测量体温 1 次，并采用物理降温措施，如温水擦浴、酒精擦浴、冰敷等，必要时给予药物降温，防止惊厥、谵妄等发生。

（6）休息及饮食护理

保持病室空气新鲜，适当调节室温及光线，使患者得到良好的休息，可降低机体代谢，减少消耗，有利于机体康复。指导患者进食高蛋白、高热量、高维生素、粗纤维食物，必要时静脉补充氨基酸、清蛋白、新鲜血，以提高机体抵抗力。

（7）疼痛护理

观察疼痛的部位、性质及程度，消除诱发疼痛的因素。应用松弛疗法减轻患者的不舒适感。限制患肢活动，使用支架、皮牵引或石膏固定患肢于功能位，可以缓解肌肉痉挛，减轻疼痛，防止关节畸形。疼痛剧烈时，遵医嘱适当给予镇痛剂。在进行护理操作过程中动作应轻柔，以免增加患者的痛苦。

（8）给药护理

遵医嘱使用抗结核药，合理安排给药时间及控制药物浓度，在用药过程中，注意观察药物的疗效及不良反应，定期复查肝肾功能，若发现恶心、呕吐、耳鸣、听力下降、肝肾功能损害等症状，应及时告诉医生以便采取相应措施，或更换药物。

2. 术后护理措施

（1）体位护理

1）术后搬运患者时，由2~3人平稳移至床上，注意托住患肢，行髋人字石膏固定者，应加以保护，防止石膏变形或折断。

2）取平卧位，行皮牵引者，患肢处于外展中立位，牵引重量为2~3kg。

（2）病情观察

1）密切观察生命体征变化，必要时给予心电监护。

2）观察伤口敷料及引流情况，髋关节结核术后伤口渗血较多，石膏固定后不易发现，注意石膏边缘有无渗血，并观察患者面色、脉搏及血压等，发现异常及时通知医生处理。保持引流管通畅，观察并记录引流液的颜色、性质及量，妥善固定引流管，防止脱落。

3）观察患肢血液循环情况，发现异常及时通知医生。

（3）预防并发症

加强皮肤护理，勤擦洗及按摩受压部位，保持床单清洁、干燥、平整，防止压疮发生；经常翻身拍背，鼓励患者咳痰，避免着凉，防止坠积性肺炎发生；留置尿管者，鼓励饮水，每日做膀胱冲洗，训练膀胱功能，尽早拔管，防止泌尿系感染。

（4）功能锻炼

1）术后第 1 天，可做股四头肌的静力收缩运动、上肢及健侧下肢的活动；肩关节各个方向的活动；手指进行用力握拳、屈伸；足趾分开并拢等。

2）术后 1 周，双手支撑进行抬臂练习；4 周以后可做膝关节的屈伸练习。

3）6~8 周后，X 线拍片复查，髋关节病变已愈合者，可去除皮牵引，持双拐下床练习行走，但患肢不能负重。

4）12 周以后，根据患者具体情况改用单拐，患肢可轻度负重。

【健康教育】

（1）相关知识宣教：髋关节结核是一种慢性病，病程较长，患者及家属易产生焦虑、急躁的情绪，应向患者及家属介绍疾病的相关知识，帮助其了解病因、病理过程，讲解手术及麻醉方法、术后注意事项，出院后必须配合治疗，促进康复。

（2）说明局部制动的方法、目的和意义，争取患者的配合。

（3）如经 1~3 个月的保守治疗后，病情不见好转，或反而加重，应尽早选择手术治疗，以免由单纯滑膜结核发展成全关节结核。

（4）出院指导

1）石膏固定的患者，教会其石膏护理的方法及如何观察患肢末梢血运。

2）功能锻炼过程中，避免过度疲劳和早期负重。

第五节　膝关节结核

膝关节结核临床上较常见，仅次于脊椎结核，占全身骨与关节结核的第二位。因膝关节滑膜丰富，故多发滑膜结核。常见于儿童和青壮年。

起病缓慢，以炎性浸润和渗出为主，膝关节滑膜丰富，故滑膜结核发病率较高。骨型结核多发生于股骨干端和胫骨上端。骨结核的脓液可向关节内穿破，引起全关节结核，后期出现寒性脓肿，破溃后成为窦道，经久不愈，可发生病理性关节脱位。病变静止后可成为纤维性或骨性强直。

【临床表现】

患者一般有结核病史或结核病接触史，少数患者可同时患有其他骨结核或骨外结核病。常为单侧关节发病，双关节或多关节极少见。

1. 症状

通常膝关节结核患者全身症状较轻。若合并有全身其他活动性结核时则症状加重。表现为低热、盗汗、贫血、消瘦、易疲劳、食欲缺乏等。患儿可因夜间突发疼痛而产生夜啼、易哭闹等特有表现。单纯滑膜结核一般疼痛较轻，以隐痛为特点；劳累后加重，休息后缓解。

2. 体征

（1）疼痛

单纯骨结核局部压痛明显。全关节结核可剧烈疼痛，特别是活动时疼痛加重，膝部有广泛压痛。当结核脓肿破溃减压或病变吸收后，疼痛可逐渐减轻甚至消失。

（2）肿胀

单纯滑膜结核可见关节普遍肿胀，关节内渗液多时浮髌试验可为阳性。单纯骨结核的肿胀常常局限在病变的一侧。全关节结核肿胀明显并且广泛，因膝关节功能明显障碍，肌萎缩明显，故呈典型的梭形畸形。

（3）跛行

单纯滑膜结核可有轻度的跛行，膝关节伸直受限。单纯骨结核主要为劳累后酸痛不适，故跛行多不明显。全关节结核患者膝关节功能明显受限，甚至不能行走，常有膝关节病理性半脱位，故治愈后也遗留跛行和畸形。

（4）寒性脓肿和窦道

单纯滑膜结核寒性脓肿多见于腘窝部、膝关节两侧及小腿周围。脓肿破溃后形成窦道长期不愈合，亦可继发混合感染。单纯骨结核形成窦道的病例相对少见。全关节结核在腘窝部和膝关节周围均可触及寒性脓肿，脓肿破溃后形成慢性窦道，长年不愈，经窦道排出米汤样、干酪样物质及死骨，窦道口周围皮肤瘢痕硬化，皮肤色素沉着。

（5）畸形

单纯滑膜结核和单纯骨结核引起的膝关节畸形常不明显，主要是轻度屈曲畸形，膝关节过伸受限。全关节结核患者因关节骨质破坏严重，加之肌肉萎缩、肌肉痉挛及韧带的松弛，可产生膝关节内外翻畸形和半脱位；严重时关节畸形位强直，造成患肢髋关节不能伸直和跟腱挛缩，患肢呈现屈髋屈膝足下垂畸形，只能用足尖着地。

【辅助检查】

（1）影像学检查

单纯滑膜结核 X 线片可表现为髌上囊扩大或滑膜囊增生肥厚，股骨远端及胫骨近端可出现普遍的骨质疏松。膝关节单纯骨结核早期周围软组织层次不清，晚期则主要表现为肿胀。中心型病变可呈磨砂玻璃样改变，可出现大块致密的死骨。边缘型主要表现在骨质边缘区的虫蛀样溶骨破坏，一般无死骨。晚期全关节结核关节间隙狭窄或消失，严重者可有骨性强直、畸形，还可见病理性脱位。

（2）关节镜检查

对膝关节滑膜结核早期诊断具有重要价值，可同时行组织活检及滑膜切除术

【治疗原则】

膝关节结核的治疗主要包括全身治疗和局部治疗。

1. 非手术治疗

（1）支持治疗

增加高蛋白、高维生素饮食，少量多次输新鲜血以纠正贫血，注意休息。

（2）药物治疗

应用抗结核药物。

（3）局部制动

膝关节结核通过牵引或石膏制动可防止畸形，适用于早期单纯滑膜结核和早期骨结核。

（4）关节穿刺

在髌上囊内或外侧，也可在关节间隙处穿刺，抽出结核性渗液，注入无菌生理盐水，反复几次，待抽出的生理盐水清亮后，再注入抗结核药物。

2. 手术治疗

（1）膝关节滑膜次全切除术

适用于单纯滑膜结核患者非手术治疗无效者或晚期滑膜结核滑膜肥厚者。

（2）膝关节结核病灶清除术

适用于病灶接近关节、易侵入关节或有死骨及骨脓肿；对于保守治疗无效的单纯骨结核亦适用。

（3）关节融合术

膝关节结核关节损毁严重并有畸形者，在病灶清除的基础上行膝关节加压融合术。

【护理评估】

（1）健康史

了解患者有无结核病史或接触史，询问结核病的发病时间、治疗情况。了解患者有无其他疾病史及药物过敏史。

（2）身体状况

1）评估患者有无结核病的全身中毒症状。

2）局部症状：观察疼痛的部位、性质及程度，儿童有无夜啼现象；观察有无关节肿胀、畸形、肢体短缩变形；评估患肢关节功能，有无活动受限；观察有无窦道形成。

3）评估 X 线检查结果。

4）观察药物治疗效果及不良反应。

（3）心理-社会状况

评估患者心理状态及对疾病的认知程度。

【护理诊断】

（1）疼痛 与关节结核有关。	**（2）舒适的改变** 与肢体活动受限有关。
（3）营养失调 与机体消耗代谢增加有关。	**（4）体温升高** 与感染有关。
（5）皮肤完整性受损的危险 与肢体固定、局部皮肤长期受压有关。	**（6）潜在并发症** 关节病理性脱位、失用综合征。
（7）知识缺乏 缺乏疾病及康复知识。	

【护理措施】

1. 非手术治疗及术前的护理措施

（1）病情观察 观察患者生命体征及膝部变化，对于发热、关节疼痛肿胀、跛行等患者应严格卧床休息。	**（2）注意无菌操作** 对于病灶关节处抽出脓液并注入抗结核药物者，要严格无菌操作。抽出的脓液、污染敷料和器械均应认真消毒处理，防止交叉感染。
（3）缓解与控制疼痛 1）嘱患者卧床休息，尽量避免膝关节的屈曲活动，用托马斯架行患肢小腿皮牵引，以固定保护患部。 2）在床上安置护架，避免棉被直接压在患处。 3）移动患者时，应抬起患处的上下关节。	**（4）功能锻炼** 指导患者健侧行主动及被动的全关节范围运动，患肢尽早行股四头肌等长收缩练习，每次收缩完全放松后在再做下一次，以手感觉髌骨上下滑动为有效，每天4~6次，每次5~10分钟，以患者不感觉疲劳为宜。

2. 术后护理措施

（1）体位护理

1）管形石膏固定者，患者回病房要平稳搬移至病床上，勿使石膏折断或变形。用手掌托住石膏固定的患肢，忌用手指捏压。术后平卧6小时后可翻身，侧卧时患肢在上侧，避免压迫折断石膏。

2）患肢用枕垫抬高20~30cm，可促进血液循环，减轻局部充血。

（2）病情观察

术后密切观察患者的生命体征，注意伤口及引流的情况，记录引流液的性质、量。24小时引流量大于200ml，应及时通知医生处理。注意患肢有无疼痛，有无皮肤苍白、感觉异常、温度下降及肢体肿胀等情况，防止血液循环障碍。

（3）预防感染

行膝关节加压融合术者，除用关节加压器固定外，还需用长腿石膏托固定。在做好石膏护理的同时，也要保护加压器针眼，用无菌纱布覆盖固定，避免伤及患者及其他人；预防针眼感染，每天75%酒精消毒2次。

（4）功能锻炼

1）术后当天麻醉消失后可开始行健侧肢体及患肢踝关节伸、屈锻炼，以减轻足部水肿。

2）术后第3天开始进行股四头肌等长收缩训练。

3）指导患者正确下床及负重：下床前先练习坐起，开始靠坐，逐渐过渡到扶起、自坐、床边坐，要求达到很平稳地坐在床边，再扶双拐下地。下地时注意保护，防止碰伤及直立性低血压。根据手术的种类，术后3~6个月患肢可逐渐负重，由双拐→单拐→弃拐。

【健康教育】

（1）相关知识宣教

膝关节结核是一种慢性病，病程较长，患者及家属易产生焦虑、急躁的情绪，应向患者及家属介绍疾病的相关知识，帮助其了解病因、病理过程，讲解手术及麻醉方法、术后注意事项，出院后必须配合治疗，促进康复。

（2）指导功能锻炼

膝关节结核的患者由于病程长、患肢活动少，多伴有股四头肌萎缩及不同程度的膝关节畸形、活动受限等，指导患者术前进行功能锻炼，告诉患者及家属锻炼可促进股四头肌肌力，防止膝关节功能的进一步退化，同时也为术后的功能锻炼做好准备。

（3）出院指导

1）多在户外晒太阳。紫外线对细菌生长有抑制作用，并可促进人体维生素 D 的形成，改善钙、磷代谢，对预防骨质疏松和骨结核的恢复大有帮助。在户外活动时最好戴护目眼镜，以免发生强光性眼炎。

2）继续加强功能锻炼，掌握正确的锻炼方法，要避免摔伤。

3）定期回院复诊，X 线片示正常后患肢可逐渐负重行走。

第十一章 骨肿瘤患者的护理

第一节 概　述

骨肿瘤是指发生在骨内或起源于各种骨组织成分的肿瘤，以及由其他脏器恶性肿瘤转移到骨骼的肿瘤。骨肿瘤有原发性骨肿瘤和继发性或转移性骨肿瘤两大类。原发性骨肿瘤是来源于骨骼系统本身的肿瘤，占全身肿瘤的2%，分为良性、恶性和中间性，以良性为多见；继发性骨肿瘤是由身体其他组织和器官的肿瘤转移而来，因此，又称为转移性骨肿瘤，多为恶性。

【外科分期】

骨肿瘤的外科分期方法有多种，目前最常用的为 Enneking 于 1980 年根据骨和软组织间叶性肿瘤生物学行为特点提出的 G-T-M 外科分期系统。这一分期方法反映了肿瘤生物学行为及侵袭程度，有利于判断预后，合理选择手术方案，指导骨肿瘤的治疗。

G（grade）表示病理分级，共分 3 级：G_0 为良性，G_1 为低度恶性，G_2 为高度恶性。

T（tumor）表示肿瘤与解剖学间室的关系，分为：T_0 肿瘤局限于囊内，T_1 肿瘤局限于囊外、间室内，T_2 肿瘤局限于间室外。

M（metastasis）表示远处转移，分为：M_0 无远处转移，M_1 有远处转移。

（1）良性肿瘤分期

用阿拉伯数字 1、2、3 表示。

1（G_0，T_0，M_0）静止性肿瘤，有完整的包囊。

2（G_0，T_1，M_0）生长活跃，仍位于囊内或为自然屏障所阻挡。

3（G_0，T_2，M_0）具有侵袭性。

（2）**恶性肿瘤分期**

用罗马数字Ⅰ、Ⅱ、Ⅲ表示。每期又分为 A（间室内）和 B（间室外）两组。

Ⅰ$_A$（G$_1$，T$_1$，M$_0$）低度恶性，间室内病变。

Ⅰ$_B$（G$_1$，T$_2$，M$_0$）低度恶性，间室外病变。

Ⅱ$_A$（G$_2$，T$_1$，M$_0$）高度恶性，间室内病变。

Ⅱ$_B$（G$_2$，T$_2$，M$_0$）高度恶性，间室外病变。

Ⅲ$_A$（G$_{1\sim2}$，T$_1$，M$_1$）间室内病变，有转移。

Ⅲ$_B$（G$_{1\sim2}$，T$_2$，M$_1$）间室外病变，有转移。

【临床表现】

骨肿瘤主要有以下症状和体征。

（1）**疼痛**

疼痛是恶性肿瘤的重要症状，开始时为轻度、间歇性，后来发展为持续性剧痛，夜间明显，并有局部压痛。良性肿瘤生长缓慢，多无疼痛或仅有轻度疼痛，少数良性肿瘤，如骨样骨瘤可因反应骨的生长而产生剧痛。

（2）**肿块和肿胀**

恶性骨肿瘤局部肿胀和肿块常发展迅速，表面可有皮温增高和浅静脉怒张。良性骨肿瘤生长缓慢，病程较长，通常被偶然发现。

（3）**功能障碍和压迫症状**

位于长骨干骺端的骨肿瘤多邻近关节，由于疼痛、肿胀和畸形，可使关节肿胀和活动受限。肿块巨大时，可压迫周围组织引起相应症状，如位于盆腔的肿瘤可引起机械性梗阻，表现为便秘与排尿困难；脊柱肿瘤可压迫脊髓，出现截瘫。

（4）**病理性骨折**

肿瘤生长可破坏骨质，轻微外力引发病理性骨折常为某些骨肿瘤的首发症状，也是恶性骨肿瘤和骨转移瘤的常见并发症。

（5）**其他**

晚期恶性肿瘤可出现贫血、消瘦、食欲缺乏、体重下降、低热等全身症状。恶性骨肿瘤可经血流和淋巴向远处转移，如肺转移。

【辅助检查】

（1）实验室检查

恶性骨肿瘤患者有广泛溶骨性病变时，可有血钙升高；血清碱性磷酸酶升高有助于骨肉瘤诊断；男性酸性磷酸酶升高对前列腺癌骨转移有意义；血、尿中 Bence-Jones 蛋白阳性提示浆细胞骨髓瘤。

（2）影像学检查

X 线检查对骨肿瘤诊断有重要价值。它能显示骨与软组织的基本病变，判断肿瘤的良、恶性。良性肿瘤呈膨胀性骨病损，密度均匀，边界清楚。恶性肿瘤 X 线征象表现为病灶不规则，密度不均，边界不清。骨质破坏呈虫蚀样或筛孔样。CT、MRI 或核素骨显像检查可辅助诊断。数字减影血管造影可显示肿瘤的血供，并能进行选择性血管栓塞和注入化疗药物。

（3）病理学检查

活检组织的病理学检查是确诊骨肿瘤的唯一可靠检查。活检组织可以通过切开或穿刺针吸获得。

（4）现代生物技术检测

电子显微镜技术和免疫组织化学技术已成为常规病理检查，流式细胞技术用于了解骨肿瘤的分化程度、良恶性、疗效和预后等。细胞遗传学研究揭示了骨肿瘤中有常染色体异常，能协助早期诊断和进行肿瘤分类。

【治疗原则】

骨肿瘤的治疗应以外科分期为指导，选择适当的治疗方案，尽量做到既切除肿瘤，又可保全肢体。

1. 良性肿瘤

以手术切除为主，手术方式有刮除植骨术及外生性骨肿瘤切除术。

（1）刮除植骨术

彻底刮除病灶组织至正常骨质，使用药物或烧灼方法杀灭残存肿瘤细胞。刮除后空腔内置入填充材料。填充材料中以自体骨较好，但来源少、完全愈合较慢、疗程长；也可使用骨水泥等其他生物活性骨修复材料。

（2）外生性骨肿瘤切除术

将肿瘤自基底部正常骨质处切除，如骨软骨瘤切除术，手术的关键是完整切除肿瘤骨质、软骨帽及软骨外膜，否则易复发。

2. 恶性肿瘤

通常采用以手术治疗为主，化学治疗、放射治疗和生物治疗为辅的综合治疗。

（1）手术治疗

1）保肢治疗：20 世纪 80 年代以来，随着联合化疗技术不断成熟，恶性骨肿瘤的保肢治疗得到了迅速发展。保肢治疗与截肢治疗的生存率和复发率基本相同。手术采用合理外科边界完整切除肿瘤，切除范围包括肿瘤实体、包膜、反应区及其周围部分正常组织。

2）截肢术：对于病变广泛和其他辅助治疗无效的晚期高度恶性骨肿瘤，截肢术仍是重要治疗手段。应严格掌握手术适应证，选择安全截肢平面，同时也应考虑术后假肢的制作与安装。

（2）化学治疗

化学药物治疗，特别是新辅助化疗的应用，大大提高了恶性骨肿瘤患者的生存率和保肢率。目前主张术前化学治疗，术后再根据细胞的反应交替应用不同化疗方案。

（3）放射治疗

放疗可抑制和影响恶性骨肿瘤细胞的繁殖能力。部分骨肿瘤术前、术中、术后辅助放疗可控制病变和缓解疼痛，降低局部复发率。

（4）其他治疗

包括血管栓塞治疗、温热-化学疗法、干扰素、白细胞介素-2、淋巴因子活化的杀伤细胞、集落刺激因子和单克隆抗体等的治疗。

第二节　良性骨肿瘤

一、骨软骨瘤

骨软骨瘤是一种比较常见的良性肿瘤，是指骨表现被覆软骨帽的骨性突起物，来源于软骨。好发于长骨的干骺端，当骨骺线闭合后，骨软骨瘤的生长也停止。多见于 10~20 岁青少年，男性多于女性。骨软骨瘤有单发性及多发性两种。以单发性多见，又名外生骨疣，约有 1% 的单发性骨软骨瘤可恶变。多发性较少见，常合并骨骼发育异常，并有遗传性，故又称遗传性多发性骨软骨瘤。多发性骨软骨瘤恶变机会较单发性高。

【临床表现】

骨软骨瘤多见于青少年，无意中发现局部有一肿块，肿块生长缓慢，本身无症状。当肿块压迫周围组织如肌腱、神经、血管等，可影响功能，活动受限，疼痛、局部麻木，活动无力，血运障碍。

【辅助检查】

X线检查表现为干骺端有骨性突起，可单发或多发，基底部可窄小成蒂或宽扁无蒂，其皮质和骨松质与正常骨相连，彼此骨髓腔相通。软骨帽和滑囊一般不显影，或呈不规则钙化影。X线影像一般小于临床所见。

【治疗原则】

无症状者，一般无需治疗，但应密切观察随访。若肿瘤过大、生长较快、出现压迫症状、影响功能或可疑恶变者应手术切除。切除范围从肿瘤基底四周正常骨组织开始，包括纤维膜或滑囊、软骨帽等，以防复发。

【护理评估】

（1）健康史

评估肿块的年龄、时间和部位，肿块的变化情况，是否伴有其他不适，是否有外伤、疼痛和压痛；既往健康状况；家庭其他成员有无类似疾病，多发家族性骨软骨瘤综合征具有遗传史。

（2）身体状况

1）望诊：膝关节上下、肘部和腕部等部位是否有肿块，其肿块所在的骨与关节是否有形状改变。

2）触诊：确定肿块的形状与硬度，是否与骨紧密相连，移动性如何，是否有压痛。

3）量诊：肢体是否因骨弯曲变形而缩短，关节活动范围是否改变。

(3) 心理-社会状况

评估患者及家人对疾病的认识和对康复的期望值，以便针对性地进行疏导。

【护理诊断】

(1) 焦虑/恐惧

与肢体功能障碍及担心疾病预后有关。

(2) 躯体活动障碍

与疼痛及肢体功能受损有关。

(3) 潜在并发症

病理性骨折、恶变。

【护理措施】

1. 非手术治疗及术前护理

(1) 心理护理

针对患者及其家属对肿瘤性质、治疗方案及预后的疑虑，给予解释。对于肿瘤较小，不影响肢体发育和功能，无外周重要血管及周围神经组织压迫症状者，只需观察并定期复查；而对于肿瘤生长较快，并影响肢体功能或压迫重要神经、血管者，行肿瘤切除术，力求彻底，避免复发；只有当肿瘤突然迅速增大，并出现疼痛，疑有恶变可能时，才使用大块切除术。

(2) 饮食护理

宜食用高蛋白、高碳水化合物、丰富维生素类的食物。

(3) 疼痛护理

观察疼痛性质，遵医嘱使用镇痛剂。

2. 术后护理

(1) 心理护理

同"骨软骨瘤的非手术治疗及术前护理——心理护理"内容

(2) 饮食护理

宜食用高蛋白、高碳水化合物、丰富维生素类的食物。

(3) 病情观察

当患者行大块切除术后，应观察伤口渗血情况及肢体末梢血运。

【健康教育】

术后抬高患肢，预防肿胀。观察切口敷料有无渗血，肢体远端有无感觉和运动异常。若发现异常，应立即配合医师处理并采取相应护理措施。骨软骨瘤手术一般对关节功能的影响较小，术后伤口愈合后，即可开始功能锻炼。

二、软骨瘤

软骨瘤是以透明软骨为主要病变的良性肿瘤。多见于手和足的管状骨。

【临床表现】

局部骨质肿大为软骨瘤的主要表现。通常见于青少年，发病过程缓慢，初期通常无明显症状。等到局部逐渐膨胀明显，发生手和足指（趾）畸形及伴有酸胀感，才被发现而就诊，或者出现病理性骨折产生疼痛拍 X 线片才发现。如果肿胀突然生长速度加快，出现疼痛，有可能发生恶变。孤立性软骨瘤恶变率大约为 2%，多发性约为 10%。

【辅助检查】

（1）X 线检查

中心型的溶骨性破坏，骨皮质膨胀变薄，溶骨区内可见斑片状钙化影。边缘型的在皮质骨一侧形成凹陷缺损，也可有钙化影。

（2）CT 检查

用 CT 软组织窗可以判断软骨帽的厚度，软骨帽的 CT 值比其他的骨质明显低，但比周围软组织高，这在诊断恶变时很有价值。

【治疗原则】

由于软骨瘤具有恶变现象，所以已经诊断的手部以及足部软骨瘤，应及时行病灶彻底刮除，50%氯化锌烧灼灭活，并且用自体松质骨碎骨片填充植骨。发生于躯干和四肢长骨者，采用局部整块切除以及植骨术。如果发生症状的恶变，可行节段性切除手段，大块植骨，或者做假体置换。

【护理评估】

（1）健康史

了解发病时间，主要症状，疾病发展过程，治疗情况，有无病理性骨折；既往健康状况。

（2）身体状况

评估病变局部情况：①望诊：手指是否肿大或伴有畸形，或多个手指肿大畸形，手指关节活动是否受限，是否合并生长发育畸形（下肢多为过度生长，上肢多为肘和腕的弓状畸形）。②触诊：肿块的范围、质地，表面是否光滑，是否有压痛。③动诊：肿块处及手指纵向是否有叩击痛。④量诊：肿块的手指周径与对侧比较，是否增粗。

（3）心理-社会状况

评估患者及家属对治疗效果的担心程度，特别是多发性手指有明显畸形者。

【护理诊断】

（1）恐惧、忧虑

与肢体功能丧失或对预后的担心有关。

（2）疼痛

与肿瘤压迫神经、手术创伤有关。

（3）自我形象紊乱

与肿瘤引起肢体畸形有关。

（4）有皮肤完整性受损的危险

与长期卧床有关。

（5）躯体移动障碍

与疼痛或肢体功能受损有关。

（6）知识缺乏

缺乏疾病的诊断、治疗措施、预后及术后患肢功能锻炼知识。

（7）睡眠障碍

与疼痛及焦虑有关。

（8）有受伤的危险

与病理性骨折、脱位有关。

（9）潜在并发症

病理性骨折、血容量不足、肢体失用综合征、压疮、坠积性肺炎、泌尿系感染或结石、便秘等。

【护理措施】

1. 非手术治疗及术前护理

（1）心理护理

针对患者及其家属对肿瘤性质、治疗方案及疾病预后的疑虑，给予解释。当肿瘤范围小，诊断明确，无症状者予以观察，定期复查；当病变范围较大，继续发展可能导致病理性骨折时，采用刮除植骨术，预后良好；成人病变静止，术后复发率极低。

（2）饮食护理

宜食用高蛋白、高碳水化合物、丰富维生素类的食物。

（3）疼痛护理

观察疼痛性质，遵医嘱使用镇痛剂。

2. 术后护理

（1）体位护理

行骨肿瘤切除术后，患肢置于合适的位置。对骨缺损大者应避免过早负重，以防发生病理性骨折。

（2）伤口护理

观察伤口有无渗血，包扎有无过紧、松散和污染等，记录引流液的量和性状。

（3）用药护理

对局部广泛切除、异体骨移植者给予抗凝药物，注意观察用药后有无出血倾向。

（4）病情观察

观察患肢的血液循环情况，有无肿胀、动脉搏动，皮肤色泽与温度是否改变。

（5）功能锻炼

根据病变部位及手术方式进行功能锻炼。

【健康教育】

（1）加强营养，促进植骨成活。

（2）继续进行功能锻炼，以防止关节僵直、肌肉失用性萎缩。

（3）避免剧烈运动，防止病理性骨折。

（4）定时复查，若有不适及时就诊。

三、骨样骨瘤

骨样骨瘤是一个孤立性、小圆形的痛性病变，临床上较少见。好发于 15～25 岁青年，部位以下肢长骨多见。

【临床表现】

患者多为青少年和成年人。肿瘤发展极慢，为单发性，多见于四肢长骨的松质或皮质骨内。胫骨和股骨干为其最好发部位。症状不显，以局部隐痛为主。肿瘤在 X 线片上成一圆形透明缺损，缺损周围常有骨质致密反映。如果肿瘤发生于皮质骨中，可引起局限性骨膜新骨增生，需与局限性硬化性骨髓炎或骨膜下血肿骨化鉴别。当肿瘤出现于干骺端或骨骺的松质骨中时，其直径可达 4～5cm，其溶骨变化与骨巨细胞瘤或成软骨细胞瘤颇相似，但其扩张倾向则不很显著。

【辅助检查】

（1）X 线片检查

位于皮质骨内的圆形或卵圆形小的低密度透亮区，即为瘤巢。一般不超过 1cm，外围为致密的反应骨而使皮质增厚，距瘤巢达数厘米。

（2）放射性核素扫描

在活跃期显示为广泛的放射性核素浓集，范围大大超过 X 线片上所示的瘤巢范围。

（3）CT 检查

能精确显示骨样骨瘤瘤巢的大小，表现为 3～5mm 的低密度阴影，周围有大量的高密度皮质骨包绕。

【护理评估】

（1）健康史

在股骨小粗隆或肱骨近端或胫骨 1/3 处是否有局限性疼痛，是否于夜间加剧并影响睡眠，饮酒是否使疼痛加重，应用水杨酸制剂是否能减轻疼痛；既往健康状况；家族史。

（2）身体状况

评估局部情况：①望诊：局部有无肿大，有无皮肤颜色和温度改变；是否有疼痛性脊柱侧弯，以判断是否有脊椎附件的骨样骨瘤。②触诊：在长骨骨干处是否可触及质硬的梭形包块，局部是否有压痛。③动诊：在骨干纵轴方向是否有叩击痛。

（3）心理−社会状况

患者及家属对治疗的期望值如何。

【护理诊断】

（1）恐惧、忧虑

与肢体功能丧失或对预后的担心有关。

（2）疼痛

与肿瘤压迫神经、手术创伤有关。

（3）自我形象紊乱

与肿瘤引起肢体畸形有关。

（4）有皮肤完整性受损的危险

与长期卧床有关。

（5）躯体移动障碍

与疼痛或肢体功能受损有关。

（6）知识缺乏

缺乏疾病的诊断、治疗措施、预后及术后患肢功能锻炼知识。

（7）睡眠障碍

与疼痛及焦虑有关。

（8）有受伤的危险

与病理性骨折、脱位有关。

（9）潜在并发症

病理性骨折、血容量不足、肢体失用综合征、压疮、坠积性肺炎、泌尿系感染或结石、便秘等。

【护理措施】

1. 非手术治疗及术前护理

（1）心理护理

针对患者及其家属对肿块性质、治疗方案及疾病预后的疑虑，给予解释，以便心中有数，配合治疗与观察。对症状较轻者，尤其是手术困难或术后可能发生严重并发症者，可口服水杨酸制剂治疗。一般症状持续时间为 3 年，病灶逐渐变为静止，随着瘤巢的骨化，瘤巢与反应骨之间的透亮带逐渐消失，但其高密度阴影将持续多年；当瘤巢位置明确时行病灶刮除术，复发率小于 5%；当瘤巢不明确时行刮除术复发率可高达 30%，则应行边缘大块骨切除、瘤巢切除和反应骨切除术。

(2) 饮食护理

宜食用高蛋白、高碳水化合物、丰富维生素之类的食物。

(3) 疼痛护理

遵医嘱使用阿司匹林等水杨酸制剂治疗，以解除疼痛，改善睡眠；观察有无不良反应：如出血倾向、胃肠道不适等。

2. 术后护理

(1) 心理护理

针对患者及其家属对肿瘤性质、治疗方案及预后的疑虑，给予解释。对于肿瘤较小，不影响肢体发育和功能，无周围重要血管、神经组织压迫症状者，只需观察并定期复查；而对于肿瘤生长较快，并影响肢体功能或压迫重要神经、血管者，行肿瘤切除术，力求彻底，避免复发；只有当肿瘤突然迅速增大，并出现疼痛，疑有恶变可能时，才使用大块切除术。

(2) 饮食护理

宜食用高蛋白、高碳水化合物、丰富维生素类的食物。

(3) 病情观察

当患者行大块切除术后，应观察伤口渗血情况及肢体末梢血运。

【健康教育】

（1）非手术治疗患者要坚持服药，出现不良反应时及时就诊，并定期复查。

（2）行大块骨切除术后，避免剧烈运动，防止病理性骨折。

第三节 恶性骨肿瘤

一、骨肉瘤

骨肉瘤是一种最常见的恶性骨肿瘤。多见于 10~20 岁青少年，40 岁以上发病多为继发性。男性发病率高于女性。好发于四肢长管状骨骺端，如股骨远端、胫骨近端和肱骨近端的干骺端。瘤体一般呈梭形，恶性程度高，预后差。

【临床表现】

(1) 疼痛

疼痛是骨肉瘤最早、最主要的症状，可以发生在肿块出现以前，早期为轻度疼痛或间断性疼痛，随着病情发展渐转为持续性剧烈疼痛，尤以夜间为甚。

(2) 肿块

患部出现肿块，生长迅速，质中或坚硬，溶骨性的较软，压痛阳性，移动度差，基底部与骨质紧密相连，局部温度较高，静脉怒张，有时可触及动脉搏动，听诊可闻及血管杂音。

(3) 功能障碍

骨肉瘤多发于干骺端，近邻关节，容易产生邻近关节积液，出现关节疼痛，影响关节功能，严重时关节畸形。当局部损伤时，容易发生病理性骨折，也影响肢体功能。

(4) 肿瘤中毒症状

消瘦、低热、贫血、恶病质、白细胞增多。

(5) 转移症状

有肺部转移时，咳嗽、胸痛、咯血、呼吸困难等。

【辅助检查】

(1) X 线片检查

位于皮质骨内的圆形或卵圆形小的低密度透亮区，即为瘤巢。一般不超过 1cm，外围为致密的反应骨而使皮质增厚，距瘤巢达数厘米。

（2）放射性核素扫描

在活跃期显示为广泛的放射性核素浓集，范围大大超过 X 线片上所示的瘤巢范围。

（3）CT 检查

能精确显示骨样骨瘤瘤巢的大小，表现为 3～5mm 的低密度阴影，周围有大量的高密度皮质骨包绕。

【治疗原则】

骨肉瘤采用以手术为主的综合治疗。明确诊断后，及时进行新辅助化疗，目的是消灭微小转移灶，然后做根治性瘤段切除、灭活再植或置入假体的保肢手术。无保肢条件者行截肢术，截肢平面应超过患骨的近侧关节。术后继续大剂量化疗。

【护理评估】

1. 术前评估

（1）健康史

了解患者的年龄、性别、职业、生活环境和习惯，特别注意有无发生肿瘤的相关因素，如长期接触化学致癌物质、放射线等。有无外伤和骨折史。评估患者是否有食欲缺乏、低热和肢体疼痛、肿胀等病史，肢体疼痛的性质、程度，加重或缓解的相关因素。既往有无其他部位肿瘤史，家族中有无类似病史者。

（2）身体状况

1）局部：评估疼痛的部位、性质、加重或缓解的因素；肢体有无肿胀、肿块和表面静脉怒张，局部有无压痛和皮温升高，肢体有无畸形，关节活动是否受限。有无因肿块压迫和转移引起的局部体征，有无病理性骨折发生。

2）全身：患者有无消瘦、体重下降、营养不良和贫血等晚期恶性肿瘤的恶病质表现。重要脏器，如心、肺、肝、肾功能是否正常，有无肺转移。能否耐受手术治疗和化疗。

（3）心理-社会状况

骨肉瘤恶性程度较高、转移早，预后差，病死率高，一旦确诊，患者和家属往往难以接受。此外，由于患者多为青少年，对保肢手术寄予过多的希望，对截肢术后肢体的外观改变和遗留残疾缺乏承受能力，往往拒绝治疗。由于治疗时间持续较长，患者和家属对手术前后化疗的认识和准备不足，不能坚持完成手术前后的化疗。因此，需对上述问题进行全面评估，以判断患者和家属的承受程度和所需护理。

2. 术后评估

（1）身体状况

评估患者的体温、脉搏、呼吸和血压；切口有无渗血、渗液。肢体远端血运是否正常，有无感觉和运动异常。各种引流是否有效，引流液是否正常。外固定位置是否正确，关节功能是否恢复。全身营养状况有无改善。辅助检查结果是否正常。

（2）心理-社会状况

评估患者对术后康复的认识，对术后肢体外观改变和缺失是否能承受，对术后化疗及功能锻炼是否有充分的心理准备。家庭成员是否能为患者提供术后长期照护，是否有足够的经济能力满足患者的治疗和康复。

【护理诊断】

（1）恐惧

与担心肢体功能丧失和预后不良有关。

（2）疼痛

与肿瘤浸润压迫周围组织、病理性骨折、手术创伤、术后幻肢痛有关。

（3）躯体活动障碍

与疼痛、关节功能受限及制动有关。

（4）自我形象紊乱

与手术和化疗引起的副作用有关。

（5）潜在并发症

病理性骨折。

【护理措施】

1. 非手术治疗及术前护理

（1）心理措施

当患者得知患上恶性肿瘤时，就背上了不治之症的思想包袱。护士应为患者创造整洁舒适的环境，提供一切便利条件，满足患者基本需求；要耐心、细致地做好解释工作，消除患者的焦虑、恐惧、悲观、绝望等负性情绪，增强自信心；需要截肢的患者应向患者及家属说明截肢治疗的必要性，假肢的安装与功能重建，使患者克服预感性悲哀心理，配合治疗。

（2）饮食护理

由于手术、化疗都需要足够的营养支持，因此，保证充足的营养供给尤为重要。鼓励患者定时进餐，多食高蛋白、高热量、高维生素、易消化的食物，增加纤维素的摄入，多饮水，预防便秘。

（3）体位护理

由于肿瘤对骨质破坏大，易发生病理性骨折，故应卧硬板床，避免下地负重；脊柱肿瘤患者翻身时，应保持头、肩、腰、臀在一直线上，防止脊柱扭曲和屈曲造成或加重截瘫。

（4）症状护理

1）疼痛护理：患者常伴有疼痛，尤以夜间为甚。为了减轻疼痛，应保持病房安静，护理操作时动作要轻；制定适宜镇痛计划；按医嘱给予镇痛药。

2）肿瘤局部护理：肿瘤局部不能用力按摩挤压，不能热敷和理疗，不能涂药油和刺激性药膏，不能随便使用中药外敷，以免刺激肿瘤过度生长或导致破溃。

（5）化疗前的准备工作

①向患者解释化疗的目的、化疗时和化疗后可能出现的反应及预防措施，取得患者配合。②测量体重：由于化疗药物大多是按体重计算的，应严格准确地测量体重。患者必须在清晨、空腹、排空大小便后，只穿贴身衣裤，不穿鞋称量。③准备化疗药物要做到3个严格：严格执行三查七对，严格按医嘱剂量给药，严格执行无菌技术操作。

（6）化疗并发症的观察与护理

1）胃肠道反应：剧烈呕吐是化疗中最常见和难以忍受的并发症，可遵医嘱采取预防性用药。化疗药前30分钟常规给予止吐药物，如昂丹司琼（枢复宁）8mg缓慢静脉注射，在化疗药注射后4小时、8小时各给药1次，即化疗当日给药3次。化疗结束后改为8mg口服，每日2次，共5日。告诫患者应注意饮食的调节：根据口味给予清淡、易消化的食物，少食多餐，多饮清水，多吃薄荷类食物及冷食，进食面包、脆饼干、啤酒、新鲜水果或烤、蒸土豆等；忌食加有香料、肉汁或油腻的食物。

2）心脏毒性：阿霉素对心脏的毒性较大，遵医嘱限制阿霉素总量在 $550mg/m^2$ 以下，同时使用辅酶A、三磷酸腺苷和维生素E。用药前常规进行心电图检查，有条件者可行心电监护，观察心率、脉搏、血压变化。用药过程中多巡视，同时备足抢救药品，如毛花苷C等。

3）肾脏毒性：化疗药物，尤其是顺铂和甲氨蝶呤对肾脏的毒性更大，可引起出血性膀胱炎。因此，在化疗前和化疗过程中应进行水化和必要的碱化：嘱患者多饮水，每日输液量3000ml，使尿量维持在每日2000~3000ml，即尿量维持在100ml/h以上；适当补充钾盐，应用碳酸氢钠碱化尿液，保持pH>8；另外采用生理盐水稀释药液可抑制顺铂在肾小管水解，使肾脏得到保护。

4）骨髓抑制：骨髓抑制是化疗的另一严重的并发症，大多数患者在使用化疗药物后出现发热、泌尿道感染、皮肤黏膜感染、腹泻、贫血、全身多处的出血倾向，2周左右出现白细胞降低，特别是粒细胞减少最为严重。化疗前检查血常规，化疗期间每隔1日查血常规。如白细胞<$4×10^9$/L，血小板<$80×10^9$/L时暂停化疗，并给予升高白细胞药或适当减小化疗药剂量；血小板<$15×10^9$/L时，需输血小板；血红蛋白<80g/L需输血。患者需住隔离病房，加强消毒，减少探视，严密监测体温，必要时预防性给予抗生素，并做血培养。接受大剂量强化化疗者，应尽量置于洁净室；当白细胞<$1×10^9$/L时，应置于空气层流室，采取严密的保护性隔离措施。

5）皮肤毒性作用：化疗药物有强烈的局部刺激性，一旦外渗可引起周围组织的损伤，出现水肿、疼痛，甚至局部坏死和溃疡。预防：根据化疗药物对机体的刺激程度采用不同的静脉给药方法，一般刺激性药物采用静脉注射法（静推）；强刺激性药物采用静脉冲入法（静冲），方法是：首先选择弹性好、较粗大的静脉建立输液通道，待静脉滴注通畅后将稀释好的化疗药液，由莫菲滴管侧孔冲入，随即冲入葡萄糖注射液2~3分钟，待药冲入体内后，再恢复至原滴速；还有相当一部分药物采用静脉滴注法。静脉化疗药物使用过程中，若发生药物渗漏或局部有烧灼感时，应立即停止给药，在无菌操作下用原针头接注射器进行多方向穿刺、抽吸，尽可能将渗出液吸净，然后局部封闭，冰敷24小时，使局部血管收缩，减缓药物的扩散。

6）脱发：化疗后的脱发带给患者，尤其是女性患者很大的心理负担，它使患者始终感到肿瘤存在，脱发导致外貌有明显变化，患者自我形象紊乱，应做好心理安慰。告诉患者停止化疗后头发可再生，建议暂时佩戴假发，使用睡帽以免头发掉在床上加重心理不适。预防：可在头部扎止血带。扎止血带在前额打结，于双颞动脉处的带下垫一块厚10cm

的纱布垫加压，止血带的松紧度以颞动脉远端搏动消失为准。静脉注射药物时，扎带在注药 30 分钟后解开；静脉滴注<2 小时者，滴完后即去带；静脉滴注>2 小时者，每 1 小时放松止血带 1～2 分钟，同时减慢输液速度。还可采用海绵冷敷枕持续头枕部冷敷。化疗前将冻结的海绵冷敷枕置于患者头枕部（内垫治疗巾）5～10 分钟，使枕后皮温降为 21～27℃再化疗；治疗结束后继续冷敷 15～30 分钟。这两种方法均可降低头部器官对化疗药的敏感度，减少对药物的吸收和降低组织细胞代谢，减少脱发。

（7）放疗前的准备工作

①向患者及家属介绍有关放疗的目的、治疗中可能出现的不良反应及需要配合的事项。尽管骨肉瘤对放疗不敏感，但在某些情况下，放疗可以用来扩大不充分的外科边界，对骨肉瘤的肺转移可发挥一定的作用。②对有切口的患者，必须待其愈合后方可进行放疗；若全身或局部有感染时，也需控制感染后再行放疗。

（8）放疗并发症的观察与护理

1）皮肤反应：以放射性皮炎为特征。应穿全棉柔软内衣，保持照射部位的清洁，局部可用温水和柔软毛巾轻轻擦拭；避免冷热刺激如热敷、冰敷等；禁用肥皂擦洗或热水浸浴；禁用碘酊、乙醇等刺激性消毒剂；禁止剃毛发，防止损伤皮肤造成感染；禁止在照射区皮肤注射。

2）骨髓抑制：以白细胞及血小板减少为常见。应每周进行白细胞及血小板计数检查 1～2 次，如白细胞<$4×10^9$/L，血小板<$10×10^9$/L，应暂停放疗，并服用维生素 B_4、利血生、沙肝醇、肌苷、维生素 E 等药物以升高白细胞；并采取保护性隔离，反复输血增强抵抗力，应用抗生素预防感染。

3）口腔黏膜反应：表现为充血、水肿、唾液分泌减少、疼痛、吞咽困难。在进食前可用 2%利多卡因喷雾或含漱镇痛；还可含服维生素 B_{12}漱口液（用针剂 0.5mg/支的维生素 B_{12} 10 支加生理盐水 10ml 配制而成）。

4）营养相对不足：由于放疗在杀伤肿瘤细胞同时，对正常组织也有不同程度的损害。加强营养对促进组织的修复，提高治疗效果，减轻不良反应有重要作用。在放疗间歇期间，给予浓缩优质蛋白质和其他必需的营养素，如牛奶中加鲜橘汁，以迅速补足患者的营养消耗；放疗期间多饮水，维持尿量在 3000ml/d 以上，使毒素迅速排出体外，减轻全身放疗反应。

2. 术后护理

（1）病情观察

由于骨肉瘤手术创面大，尤其是骶骨切除术、半骨盆切除术、髋关节离断术等，易致切口处出血，有可能发生低血容量性休克。术后应观察血压、脉搏、呼吸、尿量每小时1次，及时补充血容量，预防和控制休克。

（2）伤口护理

观察伤口引流液的量、性状以及伤口敷料渗血情况。骶骨肿瘤切除术后的患者，俯卧、侧卧交替，避免压迫伤口；禁食3日，留置导尿管7日，以避免大小便污染伤口。

（3）截肢护理

幻觉痛是指截肢患者在术后相当一段时间内对已经切除部分的肢体存在着一种虚幻的疼痛感觉，其特点多为持续性疼痛，且以夜间为甚，但少有剧烈疼痛。可采取心理诱导和心理治疗，一方面在生活上给予帮助和照顾，通过交往、暗示、说服、诱导等方法，使患者学会放松转移自己的注意力，消除不良心理因素；另一方面，可轻轻叩击神经残端，配合理疗，如热敷、离子导入；早期装配义肢，一般1~3个月穿正规义肢后，幻觉痛可逐渐消失。防止患者形成对药物的依赖性，幻觉痛多不主张用镇痛药物，对顽固性幻觉痛除心理治疗外，可行普鲁卡因局部封闭、交感神经阻滞或切除术。

（4）瘤段骨灭活再植术后护理

1）抬高患肢，促进静脉回流，减轻肿胀。

2）保持负压引流的通畅，每3~4小时抽吸1次。应避免负压过大，使管腔粘连而不利于引流。观察引流液的颜色、量，并准确记录。

3）石膏固定后，密切观察患肢末端血运、感觉及运动情况。术后6~8周摄X线片，无异常者可拆除石膏，活动关节及下床活动，但要避免过早负重；拆除石膏后用弹力绷带包扎植骨固定部位，防止肢体发生水肿，待功能适应后逐渐去除弹力绷带。

【健康教育】

（1）饮食

保证足够的营养，并多饮水。

（2）活动

指导患者制定活动计划，逐步达到生活自理，提高生活质量。

（3）特殊治疗

对需要继续放疗的患者，不要轻易中止疗程。

（4）复诊

了解肿瘤切除部位骨修复情况，严防过早负重导致病理性骨折。

二、软骨肉瘤

软骨肉瘤是发生于软骨细胞的恶性骨肉瘤，由肿瘤性软骨细胞及软骨基质组成。软骨肉瘤是颇为常见的恶性骨肿瘤，其发病率仅次于骨肉瘤，其发病年龄多在中年以后，多见于40~70岁，根据发病部位不同，可分为中央型及周围型两种。中央型从骨髓腔发生，肿瘤为骨皮质所包绕或穿破骨皮质，多见于长管状骨，特别是股骨和胫骨；周围型从骨肿瘤表层出发，向周围软组织及骨皮质侵犯，多见于骨盆、肩胛骨及肋骨等。少数软骨肉瘤来自软骨瘤和骨软骨瘤之恶变。

【临床表现】

局部疼痛及肿块往往是软骨肉瘤的主要症状。近关节的肿瘤常影响关节活动。盆骨的巨大软骨肉瘤可压迫邻近器官，引起相应症状。软骨肉瘤的分化程度对临床经过有一定影响，分化较好的软骨肉瘤往往生长较慢，预后较好。软骨肉瘤一般比骨肉瘤生长慢，转移也较晚。血液转移可至肺、肝、肾及脑等处，淋巴结转移极罕见。软骨肉瘤术后常易复发，多次复发常使恶性程度增加。

【辅助检查】

X线片显示：溶骨性破坏，原发性中心性软骨肉瘤可见髓腔扩大，骨皮质破坏，骨膜反应及新骨形成，出现Codman三角，边缘呈穿透样，内骨膜呈"扇贝征"；干骺端的肿瘤破坏松质骨而呈现低密度的阴影，病灶内有散在的钙化斑点或絮状斑片。

【治疗原则】

软骨肉瘤应及早手术切除，一般采用大块根治性切除再行大块骨移植或假体植入等保肢手术。如果就诊较晚或复发者，行截肢或关节离断术。

【护理评估】

（1）健康史

评估患处活动，是否有邻近组织受压而出现的症状和不适，有无外伤史；既往健康状况；家族史。

（2）身体状况

评估病变局部：①望诊：长骨骨端是否有肿块及其范围；②触诊：肿块的大小、硬度、与周围组织的关系，是否有压痛；③量诊：肢体肿胀的程度，肿瘤邻近关节的活动度。

（3）心理-社会状况

支持患者及家属对疾病的认识及其对治疗的态度。

【护理诊断】

（1）焦虑、恐惧

与肢体功能丧失或对预后的担心有关。

（2）疼痛

与肿瘤压迫或浸润神经、手术创伤、截肢后的患肢痛有关。

（3）躯体移动障碍

与疼痛或肢体功能受损有关。

（4）营养不良

与恶病质、食欲缺乏有关。

（5）有皮肤受损的危险

与患者长期卧床、放疗反应及化疗药物外渗有关。

（6）有口腔黏膜改变

与化疗药物及抗生素的应用有关。

（7）自我形象紊乱

与肿瘤引起的肢体畸形、手术截肢及化疗药物的不良反应有关。

（8）知识缺乏

肿瘤局部护理知识缺乏。

（9）睡眠障碍

与疼痛及焦虑有关。

（10）潜在并发症

病理性骨折、血容量不足、肢体的失用综合征、自杀倾向、压疮、肺炎、泌尿系感染、便秘等。

【护理措施】

参见骨肉瘤的护理措施。

三、尤文肉瘤

尤文肉瘤起源于骨髓的间充质细胞的恶性骨肿瘤。在原始恶性骨肿瘤中居第6位，其恶性度高，发展快，病程短，早期即可广泛转移，预后不良。

尤文肉瘤是少见的恶性骨肿瘤，占恶性骨肿瘤的7%，好发于10~25岁青少年，发生于5岁以下及30岁以上者均少见，男女之比为（2.0~2.5）：1，肿瘤恶性度高、发展迅速、预后极差。全身骨骼的任何部位均可发病，但以四肢长骨干为好发部位，其次为干骺端。多见于股骨、腓骨、胫骨、髂骨和肩胛骨。

尤文肉瘤分为3种类型：①溶骨型，以骨质破坏为主，可有少量骨膜新生骨或小针状骨形成；②硬化型，瘤区内骨增生硬化，骨皮质外出现大量的针状与骨膜新生骨，骨质破坏不易观察，或仅有少量骨质破坏可见；③混合型，骨质破坏与骨膜增生基本等量混合表现。

【临床表现】

主要临床症状是：局部疼痛和肿块，肿块具有显著的压痛，伴有皮温升高、皮肤发红，可伴有全身症状如厌食、发热、寒战、白细胞升高及血沉增快等现象，早期即可发生转移，影响全身骨骼及内脏，而淋巴结却很少累及。

【辅助检查】

（1）X线检查

病变较广泛，甚至波及全骨干。患骨表现为不规则的骨质疏松，并有斑点状溶骨型骨质破坏，有如虫蛀样。骨皮质破坏后，可出现软组织肿块阴影。发生于长管状骨的尤文肉瘤，有时出现葱皮样骨膜反应。

（2）病理检查

大体见灰白色鱼肉样组织。镜下见小圆细胞密集成堆，核大深染呈圆形或椭圆形，胞质少，胞膜不清，细胞排列成圈，如菊花，但无蕊，故称"假菊花团"。细胞堆之间有纤维间隙。组织化学检查以显示丰富糖原为特征。

（3）实验室检查

贫血征、血沉加快，白细胞升高及核左移。

【治疗原则】

尤因肉瘤对放疗比较敏感，但是预后差。目前治疗仍以手术为主，辅助放疗和化疗。手术前后化疗和放疗，可以提高手术疗效，手术以截肢为主。

【护理评估】

（1）健康史

评估肿块出现的时间以及增大的速度，是否伴有局部红、肿、热、痛，是否有全身发热，身体一般情况是否迅速恶化，是否有外伤史及其他部位化脓性感染史。了解患者既往健康史，是否有恶性肿瘤家族史。

（2）身体状况

评估病变局部情况：①望诊：局部是否有肿块，皮肤颜色有无改变；②触诊：肿块的范围、大小，是否有明显压痛，局部皮肤温度是否升高；③量诊：肿胀的程度，邻近关节的活动度。

（3）心理-社会状况

评估患者及家属对疾病的认识及其对治疗的态度。

【护理诊断】

（1）焦虑、恐惧

与肢体功能丧失或对预后的担心有关。

（2）疼痛

与肿瘤压迫或浸润神经、手术创伤、截肢后的患肢痛有关。

（3）躯体移动障碍

与疼痛或肢体功能受损有关。

（4）营养不良

与恶病质、食欲缺乏有关。

（5）有皮肤受损的危险

与患者长期卧床、放疗反应及化疗药物外渗有关。

（6）有口腔黏膜改变

与化疗药物及抗生素的应用有关。

（7）自我形象紊乱

与肿瘤引起的肢体畸形、手术截肢及化疗药物的不良反应有关。

（8）知识缺乏

肿瘤局部护理知识缺乏。

（9）睡眠障碍

与疼痛及焦虑有关。

（10）潜在并发症

病理性骨折、血容量不足、肢体的失用综合征、自杀倾向、压疮、肺炎、泌尿系感染、便秘等。

【护理措施】

参见骨肉瘤的护理措施。

第四节　骨巨细胞瘤

骨巨细胞瘤为常见肿瘤，好发于股骨下端、胫骨上端、桡骨下端。肿瘤为偏心性逐步发展至整个骨端。属于潜在恶性或低度恶性肿瘤。发病年龄多在 20~40 岁，女性多于男性。

【临床表现】

骨巨细胞瘤患部常感酸痛或钝痛，偶尔有剧痛或者夜间痛，肿胀多为骨质膨胀扩张的结果，触之有乒乓球样感觉。如果穿破骨进入软组织，则产生明显的软组织肿块，多局限于骨端一侧。所在关节活动多不受限制，压痛及皮温增高普遍存在，并有表浅静脉充盈，脊椎部位病变可有脊髓或者神经根受压症状。晚期常合并病理性骨折，如果初始即为恶性，则疼痛剧烈，并伴有贫血和营养不良等全身症状。

【辅助检查】

（1）X线检查

长骨骨骺处偏心性溶骨性破坏，骨皮质膨胀变薄，界限较清晰，周围无骨膜反应。病变常累及邻近干骺端，有时甚至侵犯到关节。溶骨性破坏可呈"肥皂泡"样改变。合并病理性骨折者可见骨折影像。

（2）血管造影

可显示肿瘤血管丰富，并有动静脉瘘形成。

【治疗原则】

（1）刮除植骨术

适用于破坏尚有局限的Ⅰ级肿瘤。

（2）节段截除术

适用于Ⅰ、Ⅱ级肿瘤范围较大或刮除后复发者，截除的骨缺损可行植骨或者人工关节替代。

（3）截肢或关节离断术

适用于Ⅲ级骨巨细胞瘤或者有明显恶变者或者已经广泛侵入软组织者。

（4）放疗

本病对放疗有中度敏感性，多应用于术前辅助治疗或手术困难部位。

（5）化疗

用多柔比星骨水泥缓释体替代一般的植骨。

【护理评估】

（1）健康史

1）一般资料：患者姓名、性别、年龄、民族、文化程度、工作性质等。

2）既往史：有无肿瘤病史或手术治疗史；有无其他系统疾病及治疗史。若有，应记录具体的确诊时间。

3）家族史：家族中有无类似的肿瘤患者。

（2）身体状况

1）全身状况：全身营养状况、重要脏器功能状态、心理状况、估计可能采取的手术方式及患者对手术治疗的耐受力。

2）局部状况：包括肢体的颜色、温度、肿胀、疼痛以及有无压迫、转移症状。局部活动是否因疼痛受限或完全不能活动。缓解疼痛的措施用过哪些及是否有效。

（3）心理-社会状况

1）患者的认知程度：患者对疾病的现状、预后、拟采取的手术、化疗方案以及术后康复知识的了解和掌握程度。

2）患者的心理承受程度：患者对手术及手术可能导致的各种并发症、自我形象紊乱、失去工作、失去在社会及家庭中的地位、生理功能改变的恐惧、焦虑程度和心理承受能力。

3）亲属的心理状态：亲属对本病及其各种治疗方法、预后的认知程度及其心理承受能力。

4）经济状况：患者是属于医保还是完全自费，家庭的经济状况，患者家庭对手术、化疗和放疗的经济承受能力。

【护理诊断】

（1）焦虑、恐惧	（2）疼痛
与肢体功能丧失或对预后的担心有关。	与肿瘤压迫周围组织有关。
（3）躯体移动障碍	（4）潜在并发症
与疼痛及肢体功能受损有关。	病理性骨折。

【护理措施】

1. 术前护理

（1）减轻焦虑与恐惧

骨巨细胞瘤为潜在恶性肿瘤，患者担心手术和预后。与患者沟通，了解患者的问题所在，有针对性地予以指导，保持患者情绪稳定，能接受并配合治疗。

（2）疼痛的观察和护理

手术、固定不满意、创口感染、组织受压缺血均会引起疼痛，可针对引起疼痛的不同原因对症处理。同时要保持周围环境的安静、整洁、安全，减少环境不良因素对患者的刺激。对疼痛严重而诊断已明确者，可应用芬太尼、哌替啶等镇痛药物；疼痛轻者可采用分散疗法、冷敷、按摩等；在进行护理操作时动作要轻柔、准确，如需移动患者，应先告知患者配合方法及注意事项，在移动过程中，护士要对损伤部位重点托扶保护，缓慢调整至舒适体位。

（3）预防病理性骨折

对骨破坏严重者，应用小夹板或石膏托固定患肢；对股骨近端骨质破坏严重者，除固定外，还应同时牵引，以免关节畸形。对卧床患者，变动体位时，动作要轻。一旦发生骨折，应按骨折患者进行护理。

2. 术后护理

（1）体位护理

根据手术性质、部位决定术后体位。人工髋关节置换术后应保持患肢外展中立位，膝关节置换术后保持膝关节屈曲10°，两侧可放置砂袋以保持中立位。

（2）病情观察

注意观察伤口有无出血、水肿，局部皮肤温度和肢体末梢血运有无异常。抬高患肢，保持引流管通畅，记录引流液颜色、性质和引流量。

（3）心理护理

向患者解释放疗的必要性，放疗中和放疗后可能出现的反应。

（4）功能锻炼

鼓励患者进行功能锻炼，预防肌萎缩和关节僵硬。术后病情平稳即可开始患肢肌肉的等长收缩和足趾、踝关节的跖屈活动，术后1~2周逐渐进行关节活动。髋关节置换者练习外展、股四头肌的等长收缩，膝关节置换者锻炼膝屈、直腿抬高运动。术后2周练习扶拐下地，站立负重。患者锻炼时应在旁守护，防止跌伤。

（5）放疗并发症的预防和护理

1）放射性皮炎：放疗期间，注意保护照射部位皮肤，避免物理、化学因素的刺激，防止日光直接照射。若皮肤破溃，应使用无刺激性药物治疗直至愈合。

2）骨髓抑制：放疗患者常有白细胞和血小板减少，应每周检查白细胞和血小板。注意预防感染，给予保护性隔离，必要时遵医嘱输血或血制品增强抵抗力。若白细胞过低，应暂停放疗。

【健康教育】

（1）骨巨细胞瘤属于潜在恶性肿瘤，患者心理压力大，加上髋、膝人工关节置换，异体骨关节移植都是较大的手术，对患者精神刺激也很大。护士要多与患者沟通，及时给予安慰和鼓励，注意保持患者情绪稳定，接受并积极配合手术治疗。

（2）指导患者做手术后的适应性训练，如床上大小便练习、床上翻身练习、深呼吸有效咳嗽练习，防止术后并发症。补充高蛋白、高维生素、高钙食物，促进骨和伤口的愈合。

（3）如有石膏固定，告诉患者观察患肢末梢血运的方法及石膏是否松动，边缘有无卡压，以保持石膏固定的有效性。如发现石膏松动，应及时更换。

（4）养成定时排便的习惯。告诉患者即使无便意，也应定时按摩腹部，有意识地练习排便动作，促进排便习惯的养成。多食水果、蔬菜，多饮水及粗纤维食物，保持大便通畅。

（5）告诉患者各阶段功能锻炼的方法，特别强调髋关节置换术后不要盘腿、不坐低凳、不蹲便坑、不下蹲，避免髋关节过度内收、屈曲和外旋引起脱位。

（6）出院指导

1）心理护理：消除不良情绪，鼓励患者对生活充满信心。

2）骨巨细胞瘤复发率较高并有恶变倾向，要定期拍片，了解肿瘤切除部位骨修复情况。

3）经手术或放射治疗的患者，要长期随诊，注意有无局部复发、恶性改变及肺部转移。

4）人工关节置换术后，告诉患者在术后 3 个月内不要盘腿、下蹲，避免髋关节过度内收、屈曲和外旋等动作，防止关节脱位。

5）做了异体骨移植，应避免早期负重，防止异体骨骨折。

6）人工膝关节置换术后，管形石膏要固定 6~7 周。

第十二章　其他骨病患者的护理

第一节　强直性脊柱炎

强直性脊柱炎（ankylosing spondylitis，AS）是脊椎的慢性进行性炎症，侵及骶髂关节、关节突、附近韧带和近躯干的大关节，导致纤维性或骨性强直及畸形。好发于青壮年男性，发病年龄多在 15 岁以后，20～40 岁多见。病因迄今未明，通常认为可能与遗传、环境因素和免疫学异常等有关系。

病变可在任何阶段停止，又可以复发。病程可长达数十年之久。病因尚未明了。与类风湿关节炎相比，在临床表现、遗传因素、免疫反应、病理变化和对治疗的反应等方面均有明显不同。本病发病率较低。有的患者有明显家族史。家属同患者的关系以父子及兄弟最多，原发病变在肌腱及关节囊的骨附着处，侵犯关节少，不对称，多累及下肢大关节。无皮下结节。

【临床表现】

强直性脊柱炎病变最常累及脊柱、骶髂关节及髋关节，很少波及膝关节和上肢关节，病变一般自骶髂关节开始，缓慢沿着脊柱向上延伸，出现椎间关节突间隙模糊、融合消失及椎体骨质疏松、破坏，韧带骨化终致脊柱强直或驼背固定，甚至丧失劳动能力，髋关节常融合于内收或外展、屈曲畸形位置。主要症状为顽固性双侧骶髂关节及腰痛，向臀部及大腿放射，腰背僵硬不能久坐。晚期可发生脊柱强直、畸形甚至严重的功能障碍，典型体态是胸椎后凸，骨性强直而头部前伸，由于颈部、腰部不能活动，侧视时必须转动全身，髋关节受累则呈摇摆步态。是一种发病率、致残率均较高的疾病。

【辅助检查】

（1）X线检查

X线检查对 AS 的诊断有极为重要的意义，98% ~ 100%病例早期即有骶髂关节的 X 线改变，是本病诊断的重要依据。

（2）实验室检查

白细胞计数正常或升高，淋巴细胞比例稍加，少数患者有轻度贫血（正细胞低色素性），血沉可增快，但与疾病活动性相关性不大，而 C 反应蛋白则较有意义。血清清蛋白减少，α_1 球蛋白和 γ 球蛋白增加，血清免疫球蛋白 IgG、IgA 和 IgM 可增加，血清补体 C_3 和 C_4 常增加。约 50%患者碱性磷酸酶升高，血清肌酸磷酸激酶也常升高。血清类风湿因子阴性。虽然 90% ~ 95%以上 AS 患者 LHA-B_{27} 阳性，但一般不依靠 LHA-B_{27} 来诊断 AS，LHA-B_{27} 不作常规检查。诊断主要依靠临床表现和放射线证据。

【治疗原则】

（1）一般治疗

教育患者，消除恐惧心理，坚持进行正规治疗。注意立、坐、卧正确姿势，睡硬板床。做深呼吸运动以维持正常的胸廓扩展度。游泳是 AS 患者最好的运动方式。但应避免多负重和剧烈运动。

（2）药物治疗

药物治疗主要包括使用非甾体抗炎药（NSAIDs）、糖皮质激素、沙利度胺、柳氮磺胺吡啶（SSZ）、甲氨蝶呤（MTX）、帕米膦酸盐、生物制剂，也可选择中药，如雷公藤等。

（3）手术治疗

晚期严重驼背畸形不能平视的年轻患者，如果一般情况好，可行脊柱截骨矫形术。对于出现髋关节强直者，虽然患者多为青壮年，但因活动受限明显，可放宽手术指征行人工全髋关节置换术。

（4）其他治疗

如按摩理疗等也有一定的效果。有研究显示，短期的红外线照射可明显缓解患者的疼痛、晨僵和疲劳感，患者可有很好的耐受，且无不良反应。

【护理评估】

（1）健康史

了解有无家族史；询问疾病发生的时间及发展过程；了解以往治疗过程及效果。

（2）身体状况

1）评估疼痛发生的部位、性质及程度。

2）观察脊柱有无异常弯曲以及受累关节有无畸形，检查脊柱及受累关节有无活动受限。

3）评估牵引治疗的有效性。

4）评估实验室检查及影像学检查结果。

（3）心理-社会状况

评估患者的心理状态，判断患者对治疗有无信心，了解患者具有的疾病知识以及经济状况等社会支持系统。

【护理诊断】

（1）焦虑

与疼痛、关节功能障碍、不了解疾病知识、担忧预后有关。

（2）疼痛

与疾病有关。

（3）躯体移动障碍

与疼痛、关节僵硬有关。

（4）有失用综合征的危险

与长期卧床、活动受限有关。

（5）知识缺乏

缺乏康复保健知识。

【护理措施】

（1）减轻疼痛的护理

1）加强心理护理，做好疾病相关知识的讲解，消除或减轻患者的紧张和恐惧心理，增强患者对治疗的信心。

2）合理使用药物，以减轻疼痛，促进患者舒适。

3）适宜的照射治疗，可减轻肌肉痉挛，缓解疼痛，但不可抑制病情的发展，而且过量的照射会引起再生障碍性贫血和白血病。

4）理疗和水疗。

（2）呼吸体疗

让患者最大限度地进行深呼吸练习，同时做扩胸运动，以增大胸廓活动范围，促进膈肌运动，增加肺活量。

（3）卧床休息

保持正确的休息姿势，应卧硬板床，枕头不可过高，以保持脊柱的生理屈度，每日要坚持俯卧位 1~2 小时以上。俯卧位时可将双脚悬置于床外，避免产生和加重踝关节的障碍。

（4）帮助按摩和被动运动

1）患者取俯卧位，上胸部和两髂前上棘处分别垫 2~3 个软枕，使前胸及腹部悬空，在患者的脊柱及两侧骶髂关节用揉法和滚法上下往返按摩治疗。医护人员一手按压臀部，一手分别将左、右大腿中下段用力向上扳，做 6~8 次。

2）患者取仰卧位时，用揉法和滚法按摩治疗髋关节前部及大腿前内侧肌肉，以松解关节周围软组织，防止粘连；可做髋关节伸直、内收、外旋等被动活动，防止髋关节功能受限。

3）患者取仰卧位，医护人员一手握住小腿下端，一手握住前足掌，使足做回旋环转及跖屈、背伸运动，以解除关节周围软组织的挛缩，恢复关节功能活动范围。

（5）功能锻炼

1）头颈部运动：头部尽量做前屈、后仰、侧弯、旋转、圆形运动，以可耐受疼痛为宜，一般 3 次。

2）腰部尽量做前屈、后仰、左右侧弯、旋转等运动。四肢关节，如肩关节活动以肩上耸和肩胛内收为主。

3）疼痛不明显或减轻后，可进行一些体育锻炼，如游泳、投篮、跨步站立、通过躯干转动向对方传球等。在不同体位的体疗中，俯卧位时可交替双脚及大腿，也可后抬；仰卧位时，四肢平放下压床面，使臀肌、股四头肌和背部伸肌等长收缩等，每日可进行 3~6 次，每次 10~20 分钟。

（6）手术患者护理

1）术前护理：术前应做好各项检查和术前准备工作，如加强患者营养，以提高手术耐受性；术前备皮、备血；行药物过敏试验；通知禁饮食时间；指导翻身、床上使用便器排便，指导患者正确深呼吸和有效的排痰方法等训练。

2）术后护理

①体位：平卧硬板床，在移动或为患者翻身时，应由 3 个人动作协调一致，将其平托，保持脊柱在一条轴线上，避免扭曲。②观察病情：可使用心电监护仪，以随时监测患者生命体征的情况。观察伤口有无渗血、渗液，是否通畅，有无扭曲、受压，引流液的量、色、质和引流管引流的情况。③生活护理：加强日常生活护理，预防各种并发症。

【健康教育】

（1）饮食指导

食用高蛋白质、高热量和高维生素的饮食，少食动物脂肪，骨质疏松者应加强钙剂和鱼肝油摄入，如进食牛奶、虾皮等。

（2）预防畸形

嘱患者不宜长时间弯腰工作，睡眠时忌用高枕，卧硬板床，应采取仰卧位或俯卧位。

（3）心理指导

向患者讲解保持有效的支架固定或牵引的意义、用途和注意事项，使患者能够更好地配合治疗。

（4）出院指导

1）每日应坚持锻炼，强调锻炼的原则是尽可能保持仍然存在的功能、最大限度地恢复功能，预防或减少残疾发生。在功能锻炼中，游泳和登山是较好的活动锻炼，但以患者可耐受为宜。

2）做矫形体操，如双臂上举扩胸时深吸气，还原时用力呼气，以锻炼肺活量；站立时伸展颈部，将头靠墙，做上下滑动并轻度屈膝等活动。

3）定期复查，不适随诊。

第二节 痛 风

痛风是因嘌呤代谢紊乱和尿酸排泄障碍所引起的血尿酸升高，尿酸盐沉积在关节、软组织及其他组织中，所引起的反复发作性炎性疾病。主要表现为反复发作的关节炎、痛风石形成和关节畸形。本病可见于任何年龄，多好发于 40 岁左右中年男性。痛风可分为原发性和继发性两大类，临床上常见的多为原发性痛风。

【临床表现】

（1）无症状高尿酸血症

此期仅有血尿酸持续或波动性增高，不少患者可持续终生不出现症状，称为无症状高尿酸血症。血尿酸浓度越高，时间越长，则发生痛风和尿路结石的机会越多。

（2）急性关节炎

常见诱因有受寒、劳累、感染、脚扭伤、穿鞋过紧、走路多、饮酒、进食含嘌呤多的食物、精神刺激等。关节疼痛是原发性痛风最常见的首发症状，是尿酸盐结晶、沉积引起的炎症反应。多于春秋发病，多在午夜突然发病，每因疼痛而惊醒。初时为单关节炎症，以拇趾及第一跖趾关节为多见，其次为其他趾关节和踝、跟、膝、腕、指、肘等关节，偶有双侧同时或先后发作，后期可发展为多关节炎。关节红、肿、热、痛和活动受限，大关节受累时可有关节腔积液。常伴发热、白细胞数增多等表现。发作常呈自限性，一般经 1~2 周后症状缓解，此时受累关节局部皮肤可出现本病特有的脱屑和痛痒表现。缓解期可持续数月或数年。多数患者可反复发作直到慢性关节炎阶段。

（3）痛风石及慢性关节炎

痛风石为本期常见表现，是因尿酸盐产生的速度超过尿酸盐沉积的速度致使尿酸盐池扩大，尿酸盐在软骨、滑膜、肌腱和软组织等处沉积；在皮下结缔组织中发生者，形成黄白色结节状赘生物，以外耳的耳轮、对耳轮、跖趾、指间和掌指等处多见。关节可因痛风石增大，关节结构及其软组织破坏纤维组织及骨质增生而导致畸形和活动受限。关节畸形表现为以骨质缺损为中心的关节肿胀，无一定形状且不对称。如痛风石逐渐增大，可溃破形成瘘管。

（4）肾脏病变

临床所见历时较久的痛风患者约 1/3 有肾脏损害，表现为三种形式。

1）痛风性肾病：尿酸盐结晶沉积于肾组织引起间质性肾炎，表现为轻度肾区酸痛，早期可仅有蛋白尿和镜下血尿，且呈间歇出现，故易被遗漏，随着病程进展，蛋白尿转为持续性，肾功能尤其浓缩功能受损出现夜尿增多，尿比重偏低等现象。病情进一步发展，终于由慢性氮质血症发展到尿毒症症候群。以往 17%~25% 痛风患者死于肾衰竭。由于痛风患者常伴有高血压、动脉硬化、肾结石、尿路感染等疾患，所以痛风性肾病可能是他们之间互为因果而致综合因素的结果。

2）急性肾衰竭：大量尿酸结晶广泛阻塞肾小管腔，导致尿流梗阻而产生急性肾衰竭症状，此时如予积极治疗如多饮水、碱性药物、降低血尿酸等，病情常可挽回。

3）尿路结石：原发性痛风患者20%～25%并发尿酸性尿路结石，部分患者肾结石的症状早于关节炎的发作。继发性高尿酸血症者尿路结石的发生率更高。

【辅助检查】

（1）血常规、尿常规和血沉

1）血常规和血沉检查：急性发作期，外周血白细胞计数升高，通常为（10～20）×10^9/L，很少超过20×10^9/L。中性粒白细胞相应升高。肾功能下降者，可有轻中度贫血。血沉增快，通常小于60mm/h。

2）尿常规检查：病程早期一般无改变，累及肾脏者，可有蛋白尿、血尿、脓尿，偶见管型尿；并发肾结石者，可见明显血尿，亦可见酸性尿石排出。

（2）血尿酸测定

急性发作期绝大多数患者血清尿酸含量升高。一般认为采用尿酸酶法测定，男性＞416μmol/L（7mg/dl），女性＞357μmol/L（6mg/dl），具有诊断价值。若已用排尿酸药或肾上腺皮质激素，则血清尿酸含量可以不高。缓解期间可以正常。有2%～3%患者呈典型痛风发作而血清尿酸含量小于上述水平。

（3）尿尿酸含量测定

在无嘌呤饮食及未服影响尿酸排泄药物的情况下，测量正常男性成人24小时尿尿酸总量不超过3.54mmol/（600mg/24h）；原发性痛风患者90%尿尿酸排出＜3.54mmol/24h。故尿尿酸排泄正常，不能排除痛风，而尿尿酸＞750mg/24h，提示尿酸产生过多，尤其是非肾源性继发性痛风，血尿酸升高，尿尿酸亦同时明显升高。

（4）关节滑液检查

痛风性关节炎患者的滑液量增多，外观呈白色而不透亮，黏性低，

白细胞数常超过 $50×10^9/L$，中性粒细胞超过 75%。最具特征性的是在偏光显微镜下，可见到被白细胞吞噬的或游离的尿酸盐结晶，该结晶呈针状，并有负性双折光现象，这一现象在关节炎急性期的阳性率为 95%。

（5）组织学检查

对于可疑的痛风石组织，可做活检。

（6）X 线检查

早期急性关节炎时，仅受累关节周围软组织肿胀。反复发作时，可在软组织内出现不规则团块状致密影，即痛风结节。在痛风结节内可有钙化影，称为痛风石。由于痛风石在软骨的沉积，可造成软骨破坏和关节间隙狭窄，关节面不规则。病程较长者，在关节边缘可见偏心性半圆形骨质破坏，较小的似虫噬状，随着病情进展，逐渐向中心扩展，形成穿凿样缺损。

【护理评估】

（1）健康史

1）询问患者是否存在患病的相关因素，如有无家族遗传史、长期高尿酸血症；是否有长期进食高嘌呤食物的饮食习惯，是否大量饮酒；近期有无过度疲劳或情绪紧张、受寒或感染等诱因的影响。

2）既往是否因此症状就诊过，经过哪些检查，结果怎样；采取哪些治疗措施，效果如何；服用过的药物种类、剂量、用法及不良反应；以前发病病程持续的时间，以何种方式缓解；间隔多久发病，发病有无明显诱因。

3）本次就诊的主要临床症状及其特点，如关节局部有红、肿、热、痛、活动受限的表现，患病的起始时间，起病的急缓，是否伴有头痛、发热等全身症状。

（2）身体状况

1）全身状况：评估患者的精神状态，以及有无发热、头痛、乏力、全身不适等症状。

2）关节：评估受累关节有无红、肿、热、痛、活动受限及畸形的情况。如关节疼痛的部位；局部是否呈暗红色肿胀；受累关节是单一的还是多发的，关节疼痛是否对称；大关节还是小关节；疼痛性质是否剧烈难忍，何时达高峰，疼痛持续时间及缓解方式。

3）皮肤和黏膜：第一跖趾、外耳郭等部位是否有黄白色皮下结节，是单个还是多个，质地、大小如何，有无压痛，皮肤有无破溃、瘘管，破溃结节内分泌物的颜色、性质。

4）其他：有无肾脏病变，如夜尿增多、尿比重下降、肾绞痛、血尿、蛋白尿、急性肾衰竭等症状。

（3）心理-社会状况

由于痛风为终身性疾病，长期反复发作和急性期剧烈的疼痛，对患者生理、心理造成一定的影响，询问患者患病后的心理变化，家属对疾病的态度，长期治疗对家庭经济的影响。

【护理诊断】

（1）疼痛
与关节炎性反应有关。

（2）躯体移动障碍
与关节疼痛或畸形有关。

（3）有皮肤完整性受损的危险
与皮肤瘙痒、痛风石磨损皮肤有关。

（4）潜在并发症
肾功能受损。

（5）焦虑
与疾病反复发作、剧烈疼痛有关。

（6）知识缺乏
缺乏疾病有关知识。

【护理措施】

（1）皮肤护理

1）对于巨大的痛风石或关节附近易摩擦的痛风石，可行手术方法剔除。

2）可通过限制饮食、降尿酸药物的应用，使体积小、质地较软的痛风石，特别是刚发生的痛风石缩小或消失。

3）痛风石破溃处皮肤，做好清洁、消毒处理，预防感染。

（2）疼痛护理

1）遵医嘱尽早给予抗炎镇痛药，如应用秋水仙碱，并观察用药疗效。

2）急性发作期患者应卧床休息，并协助患者满足生活需要。

3）给患者创造安静舒适的环境，不要过多地干扰患侧肢体，必要时将被子用支架支起，以免患肢受压。

4）教会患者掌握一些放松技术，如缓慢深呼吸、全身肌肉放松、转移注意力等方法，减轻疼痛。

5）根据病情采取针灸疗法、推拿疗法、中药外敷等，缓解疼痛，减轻症状。

（3）预防肾脏损害

1）严格控制饮食：以低嘌呤、优质低蛋白为饮食原则，同时禁酒，以控制高尿酸血症为目的。

2）稀释尿液：每天大量饮水，保证2500ml的液体摄入，保证尿量在2000ml左右，以利于尿酸排泄，同时尿液稀释可减少尿路结石的发生。

3）碱化尿液：常用的有碳酸氢钠，使尿酸结石溶解、缩小，防止尿路梗阻。

4）遵医嘱使用抑制尿酸合成的药物，或促进尿酸排泄的药物。

5）密切观察尿量以及颜色、性质等，定期监测尿液分析、血电解质、肾功能，定期测量血压、体重。

（4）心理护理

1）针对疾病反复发作，而且急性发作时疼痛剧烈难忍的特点，应以高度的同情心和责任感，耐心安慰、鼓励患者，与患者一起制定行之有效的护理计划，让患者树立治疗信心，松弛紧张、焦虑的情绪。

2）帮助患者认识到不良情绪对疾病康复的影响，如痛风发作与工作紧张、精神创伤有关，树立正确对待疾病的态度。同时嘱患者的亲朋好友关心、鼓励、支持患者，使患者情绪稳定，对疾病愈后发展有利。

3）让患者了解痛风虽是终身性疾病，但如果保持良好的生活方式，合理地控制饮食，坚持有效的药物治疗，可使发作次数减少到最低限度，享受和正常人一样优质的生活。

【健康教育】

（1）指导患者应养成良好的生活习惯，坚持有规律的体育锻炼，劳逸结合，情绪乐观，避免过度劳累和紧张，防止受凉、感染、创伤，戒除烟酒，多饮水，预防在先，极大地降低痛风的发作。

（2）让患者了解痛风的病因、症状、体征、缓解方式、药物治疗方法、注意事项以及影响病情和预后的因素，掌握一些自我护理的措施，有效控制疾病进展。

（3）合理地控制饮食：避免高嘌呤食物的摄入，选择嘌呤含量低的饮食。另外，蛋白质能加速尿酸合成，脂肪可阻碍肾脏排泄尿酸，钠可促使尿酸沉淀，故需限制脂肪、蛋白质、食盐的摄入；还需防治肥胖或超重，以免血尿酸升高。

（4）患者应了解日常饮食嘌呤含量的高低，便于选择进食。

第三节 类风湿关节炎

类风湿关节炎（RA）是一种非特异性炎症，表现为多发性和对称性慢性关节炎，是一种自身免疫性疾病，其特点是关节痛和肿胀反复发作，逐渐导致关节破坏、强直和畸形，是全身结缔组织疾病的局部表现。以20~45岁的女性患者多见。

【临床表现】

类风湿关节炎发病呈多样性，大部分患者起病隐匿、缓慢，也有8%~15%的患者呈急性发作，主要表现如下。

1. 前驱症状

常在数周或数月内出现乏力、食欲缺乏、肌肉酸痛、低热、体重减轻等症状，2/3的患者在冬季发病。

2. 关节表现

（1）晨僵

早晨起床或长时间不动后出现关节僵硬、活动受限，经活动后症状有所减轻，称为晨僵。晨僵持续时间的长短，是判断类风湿性关节炎和病情程度的重要指标。一般晨僵持续半小时以上才有临床意义。

（2）疼痛

早期一两个关节运动时疼痛，病情发展可出现自发性、对称性关节疼痛。疼痛性质与程度因关节部位不同而有所不同：如手关节、腕关节常表现为针刺痛伴压痛，如"琴键征"；足趾关节因滑膜炎早期压痛明显；膝关节因腘窝囊肿胀痛明显；髋关节、颈椎多伴有放射痛。

（3）关节肿胀

类风湿关节炎典型的早期特征是：近端的指间关节因肿胀产生梭形外观，伴掌指关节对称性肿胀；膝关节有明显的肿胀征；肩关节、髋关节肿胀少见。

（4）关节畸形

随着病情的发展、迁延，导致关节软骨、骨质的侵袭，关节移位、脱位，以及韧带、关节囊、周围组织的破坏，最后受累关节不同程度的畸形。如手会出现"鹅颈"畸形、"纽扣花"畸形、"望远镜手"、"槌状指"，以及爪样足、高弓足变形，膝关节屈曲挛缩、外翻等。

3. 关节外表现

（1）类风湿结节

15%～25%的类风湿患者会出现，多发于受压或受摩擦的部位。结节分深部和浅表两种类型。浅表结节常见于肘部、关节鹰嘴突、骶部、枕部、耳郭、背脊侧部等处。结节个数不一，大小不等，呈圆形或椭圆形，质地坚硬，可移动或固定，少数有压痛。深部结节发生在内脏组织，如胸膜、肺、心脏等，无脏器功能影响时，不出现症状。

（2）类风湿血管炎

可出现于全身各系统，常见皮肤、心脏、肺、肝、肾、胃肠道等血管受累，以及侵袭神经系统。类风湿血管炎在较大血管受累时，可表现雷诺现象，指（趾）端溃疡、坏死，皮肤溃疡，内脏受累。小血管受累可致紫癜、淤斑、网状青斑、毛细血管扩张及指甲下片样出血。供给神经和内脏的血管受累，可表现为心包炎、胸膜炎、冠状动脉炎、脑血管炎、肾脏病变和高血压以及神经炎等症状。

4. 其他

有的患者会出现贫血、角膜炎、眼干燥症等。

【辅助检查】

（1）血象检查

一般都有轻度至中度贫血，为正细胞正色素性贫血，如伴有缺铁，则可为低色素性小细胞性贫血。白细胞数大多正常，在活动期可略有增高，偶见嗜酸性粒细胞和血小板增多。贫血和血小板增多症与疾病的活动相关。多数病例的红细胞沉降率在活动性病变中常增高，可为疾病活动的指标。血清铁、铁结合蛋白的水平常减低。

（2）血清清蛋白、球蛋白及免疫蛋白检查

血清清蛋白降低，球蛋白增高。免疫蛋白电泳显示 IgG、IgA 及 IgM 增多。C 反应蛋白活动期可升高。

（3）类风湿因子及其他血清学检查

类风湿因子包括 IgG 型 RF、IgM 型 RF、IgA 型 RF 和 IgE 型 RF 等类型。目前临床多限于检测 IgM-RF，目前国内应用比较广泛的是聚苯乙烯微粒乳胶凝集试验（LAT）和羊红细胞凝集试验（SCAT），这两种方法对 IgM-RF 特异性较大，敏感性较高，重复性好，检测 IgM-RF 在成年 RA 患者 3/4 阳性。IgM-RF 高效价阳性患者，病变活动重，病情进展快，不易缓解，预后较差，且有比较严重的关节外表现。类风湿因子阴性不能排除本病的可能，需结合临床。此外 RF 为自身抗体，也可见于多种自身免疫性疾病及一些与免疫有关的慢性感染如系统性红斑狼疮、慢性肝炎、结节病、传染性单核细胞增多症、麻风、结核病、血吸虫病等。此外正常人接种或输血后亦可出现暂时性 RF（+）。RA 患者亲属亦可发现 RF 阳性。正常人尤其是高龄才可有 5% 呈阳性，故 RF 阳性不一定就是类风湿关节炎，但结合临床仍为诊断 RA 的重要辅助方法。

近来发现类风湿关节炎患者血清中抗类风湿关节炎协同抗核抗原抗体（抗 RANA 抗体）的阳性率（93%～95%），明显高于其他各种类型关节炎的患者（约 19%）及健康人（约 16%），可作为诊断类风湿关节炎的一项有力证据。

抗核抗体在类风湿关节炎的阳性率 10%～20%。血清补体水平多数正常或轻度升高，重症者及伴关节外病变者可下降。

（4）关节腔穿刺

可得不透明草黄色渗出液，其中中性粒细胞可达（10～50）×10⁹/L或更高，细菌培养阴性。疾病活动可见白细胞质中含有类风湿因子和

IgG 补体复合物形成包涵体吞噬细胞，称类风湿细胞。渗出液中补体的相对浓度（与蛋白质含量相比较）降低，RF 阳性。

（5）X 线检查

早期患者的关节 X 线检查除软组织肿胀和关节腔渗液外一般都是阴性。关节部位骨质疏松可以在起病几周内即很明显。关节间隙减少和骨质的侵蚀，提示关节软骨的消失，只出现在病程持续数月以上者。半脱位、脱位和骨性强直后则是更后期的现象。当软骨已损毁，可见两骨间的关节面融合，丧失原来关节的迹象。弥漫性骨质疏松在慢性病变中常见，并因激素治疗而加重。无菌性坏死的发生率特别在股骨头，亦可因用皮质类固醇激素治疗而增多。

【诊断标准】

目前通常采用美国风湿病协会 1987 年的诊断标准。

（1）晨僵持续至少 1 小时（每天），持续 6 周以上。

（2）有 3 个或 3 个以上的关节肿胀，持续 6 周以上。

（3）腕关节、掌指关节、近侧指关节肿胀，持续 6 周以上。

（4）对称性关节肿胀。

（5）皮下结节。

（6）RA 典型的放射学改变，包括侵蚀或明确的近关节端骨质疏松。

（7）类风湿因子阳性（效价>1：20）。

凡符合上述 7 项者为典型的类风湿关节炎；符合上述 4 项者为肯定的类风湿关节炎；符合上述 3 项者为可能的类风湿关节炎；符合上述标准不足 2 项而具备下列标准 2 项以上者为可疑的类风湿关节炎：①晨僵；②持续性或反复的关节压痛或活动时疼痛至少 6 周；③现在或过去曾发生关节肿大；④皮下结节；⑤血沉增快；⑥C 反应蛋白阳性；⑦虹膜炎。

【治疗原则】

1. 一般治疗

发热、关节肿痛、伴有全身症状者应该卧床休息，至症状基本消失为止。待病情改善 2 周后应逐渐增加活动，以免过久的卧床导致关节失用，甚至促进关节强直。饮食中蛋白质和各种维生素要充足，贫血显著者可予小量输血。

2. 药物治疗

（1）非甾体类抗炎药（NSAIDS）

用于初发或轻症病例。

（2）抗风湿药

包括抗疟药、青霉胺、金制剂、柳氮磺胺吡啶和细胞毒类药物如甲氨蝶呤、环磷酰胺、环孢素A、硫唑嘌呤和来氟米特等。这些药物起效慢，能部分阻止病情的进展，是目前控制 RA 的主要药物。

（3）糖皮质激素

糖皮质激素对关节肿痛、控制炎症、抗炎镇痛作用迅速，但效果不持久，对病因和发病机制毫无影响。一旦停药短期内即复发。对RF、贫血和血沉也无改善。长期应用可导致严重不良反应，因此不作为常规治疗。

3. 手术治疗

以往一直认为外科手术只适用于晚期畸形病例。目前对仅有 1~2 个关节受损较重、经水杨酸盐类治疗无效者可以试用早期滑膜切除术。后期病变静止，关节有明显畸形病例可行截骨矫正术，关节强直或破坏可做关节成形术、人工关节置换术。负重关节可做关节融合术等。

（1）滑膜切除术

近 10 年来，逐步认为当急性期经药物治疗基本控制后，手术切除滑膜，消除类风湿关节炎的病灶，免除关节软骨的破坏，终止滑膜局部免疫反应，避免全身自身免疫反应的产生与发展。

（2）关节清理术

通常用于慢性期病变，除慢性滑膜炎外，同时有软骨及骨组织改变。除将滑膜切除外，还将损坏的软骨全层切除，清除增生的骨质，术后应行被动活动辅助关节锻炼。

（3）截骨术

适用于有成角畸形，病变已经稳定的病例，矫正畸形、改变关节负重力线为主要目的。根据畸形的部位、关节活动情况决定手术。

（4）关节融合术

适用于关节严重破坏，从事体力劳动的青壮年患者，为保持肢体的稳定，可行融合术。

（5）关节成形术

最佳适应证为肘关节强直的病例，不但能切除病变骨组织，还能恢复肘关节活动。用股骨颈切除，粗隆下截骨治疗髋关节强直也可取得较好疗效。但术后跛行较重，现多被人工全髋关节置换所取代。

（6）人工关节置换术

类风湿关节炎患者经保守治疗效果不显著，疼痛症状明显，或关节畸形明显，严重影响患者日常生活者，可考虑行人工关节置换术。人工全髋或全膝关节置换的效果较好，如果双侧髋关节均受累，至少一侧必须行关节置换术，双侧髋关节融合是禁忌的。

4.其他治疗

（1）理疗

目的在于用热疗以增加局部血液循环，使肌肉松弛，达到抗炎、去肿和镇痛作用，同时采用锻炼以保持和增进关节功能。理疗方法有下列数种：热水袋、蜡浴、热浴、红外线等。

（2）锻炼

目的是保存关节的活动功能，加强肌肉的力量和耐力。在急性期症状缓解消退后，只要患者可以耐受，便要早期有规律地做主动或被动的关节锻炼活动。

【护理评估】

（1）健康史

1）询问患者的生活史以及患病的相关因素，如是否有长期在寒冷、阴暗、潮湿环境中的生活史；有无家族遗传史；数周前有无细菌或病毒感染。

2）了解患者患病的起始时间，发病方式、有无明显诱因、主要临床症状及特点，如受累关节分布、晨僵持续时间、关节疼痛程度与性质、疼痛持续时间、如何缓解、有无关节功能障碍与畸形等。是否还有其他系统症状。

3）了解患者患病后检查、治疗的经过，结果如何，目前用药的情况，包括药物名称、剂量、用法、效果及不良反应。

4）询问目前的主要症状及病情进展，是否进行性加重，日常生活能否自理。

（2）身体评估

1）全身状况：有无乏力、低热、消瘦、贫血、精神状态差等症状。

2）关节：评估关节或关节周围组织有无晨僵，持续的时间；关节是否有疼痛或压痛、运动时是否加剧；关节有无肿胀或积液、功能障碍及畸形，是单一关节或多个关节；关节疼痛是否有游走性，分布是否具有对称性；是否以手关节病变为主或伴其他关节的病变。

3）皮肤和黏膜：评估皮肤有无紫癜、淤斑、网状青斑、丘疹样红斑、溃疡及雷诺现象，其分布的部位、大小、颜色、形状如何。评估关节周围、骨突起处有无皮下小结节。

4）其他：有无呼吸困难、心律失常、胸闷、腹痛、肢体末端知觉障碍等。

（3）心理-社会状况

由于疾病反复发作，长期不愈，正常生活、工作受影响，给患者带来心理压力，询问患者患病后的心理状态，对疾病知识的了解程度，家庭经济状况如何，家人对疾病的认识及态度，患者单位所提供的支持，以及其他的社会支持系统情况。

【护理诊断】

（1）疼痛	**（2）躯体移动障碍**
与关节炎性反应、肿胀有关。	与关节疼痛、强直、畸形有关。
（3）皮肤完整性受损	**（4）有失用综合征的危险**
与风湿性血管炎引起的皮肤损伤有关。	与关节炎反复发作、畸形有关。
（5）预感性悲哀	**（6）知识缺乏**
与疾病长期不愈、可能致残有关。	缺乏疾病有关知识。

【护理措施】

1. 术前护理措施

（1）休息

类风湿关节炎急性期应绝对卧床 16~20 天，以减少体力消耗，保持关节功能，避免脏器受损。限制受累关节活动，保持肢体功能位，如膝下放一平枕，使膝关节保持伸直位，双脚抵于床脚端的垫板，以防止踝关节疾患时，肌力下降所致的足下垂。

（2）给药护理

服用阿司匹林、吲哚美辛、布洛芬等药物，可出现共同不良反应，如白细胞降低，消化道症状恶心、呕吐及胃肠道出血等。所以，要定期检查血象，若白细胞显著降低则应停药，对胃肠道刺激性强的药物，应嘱患者在饭后服用，以防胃肠道反应。

（3）夹板或石膏固定的护理

1）短时间内制动可采用石膏托、支架等，使关节得以休息，减轻炎症扩散。在固定期间每天应对肌肉轻柔按摩 1~2 次，帮助关节活动，减轻和预防关节挛缩及僵硬。

2）石膏护理：①石膏未干时，应用手掌平托石膏固定肢体，勿用手指按压，可用电吹风或放置于通风保暖的环境中，使其干燥；②密切观察患肢的血液循环，若患肢末梢发紫，提示静脉回流不畅；若颜色苍白，提示动脉供血不足，均应及时通知医生处理；③保持石膏的清洁干燥，对严重污染的石膏应及时更换；④预防压疮：协助患者勤翻身，定时按摩受压部位皮肤，保持皮肤清洁、干燥。

（4）减轻疼痛的护理

1）局部制动：行患肢皮牵引、石膏夹板固定等，限制肢体活动，可减轻疼痛，减慢血细胞沉降率，减轻关节僵硬感，预防关节挛缩。

2）冷疗：可降低神经末梢的敏感性，达到缓解疼痛的目的。其方法有冰袋、冰水浸浴等，可用于所有急性关节炎，包括感染关节炎、活动期关节炎等。每日冷疗时间为 30 分钟，但对冰冷过敏或有严重心血管疾病的患者应严禁使用。

3）遵医嘱使用抗炎镇痛药物。

（5）功能锻炼

急性期过后，患肢应适当活动，防止关节挛缩。动作应轻柔，活动前可行关节热敷或理疗，以缓解肌肉痉挛，增强关节的伸展力。夹板石膏托固定期间，每日至少移去 2 次进行锻炼，即在关节不负重、疼痛可耐受的范围内进行被动运动，如运动后疼痛和痉挛时间超过 1 小时，应考虑是运动过度，对下一次治疗时间和力度进行适当调整。

1）肌肉和关节的锻炼，按摩病变关节及其周围组织，每个关节1~3分钟。以手腕关节为例，方法如下。①用拇指或示指、中指、环指的指腹按摩，要紧贴体表的病变部位，不要移动，力度应由轻到重，由浅到深，不可猛然施用暴力按压；②用手掌的大小鱼际肌或手指的罗纹面附着患部，由轻到重做环形按摩；③手握、伸运动：即以最大力量握拳，然后尽最大可能伸展5分钟，使手掌贴于桌面，分开手指，之后并拢，每个手指都能屈曲和背伸即可；④腕关节活动训练：腕关节做顺时针和逆时针方向缓慢旋转，每次5~10分钟，每日5~6次。

2）矫正畸形练习：若掌指关节向尺侧偏斜，应做手指抗阻力运动，即向桡侧外展，每次5~10分钟，每日5~6次。

3）日常生活训练：在病情允许范围内，每日可进行梳头、刷牙等生活自理活动。对于下肢类风湿关节炎患者指导其行主动活动，可进行身体移动练习。将椅子放置于床边，患者一手扶椅，一手扶床栏，缓慢移动，每日3~5次，逐渐发展到上下台阶、楼梯，也可使用拐杖、助行器等加以辅助。

4）矫形器护理：矫形器可保持关节处于最佳功能位。在使用前应检查矫形器零件是否松动，且要保持矫形器的清洁干燥。

（6）术前训练

1）排便训练：术后患者需卧床休息，患肢制动，术前应指导患者进行床上使用便器的适应性训练，同时，可减少术后因翻动而造成的痛苦。

2）床上活动训练：练习自行翻身，做些力所能及的床上运动，以提高心、肺适应力，为患者手术的耐受和术后卧床提供良好基础。

3）加强患肢肌肉力量，对术后关节恢复和重建起着非常重要的作用，可在术前3~5天指导患者进行患肢行被动按摩及关节被动屈、伸练习等。

4）指导患者正确深呼吸和有效的排痰方法，以预防术后肺部感染。

2. 术后护理措施

（1）病情观察

1）切口观察：观察伤口敷料渗血情况，保持其干燥。

2）引流管护理：人工关节置换术常置血浆引流管，术后接负压吸引器持续引流，应保持引流管的通畅并妥善固定。记录引流液的量、色、质，如每小时引流量超过 50ml 或 24 小时引流量超过 200ml，应及时通知医生处理，每日在无菌操作下更换负压吸引器，防止逆行感染。

3）患肢观察：观察患肢末梢颜色、肿胀、血运，若患肢明显肿胀或颜色发白、发紫时，应及时给予处理。

（2）体位护理

患肢给予严格制动，抬高 20cm，使肢体处于功能位，缓解疼痛，消除肿胀。

（3）生活护理

加强生活护理，积极预防各种并发症，如肺部感染、下肢静脉栓塞、压疮、泌尿系统感染等。

（4）功能锻炼

术后 1~3 天即可开始练习肌肉收缩或小范围的关节活动，1 周后可指导患者进行正规的关节活动练习，并记录有无关节不适和疲劳感。

【健康教育】

（1）预防

类风湿关节炎是一种慢性的全身性免疫性疾病，病程长，易反复发作，除受累部位出现疼痛、肿胀、关节畸形、强直等情况外，还可累及其他组织与器官，如引起高血压、心脏病以及肺部和眼部疾患等。因此，告诫患者和家属应积极地预防和治疗各种感染。

（2）告知疾病的相关知识

1）应告诉急性期发作的患者，治疗和护理是以改善患者全身健康状况和减轻疾病症状为目的。

2）用药宣教：告诉患者服用抗炎镇痛药物后，可能会出现的不良反应，以及预防和处理的相应措施。

3）告诉患者加强营养的重要性及术前患者进行各种床上训练的方法、意义和目的。

（3）功能锻炼的宣教

讲解尽早进行功能锻炼的目的和意义。保持关节的正常生理状态，维持关节功能的重要性；若在活动中出现关节疼痛或疲劳，应嘱患者减少活动量，锻炼时应循序渐进。如术后患者行石膏固定或皮肤牵引时，如需活动，应先在床上坐起，适应后在矫形器或拐杖辅助力量下离床。下床时应由专人陪护，防止跌倒。要保持石膏的清洁干燥，并随时注意患肢血液循环情况，如患肢明显肿胀或颜色发白、发紫时应及时通知医生给予处理。

（4）出院指导

1）功能锻炼的指导：①活动时不应加重或诱发疼痛，在疼痛时也不宜过多活动；②维持良好的姿势，避免关节长期负重；③继续循序渐进地进行功能锻炼，以不疲劳为宜，促进关节功能恢复；④使用辅助装置或简化日常生活操作，减少关节负荷。

2）改善生活、工作环境：应改善潮湿阴冷的工作和生活环境，鼓励患者多进行户外活动，避免过度劳动，常晒太阳，以促进骨质愈合，防止和减缓骨质疏松。

3）饮食指导：多进富含蛋白质的饮食，以增加机体的抵抗力；若有贫血及骨质疏松的情况，可适当补充铁剂、钙剂等；宜温性饮食，忌生冷等刺激性食物。

4）定期复查：出院后2周、1个月、3个月到医院复查，如有不适应及时来院就诊。

第四节　骨质疏松症

骨质疏松症是指多种原因引起的单位体积骨质总量减少、骨组织微细结构改变和破坏为特征的全身性骨骼病变，它分为原发性和继发性两种，原发性常见于绝经后的妇女和老年人，继发性见于内分泌疾病、血液病、妊娠及哺乳期妇女、长期卧床者等，各年龄时期均有。临床常见的为原发性骨质疏松症。

【临床表现】

（1）疼痛

早期无明显临床症状，渐进性会出现全身弥漫性疼痛或腰背疼痛。腰痛最常见，常在劳累后或久坐后出现，还可出现夜间自发痛、关节疼痛麻木、肌肉痉挛等。

（2）骨折

常因轻微活动诱发骨折，如弯腰、负重、摔倒，以椎体压缩性骨折、股骨颈骨折较常见，前者有明显腰痛，后者局部疼痛明显，活动受限。

（3）身高缩短或驼背

常因椎体压缩性骨折或椎体楔形压缩性骨折造成，可单发或多发，有时无明显诱因。

（4）其他

早期伴有乏力、四肢麻木、腰背酸痛和（或）不适。

【辅助检查】

（1）实验室检查

血清钙、磷及碱性磷酸酶多正常。尿钙、磷多正常或偏高。

（2）标准X线照片及测量

测量右手第二掌骨中点髓腔与全横径，测算皮质面积/总面积，正常青年人为 $0.72\% \sim 0.92\%$。

（3）放射学检查

常用X线检查部位包括脊柱、骨盆、股骨颈及腕部等，最初表现为骨小梁减少、变细及骨皮质变薄，因而骨密度减低。单纯X线检查对诊断早期骨质疏松意义不大，因X线片看出疏松时，骨量丢失至少达30%～50%。但骨质疏松发展到一定程度，根据骨质密度、骨皮质厚薄、骨小梁粗细、椎体变形情况对诊断仍有一定参考价值。当发展到老年人有两处以上椎体压缩骨折或多次发生骨折，都可以诊断为骨质疏松。脊柱X线观察项目有：①脊椎射线透明度；②纵向小梁排列面，横向小梁先消失；③看到双凹鱼尾状、楔形椎、椎体压缩。

（4）骨密度测量

骨量和密度是影响骨强度的重要因素。因此，骨量和密度的测定就显得尤为重要。常用的几种测定骨密度的方法的原理基本一致。通过一束已知的放射性线光束穿过被测定区域，在射线发射源对侧放置闪烁计数探测仪，根据探测仪所接受的射线量与测定区域所吸收的射线量呈反比的原理就不难确定该区域的骨矿含量。

【护理评估】

（1）健康史

1）询问患者的生活方式、饮食习惯、年龄、月经史、家族史及其他继发性疾病等患病因素，饮食中是否长期钙摄入较少，不喜欢运动，过度酗酒和摄入咖啡因，月经紊乱，绝经等。

2）了解患者感觉不适的起始时间、部位、主要症状及其特点，如是否有腰背酸痛或全身骨痛，肌肉痉挛，有无骨折、身高缩短等。患病后进行过哪些治疗和检查，结果如何。

（2）身体状况

观察患者的精神状态、营养状况、面容、体位、步态等。有无骨折后神经压迫症状、骨折后长期卧床有无继发感染和继发骨质疏松的原发疾病的症状。

（3）心理-社会状况

了解疾病对患者目前生活的影响，有无家庭经济负担，骨折及其并发症的正确对待。

【护理诊断】

（1）疼痛

与骨质疏松有关。

（2）躯体移动障碍

与骨折后机体活动受限有关。

（3）知识缺乏

缺乏疾病及治疗有关知识。

【护理措施】

（1）疼痛护理

1）腰酸背痛或全身骨痛严重者可遵医嘱给予镇痛剂，观察用药效果及副作用，或采用按摩、理疗、推拿等方法减轻疼痛。

2）教会患者学会缓解疼痛的放松技术，如缓慢深呼吸、全身肌肉放松、转移注意力等方法。

3）症状缓解时需保持适量、适度的运动，以防骨量进一步丢失，加重骨质疏松，从而疼痛症状加重。

4）遵医嘱给予钙剂和维生素D、降钙素应用，或采用激素替代疗法。

（2）生活护理

1）对椎体骨折者，需绝对卧床休息，睡硬板床，协助患者满足日常生活需要，将常用物品放在患者易于取放的地方，协助患者翻身，翻身时注意脊柱轴线一致。

2）对肢体骨折者，除骨折处的上下关节不能活动外，身体其他部位均应进行正常的活动，促进血液循环，利于骨折恢复。协助满足患者部分的生活需要。

（3）牵引或石膏固定的护理

1）石膏固定者，保持石膏清洁、干燥，避免扭曲、变形。经常观察肢端血液循环，如有剧烈疼痛、发绀、肢端冰冷或麻木，应立即告知医师处理。

2）牵引的患者应每日评估患肢血液循环及感觉，各种牵引应保持一定的位置和重量，指导患者家属不可私自增减牵引重量，勿将被子等物的重量压在牵引绳上，牵引绳与肢体要在一条轴线上，搬动患者时应有一人拉住牵引绳。

【健康教育】

（1）指导患者保持健康良好的生活方式和饮食习惯

如坚持适当的运动，多从事户外活动，适量的日光照射，获取足量的维生素 D，同时对骨骼肌保持足够的机械性刺激。戒除烟酒、少饮咖啡，避免过食较咸的食物，饮食中应多补充含钙的食物如奶制品、鱼类、肉类、豆制品、骨头汤等，均可防止骨质疏松加重。避免菠菜与豆腐、牛奶同食，以免影响钙的吸收。

（2）指导患者早期预防骨质疏松

了解正常人随着年龄的增加，到 40 岁以后都有不同程度的骨量丢失，绝经后的妇女更是明显，可预先采取预防性措施，如保证充足的钙剂摄入，及早补充雌激素等。

（3）让患者及家属了解骨质疏松的病因、症状、治疗方法及药物不良反应

如注意激素替代疗法的毒副作用，观察子宫内膜增殖变化，有无阴道出血、乳腺增生等，如果出现上述症状，或出现突然剧烈的疼痛，需立即就医。

第十三章   人工关节置换术的护理

第一节   人工肩关节置换术

肩关节是由肩胛骨的关节盂和肱骨头构成。当出现肱骨头缺血性坏死、肱骨头肿瘤、闭合或手法复位不能恢复功能的肱骨头粉碎骨折等情况时，可进行人工肩关节置换术，其目的是为了解除患者肩关节疼痛，稳定关节，恢复其功能。按照置换的范围可分为半肩关节置换术和全肩关节置换术。

【适应证与禁忌证】

（1）适应证	（2）禁忌证
1）严重的外伤导致肩胛骨和肱骨头的关节面完全性粉碎性骨折而不能复位者。 2）肱骨头缺血性或放射性坏死。 3）严重的慢性关节炎如骨性关节炎、创伤性关节炎、类风湿性关节炎。 4）肩关节融合术、成形术失败者。 5）肱骨近端或肩胛骨肿瘤、病段切除术后有广泛骨和软组织缺损者。	1）有局部或全身感染病灶存在。 2）肩部三角肌、肩袖肌肉麻痹。 3）神经系统病损，引起肩关节完全麻痹。 4）精神病患者或酒精中毒未控制者。

【护理评估】

1. 术前评估

（1）健康史

患者年龄、职业、既往有无吸烟或饮酒史、一般健康状况；有无糖尿病、高血压、心脏病、脑血管疾病、皮肤病等伴发疾病；有无食物、药物过敏史，服药史。

（2）身体状况

1）局部：了解行人工肩关节置换的肩部病损过程及治疗效果，了解受累肩关节的关节活动度、疼痛程度、关节稳定性。肩关节周围肌肉功能状况。

2）全身：患者营养状况；生命体征是否稳定；有无严重骨质疏松；精神状态是否良好；全身有无急慢性感染；有无糖尿病、心脏病、高血压病史；心肺功能状况。

（3）心理-社会状况

长时间反复疼痛，感觉异常、功能活动受限，严重影响患者的生活质量，给患者带来痛苦，并由此产生一系列不良反应，应注意观察患者的心理变化，评估患者心理健康状况，了解患者对手术的期望值，能否坚持配合治疗。评估家属对患者的关心程度、支持力度、家庭对手术的经济承受能力。

2. 术后评估

（1）手术情况

麻醉和手术方式，人工肩关节的类型，术中出血、补液、输血的情况，心肺功能及血压波动情况，引流量及性状。

（2）身体状况

动态评估生命体征、引流状况、伤口愈合及患肢摆放的体位，组织平衡情况、假体位置，关节对合及稳定情况、关节活动度恢复程度，有无并发症发生。

（3）心理和认知状况

患者和家属对术后康复训练及早期活动是否配合，有无康复欲望低下、术后并发症预防的认知和心理状态，对康复锻炼相关知识的了解程度，以及对出院后继续康复锻炼和注意事项是否掌握。

【护理诊断】

（1）并发症

有局部感染的可能，有发生关节脱位的可能。

（2）知识缺乏

与缺乏功能锻炼的知识有关。

【护理措施】

1. 术前护理措施

（1）心理护理

肩关节骨病或意外创伤使患者承受着精神和肉体上的痛苦，求医心切。患者对手术的期望值较高，手术费用昂贵，同时又担心术后效果恢复不理想，以及术后可能出现的并发症而产生焦虑、恐惧的负性心理。应针对患者存在的心理问题，针对不同个体采取积极的态度，与患者及家属交流，帮助解决困难，说明手术的目的、手术的方法和如何配合及术后效果并介绍术后的注意事项，让患者做到心中有数，理解所能达到的治疗程度，以身心的最佳状态接受手术，主动配合手术及术后完成严格长期的肩关节康复治疗，提高手术成功率。

（2）饮食指导

由于长期疼痛的折磨，以及疾病对代谢的影响，患者均有程度不同的营养不良；同时手术的创伤也使患者的营养状况处于低水平，不利于伤口愈合。因此应给予高热量、高蛋白、高维生素、易消化的饮食，必要时给予静脉补充营养，以提高手术耐受性，促进康复。

（3）术前准备

1）术前全面了解各系统功能状态，年龄较大、体质较弱者给予全身支持疗法。合并有心脏病、高血压、糖尿病者应控制在能耐受的状态后再实施手术。

2）皮肤准备：按肩部手术范围准备，术前一日备皮，备皮时一定不可损伤皮肤，并用软肥皂清洗，医用汽油脱脂，更换消毒衣裤，仔细检查术区皮肤情况，有皮肤破损及毛囊炎应及时处理。

3）预防感染：术前1~2小时及手术过程中给予有效抗生素各1次。

4）常规备血，完善各项检查；术前常规禁食禁水，保证充足睡眠。

5）术前适应性训练指导患者做三角肌、肱二头肌的等长收缩练习以及床上排尿排便。

2. 术后护理措施

（1）体位的护理

1）因人工肩关节置换术患者使用全身麻醉，在麻醉未醒前，应去枕仰卧，头偏向一侧，保持术侧肩关节中立位，上臂放置于软枕上。

2）麻醉清醒后可平卧位或垫枕头，术后6小时待生命体征稳定后，可保持术侧肩关节中立位，并取半卧位或健侧卧位。

3）半卧位时，术侧肩关节用三角巾悬吊保护固定于中立位，上臂下垂，屈肘90°，前臂自然放在胸前。

4）侧卧位应向健侧卧位，术侧屈肘90°。绝对禁止术侧卧位，因该卧位可造成置换关节局部受压，导致置换关节向前脱位。

5）站立时用三角巾悬吊固定，保持肩关节中立位，使患者感到舒适，并减轻切口疼痛。

（2）密切观察病情

1）给予心电监护，血氧饱和度监测。严密观察患者意识、血压、脉搏、呼吸及血氧饱和度、引流量、每小时尿量等，并做好记录。发现异常及时通知医生。

2）患肢观察：注意患者术侧肢体的皮肤温度、颜色、感觉、运动及末梢循环、肢体肿胀、切口渗血等情况，观察有无手指麻木、肢体青紫、出血等神经血管损伤症状出现。及时发现，及时处理。

（3）疼痛护理

手术后伤口疼痛可直接影响患者生命体征的稳定、饮食、睡眠和休息，从而影响伤口愈合及功能的恢复，故应重视术后疼痛的控制，评估疼痛性质、原因，积极采取有效镇痛措施。

（4）并发症的预防

由于置换术创伤大，术中出血量大，加上使用全身麻醉，所以，术后48小时内应密切观察病情变化，积极预防并发症。

1）出血：术后使用心电监护仪，随时观察生命体征及尿量的变化。密切观察伤口敷料情况，保持引流管通畅，并记录引流物的性质、量、颜色。若1小时内引流量大于50ml，考虑有内出血的可能，应告之医生及时处理。

2）脂肪栓塞：观察并记录患者的神志、呼吸、尿的变化，若患者有胸闷、胸痛、气急、神志模糊，或尿液中检查出有脂肪滴，胸片提示有暴风雪样改变即可确诊，应及时给予呼吸支持和吸氧、气管插管、气囊辅助呼吸。

3）坠积性肺炎：术后患者怕痛而不敢翻身和深呼吸、用力咳嗽或做无效的咳嗽，痰液坠积肺部而引起感染。应指导并鼓励患者做深呼吸和有效的咳嗽、咳痰练习，必要时可行雾化吸入及翻身拍背排痰，使痰液稀释，促进肺复张，预防肺部感染。

4）关节脱位、半脱位和假体松动、下沉：术后由于搬动、锻炼不当、患肢位置不妥等原因，可导致假体脱位。因此，术毕应将患肢呈外展 50°~60°，前屈 45°，并用外展架固定。若手术中未广泛修补肌腱，则可用悬吊绷带固定于胸前，一般固定时间为 3 周左右。当患者平卧位时，外展架应与床面平行，肘关节稍抬高。经常检查外展架的螺丝有无松动，位置是否滑移。如置换肢体出现剧烈疼痛，术侧肢体较健侧肢体短，立即制动并通知医生配合处理。

（5）功能锻炼指导

1）术后第 3 天，疼痛减轻后即可开始做术侧手腕关节的被动、主动伸屈运动和肩部肌肉的收缩运动，以促进局部血液循环，使术肢远端肌肉、手指的功能尽早恢复。

2）术后第 5~7 天开始离床走动。术肢屈肘 90°，用三角巾悬吊固定于胸前，并做术肢握拳、松拳运动和伸、屈腕关节运动，以促进血液循环和手指、手腕关节功能恢复。

3）术后 1 周以后在站立位去除固定带下做伸、屈肘运动，可用健侧手协助患侧，腕部上举过肩，并且用手接触前额，以后可逐渐超过头部。

4）仰卧位时，在保持术肢肩关节功能位置下做术肢轻度外展、内收运动，并以健肢协助，但是不宜过早地进行环行或摆动运动。

5）术后 3 周，术肢做主动锻炼。在锻炼期间，利用按摩、针灸、超声波等方法消除疲劳，缓解疼痛，促进愈合。

【健康教育】

（1）术前宣教

强调术前训练的目的和意义，使患者积极主动地练习，为术后缓解疼痛和不适，促进早日康复做准备。

（2）术后功能锻炼的重要性

多数患者认为，行人工肩关节置换术，就是治疗的结束，害怕疼痛，担心过早活动使切口裂开或假体脱出等，而不进行或停止功能锻炼。因此，必须向患者和家属说明康复锻炼的重要性，指导锻炼的方法，鼓励患者树立信心，积极进行功能锻炼，以促进关节功能的恢复。

（3）告知患者和家属异常情况的观察与处理

患者活动时患肢疼痛加剧，体温持续升高，关节肿胀、充血或表现为长时间的关节疼痛，窦道形成而局部肿胀不明显，均提示有感染的发生，应及时报告医生；若出现关节畸形、关节功能障碍、疼痛时均应及时复诊。

1）鼓励患者尽早使用术肢完成日常活动，但是必须禁止剧烈活动。不宜用力提或拖拉重物，避免投掷等挥动手臂的动作，以免引起置换关节脱位、松动甚至假体柄折断等。

2）定期复诊，不适随诊。

第二节　人工膝关节置换术

人工膝关节置换术是利用手术方法将人工关节来置换被疾病或损伤所破坏的关节面，目的是切除病灶、清除疼痛。恢复关节的活动与原有的功能。关节置换手术以后膝关节应能够负重、伸屈，并有良好的稳定性。除术前选择良好的人工膝关节外，应加强术前准备、术后护理和功能锻炼，以促进患者早日康复。

【适应证与禁忌证】

（1）适应证

1）膝关节各种炎症性关节炎包括严重的风湿性关节炎、血友病性关节炎、骨性关节炎晚期等。

2）胫骨高位截骨术失败后的骨性关节炎。

3）部分创伤性关节炎和部分老年人的髌骨关节炎。

4）静息的感染性关节炎（包括结核）。

5）部分原发的或继发性骨软骨坏死性疾病。

6）股骨下端或胫骨上端良性肿瘤或低度恶性肿瘤，曾行病骨切除者。

（2）禁忌证

1）全身和局部关节的任何活动性感染。

2）膝关节周围肌肉瘫痪。

3）膝关节已长时间融合于功能位，没有疼痛和畸形等症状。

【护理评估】

1. 术前评估

(1) 健康史

患者年龄、职业、身高、体重，既往有无吸烟或饮酒史，有无糖尿病、高血压、心脏病、脑血管疾病、皮肤病等伴发疾病，以往的治疗方法及效果。

(2) 身体状况

1) 局部：了解行人工膝关节置换的原发疾病病程及治疗效果，了解受累膝关节的关节活动度（ROM），股四头肌和腘绳肌力，局部软组织及血循环情况，膝关节评分。

2) 全身：患者营养状况；生命体征是否稳定；有无严重骨质疏松；全身有无急慢性感染；心肺功能状况；有无糖尿病、高血压、心脏病等。

(3) 心理-社会状况

患者及家属对疾病的认识程度、对人工膝关节的认识及接受程度、患者的心理及精神状态，评估患者的家庭及社会支持系统对本病的了解程度及对患者的支持帮助能力等。

2. 术后评估

(1) 手术情况

麻醉和手术方式；人工膝关节的类型；术中出血量、补液、输血情况；尿量、引流的量及性状；心肺功能及血压波动情况。

(2) 身体状况

动态评估患者生命体征；观察有无心肺功能异常、出血量过多的症状；引流液的性状、量；伤口情况；患肢摆放的体位；是否能按计划进行功能康复锻炼，早期离床活动时的安全性，有无并发症发生的现象。评估关节局部情况，主要包括：关节活动度（ROM）、股四头肌及腘绳肌肌力；术后关节功能评分及运动评分组织平衡情况、假体位置；关节对合及稳定情况。

(3) 心理和认知状况

患者及家属对术后康复治疗的配合，有无康复欲望低下，术后并发症预防的认知和心理状态，对康复锻炼相关知识的了解程度等。

【护理诊断】

（1）焦虑/恐惧 与担心预后及手术有关。	**（2）疼痛** 与膝关节骨病及术后创伤有关。
（3）躯体移动障碍 与疼痛、术后卧床有关。	**（4）康复欲望低下** 与术后疼痛及患者意志力薄弱有关。
（5）有失用综合征的危险 与卧床、缺乏锻炼有关。	**（6）知识缺乏** 缺乏人工关节置换和康复锻炼的相关知识。

（7）潜在并发症

术后出血、伤口愈合不良、血栓形成和栓塞、感染、关节不稳、假体松动等。

【护理措施】

1. 术前护理措施

（1）饮食指导

加强饮食护理，并说明营养对手术成败、术后伤口愈合均起着重要作用。必须给予患者高蛋白、高热量、高维生素、易消化的饮食，以增强机体抵抗力，耐受手术，促进康复。

（2）心理护理

由于长期的关节功能丧失，疼痛的折磨，生活不能自理，患者情绪不稳定，同时相当一部分患者对手术的期望值很高，但又怕手术效果不理想，术后可能发生严重并发症而产生焦虑、恐惧心理。应热情接待患者，耐心听取患者主诉，与患者交流和沟通，掌握其思想动态，帮助患者解决实际困难。针对不同个体采取积极的态度，耐心向患者解释有关知识，介绍手术的必要性和手术的过程及如何配合，术后可能要注意的问题，介绍成功病例，消除患者的心理负担，同时要求患者要有能吃苦，接受术后严格的康复锻炼的思想准备。

（3）术前准备

1）术前一日备皮，并用软肥皂清洗。更换消毒衣裤，备皮时一定不可损伤皮肤，这对预防伤口感染有重要意义。

2）常规备血，完善各项检查。

3）为预防感染，术前 1~2 小时或对双侧同时行膝关节置换术的病例在第 2 侧手术开始前加用一次抗生素。

4）术前常规禁食、禁水。

5）术前适应性训练，术前指导患者做股四头肌及腘绳肌的等长收缩练习，并教会患者坐在床上练习患肢直腿抬高运动，使用手杖行走。练习床上排尿排便。

2. 术后护理措施

（1）体位护理

给予平卧位，抬高患肢略高于心脏水平，膝关节屈曲 15°~30°，患肢可用弹力长袜。

（2）生活护理

多给予患者关怀，指导患者进食高蛋白、高热量、富含纤维素易消化饮食，协助患者家属做好二便护理，满足患者基本需要。保持室内安静、清洁，空气新鲜，温湿度适宜，床单位整洁。

（3）疼痛的护理

疼痛是术后最常见的症状，除造成患者痛苦不安外，还会影响患者血压、心率、睡眠及手术关节的功能恢复，应积极采取有效的镇痛措施，可用镇痛剂或连续性镇痛泵，使用镇痛药物后应注意用药反应，尽量保证患者舒适。

（4）病情观察

1）给予心电监护，血氧饱和度监测，严密观察生命体征变化。

2）注意观察患肢末梢血液循环、感觉及运动情况，若皮肤颜色发绀、皮肤温度低，足背动脉搏动减弱，或感觉运动障碍时，应立即通知医生及时处理。

3）观察伤口敷料及引流的情况，注意有无伤口渗液，发现敷料有渗出时及时通知医生更换；观察引流液的颜色、性质及量，保持引流管通畅，正常为术后 1~2 小时出血量在 400ml 以内，色淡红，若术后 10~

12 小时引流量超过 1000ml 应及时通知医生，患肢可冰敷并加压包扎以减少出血。每天更换引流瓶，并妥善固定，避免引流液逆流，防止引流管脱落。

4）保证静脉输液通畅，因术中及术后出血量较大，需及时输血、补液，以保证生命体征的平稳，同时应严格掌握和控制输液速度，以防止急性肺水肿的发生；严格记录 24 小时液体出入量，密切观察尿色及尿量，必要时记录每小时尿量。

（5）术后早期并发症的观察及预防

1）血栓形成和栓塞：下肢深静脉栓塞（DVT）和肺栓塞是术后常见的并发症，同时也是术后早期的主要致死原因。如不做预防性治疗，将有 40%~60% 患者发生术后深静脉血栓，即使采用了预防措施，全膝关节置换术后下肢深静脉血栓发生率仍高达 11%~33%。因此，要加强预防，其方法有：患肢穿弹力长袜、足底静脉泵，下肢持续被动活动（CPM），踝关节屈伸活动及预防性用药，如服用小剂量华法林、阿司匹林或低分子肝素等。避免使用促凝药物。加强巡视，观察患肢有无肿胀。可用冰敷于局部，观察皮肤颜色改变、皮温是否升高，表浅静脉是否充盈，足背动脉搏动是否良好，早期诊断可借助多普勒超声检查，静脉血流图及静脉造影。

2）感染：术后感染是一个灾难性并发症，常引起关节的疼痛和病变，以致有些病例最终需再次手术。因此，术前预防很重要，要评估局部有无感染史及皮肤坏死，有无身体某处其他感染病灶。术前晚可给予预防性有效抗生素及术中给予有效抗生素以保证足量抗生素透入手术区域软组织，术中应减少人员流动，尽量缩短手术时间，并使用层流手术室。术后保持敷料干燥，及时更换，提高机体抵抗力，防止血源性感染。加强巡视，观察伤口敷料渗血情况，负压引流是否通畅，更换引流瓶时注意无菌操作。有无局部血肿形成，观察患者体温变化，尽量缩短置管时间。

3）假体松动：松动是人工膝关节返修术的主要原因。预防假体松动的措施除改进假体设计、手术医师提高手术精确性外，还要加强健康教育，体胖者劝其减肥。避免跑、跳、背重物等活动，防止膝关节假体承受过度应力。

4）骨折：术后可发生胫骨干、股骨干骨折，也可发生胫骨髁或股骨髌骨折。摔倒等轻微外伤常是诱发骨折的原因。要预防骨质疏松，功能锻炼期间用力要适当，不要穿拖鞋，离床活动时有家属保护，以免摔倒，如果进行按摩时，用力要适当，以免造成骨折。

（6）康复功能锻炼

1）人工全膝关节置换术后（0～3天）：患者疼痛较重，一般不主张活动关节，患者可抬高患肢，尽可能地主动伸屈踝关节和趾间关节，进行股四头肌、腘绳肌的等长收缩活动。每小时进行5～10分钟，以促进血液回流，防止血栓形成及肌萎缩的发生。

2）人工全膝关节置换术后（4～14天）：患者的疼痛已明显减轻，负压引流管已拔除。此时，应继续练习早期功能锻炼，同时要加强膝关节屈伸活动范围，促进膝关节的活动，将膝关节置于外展位，在膝关节连续被动活动器（CPM机）上进行关节活动度的训练。建议使用CPM机的方法：术后4天开始每天连续使用6～12小时，开始伸屈范围在0°～30°，以后每天增加10°，出院时应达到90°以上。CPM机训练强度和频率可逐渐增加，对早期迅速恢复关节功能有很大帮助。但不使用CPM机的患者，可在医师的指导下进行以下练习：床上膝关节的屈伸活动；床边膝关节的屈伸锻炼；床上侧身膝关节屈伸活动功能锻炼，必要时应在医师的指导下被动活动；下床站立下蹲锻炼。

3）人工全膝关节置换术后（2～6周）：继续进行上述功能锻炼，并逐渐增加练习的时间和频率。要加强股四头肌和腘绳肌的力量训练。患者坐在床边，主动伸直小腿，反复多次，循序渐进；患者坐在床上，膝关节下垫一枕头，使膝关节屈曲，然后主动伸直，患者站立位，主动屈膝，练习腘绳肌；利用拐杖练习行走，加强步态行走训练，逐渐脱离拐杖行走，练习上、下楼梯活动。早期主要依靠拐杖，要求健腿先上，患腿先下，适应后脱离拐杖。完全康复后可进行适当的体育活动，如：散步、打太极拳、骑自行车等。在日常生活中注意保持合适的体重，预防骨质疏松，避免过多剧烈运动，不要做剧烈的跳跃和急停急转运动。

【健康教育】

（1）功能锻炼指导：告诉患者，出院后将有半年或更长时间的康复锻炼过程，为其制定合理的锻炼计划，提醒注意事项和康复措施，同时应使家属熟悉和了解锻炼的细节，以协助配合患者的锻炼。可以继续加强股四头肌力练习，同时也要加强膝关节活动度锻炼，如下蹲、踏车、上下楼等。

（2）避免剧烈运动，不要做跳跃运动，行走时不可急停或骤然旋转，最大限度地延长假体的使用寿命。

（3）及时预防并控制感染，防止细菌血源性传播引起关节感染。天气变凉时应随时添加衣服，避免感冒。

（4）减少对人工关节的磨损，防止跌倒。患者最好终身使用手杖，特别是在外出时，以求得周围人帮助。

（5）嘱患者加强饮食，多食高蛋白、高钙、易消化的饮食，但应保持合适的体重。适当进行户外活动，多晒太阳，以防骨质疏松。

（6）术后随诊时间：半年内每月一次。若关节有疼痛等不适情况，应随时就诊。

第三节　人工全髋关节置换术

全髋关节置换术是关节重建手术中最为有效的手术，术后配合有计划的康复训练，能最大限度地改善关节功能，矫正畸形和缓解疼痛。把已经损坏的髋部的致痛部分用设计好的人工关节组件所取代，就称为髋关节置换，此关节代用品称之为假体。

【适应证与禁忌证】

（1）适应证

1）陈旧性股骨颈骨折不愈合或老年股骨颈骨折头下型愈合困难的。

2）股骨头无菌性坏死晚期。

3）类风湿关节炎及强直性脊柱炎。

4）骨性关节炎或退行性关节炎的晚期。

5）先天性髋关节脱位所致髋关节疼痛或腰痛。

6）陈旧性的髋关节感染或结核所致髋关节畸形和融合。

7）髋关节部位的骨肿瘤。

8）其他非手术治疗失败后为挽救髋关节的功能。

（2）禁忌证

1）脑瘫。

2）局部或全身的活动性感染。

3）严重骨质疏松。

4）极度衰弱者。

5）外展肌力丧失。

6）肥胖。

【护理评估】

1. 术前评估

（1）健康史

评估患者年龄、职业、身高、体重、一般健康状况；有无吸烟或饮酒史；有无糖尿病、高血压、心脏病、脑血管疾病、肺脏疾病、肾脏疾病、皮肤病等伴发疾病；甾体类或非甾体类药物应用情况。

（2）身体状况

1）局部：了解行人工髋关节置换的原发疾病，如果是因股骨颈骨折，要了解受伤的部位及程度，骨折的时间；如果是髋关节骨病，要了解疾病的性质，髋关节疼痛程度，屈曲、内收、旋转情况，股四头肌肌力，畸形的程度，患肢有无肿胀。

2）全身：生命体征是否稳定；患者的营养状况，有无骨质疏松；肢体活动受限程度；全身有无急慢性感染及心肺功能状况等。

（3）心理-社会状况

评估患者及家属对人工髋关节的了解程度，骨折或髋关节骨病给患者带来很大痛苦，严重时可导致生活能力下降，影响正常生活和学习工作，并由此产生一系列不良情绪，评估患者的心理状态，评估患者的家庭及社会支持系统对本病的了解程度及对患者的支持帮助能力等，正确引导和及时纠正不良的心理反应。

2. 术后评估

（1）手术情况

麻醉和手术方式（手术入路）；人工髋关节的类型（骨水泥型髋关

节或非骨水泥型髋关节）；假体位置，术中出血量、补液、输血的情况；心肺功能及血压波动情况，引流液的量及性状。

（2）身体状况

动态评估患者生命体征、引流液的性状、量，伤口情况，饮食及睡眠情况，患肢摆放的体位，是否能按康复计划进行功能康复锻炼，有无并发症发生的现象。关节局部情况：主要包括关节活动度、股四头肌肌力。术后关节功能评分和运动评分组织平衡情况、假体位置、关节对合情况、关节的稳定性等。

（3）心理和认知状况

评估患者及家属对术后康复治疗的配合，术后并发症预防的认知和心理状态，对康复锻炼相关知识的了解程度等。

【护理诊断】

（1）焦虑/恐惧

与担心人工全髋关节置换后功能恢复程度和经费有关。

（2）自理能力缺陷

与骨折牵引后活动受限或人工髋关节置换后卧床有关。

（3）体液不足

与人工髋关节置换伤口出血、渗液有关。

（4）疼痛

与骨折、髋关节骨病及术后创伤有关。

（5）有皮肤完整性受损的危险

与长期卧床有关。

（6）便秘

与长期卧床、活动受限、饮食不当有关。

（7）知识缺乏

缺乏人工关节置换和康复锻炼的相关知识。

（8）潜在并发症

术后出血、深静脉血栓形成、感染、假体松动、假体脱落。

【护理措施】

1. 术前护理措施

（1）心理护理

行人工全髋关节置换的患者很多因髋关节骨病的病程长，或因骨折突然发生，无应急心理准备，手术创伤较大又会使患者产生心理负性刺激，均存在不同程度的紧张、恐惧心理，应根据患者的不同年龄、文化程度、职业，有针对性地耐心与患者交谈，用适当的语言向患者及家属介绍手术的必要性及术后康复程序，术前应做的准备、注意事项。让患者理解手术的目的、过程及并发症。术中配合和术后注意要点，对有吸烟或饮酒史的患者，应立即劝其在术前一周之内停止吸烟或饮酒，因为这会导致血红蛋白降低，从而使组织修复所需的供养减少，还会使血液黏滞性提高，增加血栓形成的概率，并介绍典型病例，经常与患者交流和沟通，打消其思想顾虑，积极配合治疗，树立战胜疾病、早日康复的信心。

（2）饮食护理

髋关节置换出血量为1000～1500ml，营养不良者对休克、失血的耐受较差。髋关节骨病及创伤患者由于疼痛或卧床不起，导致情绪低落，食欲下降，饮食难进，这样会使患者体质每况愈下，影响预后，应调整患者心态，给予合理的饮食指导，根据患者的习惯，与患者及家属一起制定饮食计划，注意饮食的色、香、味及食物的多样性，给予并鼓励患者每日进食高蛋白、高钙质、高热量、易消化、富含维生素的食物，以提高患者对手术的耐受力，减少并发症的发生。

（3）大小便护理

一方面肠道、骨盆的软组织邻近髋关节，手术牵拉会影响肠道及泌尿道功能。另一方面，创伤及术后患者卧床不动，肠蠕动减慢，由于排尿排便不方便，患者有时拒绝饮水，这就会造成便秘，形成恶性循环，同时给术后的护理及伤口愈合带来负面影响，为促进肠蠕动，每天指导患者或家属对腹部行顺时针按摩数次，每天饮水量不少于2000ml，还应多吃蔬菜水果，有条件的每天早晚喝一杯蜂蜜水，以利于滋润肠道。告诉患者大小便器使用方法，排便时患者思想尽量放松，减少病房内活动人员，有便秘者可用开塞露润滑肠道或口服肠道缓泻剂，都可使排便顺利。

（4）术前准备

1）术前一日行皮肤准备，注意防止损伤皮肤，这对预防伤口感染有重要意义。还应洗头、理发、剪指（趾）甲、沐浴。

2）备血，完善各项检查。

3）为预防感染，术前1~2小时或对双侧同时行髋关节置换手术的病例在第2侧手术前开始前加用一次抗生素。

4）呼吸及胃肠道准备：进行深呼吸及有效排痰法的锻炼。术前一日晚用0.1%~0.2%肥皂水灌肠，排空肠腔内粪便，术前12小时起禁食，4小时起禁水。

5）适应性锻炼：由于置换术后的患者，必须卧床一段时间，因此术前应指导患者练习床上排尿排便，使用便器，以免术后出现排便、排尿困难，避免大小便污染引起皮肤破溃或伤口感染；教会患者使用牵引床上的辅助工具，进行床上功能锻炼；教会患者正确卧床体位及上、下床姿势，教会患者助行器及拐杖的使用方法，防止因体位不当引起人工关节脱位。

2. 术后护理措施

（1）体位护理

术后给予平卧位，患肢保持外展15°~30°中立位，穿"丁"字鞋，以防患肢外旋、内收，防止髋关节脱位。人工髋关节由下肢位置放置不当引起的脱位最容易发生在手术室回病房的搬运过程中、全身麻醉过程的躁动状态下或卧床翻身操作中。因此，准确地保持患肢外展位，是防止脱位的关键。无论是搬运患者还是护理操作、协助排尿排便，都要保持外展中立位。可在双腿间放置梯形枕，翻身时患侧始终保持外展中立位。

（2）饮食护理

术后饮食因人而异，应少食高糖、高胆固醇饮食，多食高热量、高蛋白、高维生素食物。尤其老年患者，因胃肠功能低，饮食上应遵循高钙饮食、易消化吸收饮食、少食多餐原则，多食膳食纤维，以防便秘。

（3）疼痛护理

手术后的伤口疼痛可影响患者生命体征的平稳、饮食、睡眠和休息，从而影响伤口愈合，同时也可影响患者功能康复锻炼。故应重视术后的疼痛控制，积极采取镇痛措施。护士首先要评估患者疼痛的性质、时间和程度，观察患者的面部表情、活动、睡眠，听取患者主诉，分散患者注意力，适当应用镇痛剂或术后使用镇痛泵。

（4）病情观察

1）生命体征观察：由于手术创伤大，出血量多，应重视心血管功能变化。有条件时应使用心电监护仪，随时观察血压、脉搏、呼吸变化，持续14~16小时。如有血压异常变化、心律失常等情况，应及时告之医生给予处理。

2）输液观察：由于多为老年患者，术后敏感性差，为防止急性心力衰竭和肺水肿发生，根据患者血压、心率、引流量、尿量变化，控制输液速度。

3）尿量观察：密切观察并记录24小时尿量以及尿的颜色变化，必要时记录每小时尿量。

4）患肢血运观察：术后48小时内应密切观察患肢末梢血运。若患肢皮肤发绀、皮温低、足背动脉搏动减弱或消失，应及时处理。术后3~5天行X线摄片，以了解人工关节置换的情况。

5）患肢感觉运动观察：全髋关节置换术能引起坐骨神经、股神经、闭孔和腓神经损伤，其中以坐骨神经受损最常见。

6）伤口和引流的观察：由于手术创口大，术后应充分引流，以免局部血液淤滞。观察引流液的量、色，正常量为50~250ml，色淡红。如伤口敷料有渗血或被污染时应及时更换，保持切口的干燥和清洁。

（5）并发症的预防护理

1）预防下肢静脉血栓形成及肺栓塞：深静脉血栓是术后最常见的并发症，在血栓形成和演变过程中，有一部分处于浮游状态，未与血管壁粘连，有可能脱落形成肺栓塞。术后麻醉作用消失后立即鼓励患者做踝关节、膝关节的被动屈伸活动，深呼吸及咳嗽动作，尽可能早离床活动，可穿加压弹力袜。

2）预防局部感染：观察切口有无红、肿、热、痛等局部感染症状和功能障碍表现，更换引流瓶时注意无菌操作，伤口血肿形成时通知医生及时处理。如术后体温持续升高，3天后切口疼痛加剧，血常规中白细胞升高，血沉加快。胸部X线示正常时，可考虑切口感染，在渗出液涂片检查及培养中，使用敏感抗生素的同时，加强切口换药工作，必要时行关节穿刺或局部组织培养。

3）预防髋关节脱位：应及早向患者宣教预防髋关节脱位的重要性，使之从思想上提高认识并告之具体注意事项，如患肢不能过度的屈曲、内收和内旋。患肢在伸直位时不能过度的内收和外旋。加强防范意识。

（6） 功能锻炼

1）早期：功能锻炼在术后 0~3 天，目的是保持关节稳定性和肌肉张力，防止出现关节僵硬和肌肉萎缩。

①股四头肌训练：仰卧位，患肢外展 30°保持中立位，膝下可垫一纸卷或软枕，主动下压膝关节，保持大腿肌肉收缩状态 10 秒，然后放松；②踝关节跖屈、背伸运动：仰卧位，主动最大限度地进行足趾伸屈运动、踝关节背伸及抗阻训练，运动时避免髋关节内旋、外旋，每个动作保持 10 秒，再放松；③臀肌收缩运动：患者卧位伸直腿，上肢舒适地放在身体两侧，收缩臀部肌肉，保持 10 秒，放松；④髌骨推移运动：仰卧位，推动髌骨上、下、左、右运动；⑤上肢肌力练习；⑥深呼吸练习。

2）中期：锻炼在术后 4~7 天，主要是加强肌肉的等张收缩和关节运动。①直腿抬高运动：仰卧位，下肢伸直抬高，要求足跟离床 20cm，开始时在空中停顿 5 秒，以后停顿时间逐步增加。此运动应以主动为主，被动为辅，以患者不感疲劳为宜。②屈髋、屈膝运动：仰卧位，医护人员用一手托在患者膝下，一手托住足跟，在不引起疼痛情况下行屈髋、屈膝运动，但屈髋小于 45°。③抬臀运动：患者取仰卧位，双手支撑身体，抬高臀部 10cm，保持 5~10 秒。④步行练习。

3）后期：从术后第 8 天开始，患者疼痛已经减轻或消失，假体周围的肌肉和韧带开始修复，可循序渐进地活动，以离床训练为主。但是非骨水泥型的患者该时期的训练应在 14 天以后或更长时间进行。①侧卧位外展：翻身时护士一手托患者臀部，一手托膝部，将患者身体同时转为侧卧，并在两腿间垫上枕头。②卧位到坐位训练：双手撑起，患肢外展，屈髋小于 45°，利用双手和健腿支撑力将患肢移至床边，同时，护士应抬起患者上半身协助其离床，并帮助患者将下肢移到床边。③坐位到站位训练：挂拐，患肢不负重。患者移至床边，健腿先着地，患腿后触地，患侧上肢挂拐，利用健腿和双手支撑力挺髋站立，扶拐在床边站立约 2 分钟即可，但应防止低血压和虚脱。④站位到行走训练：患肢不负重，行走时必须有护士或家属在旁保护，以免发生意外，时间根据患者体力，一般不超过 15 分钟。

【健康教育】

（1）术前的宣教

由于患者患病时间长，行动不便，生活质量下降，希望通过手术来恢复关节的活动功能，但是他们对人工髋关节置换术的有关知识知之甚少，对手术和康复感到焦虑是正常的。所以，我们应注重用通俗、简明的语言向患者和家属讲解手术的目的、原理、方法和效果等，并介绍手术成功病例，认真听取患者倾诉，用细心周到的服务解除患者焦虑情绪。

（2）术后功能锻炼宣教

1）反复强调术后功能锻炼的重要性，尤其是老年患者，更应使其认识到进行功能锻炼是加强手术效果的必要手段，并指导其锻炼的正确方法。

2）培训日常生活能力：教会患者在床上进行洗脸、刷牙、梳头、进食等活动。在离床后，要锻炼站立时的自理活动能力，从而达到增加代谢、促进食欲、增强自信、早日康复、提高生活质量的目的。

（3）出院宣教

1）体位指导：取平卧或半卧位，3个月内避免侧卧。术后3周内屈髋小于45°。以后根据病情逐渐增加屈髋度，但不可大于90°。遵循"三不"原则：即不要交叉双腿，不要坐矮椅或沙发，不要屈膝而坐。

2）功能活动指导：术后3周内可用助行器、拐杖行走，3个月后，患肢可逐渐负重，但拐杖的使用应坚持双拐→单拐→弃拐原则。之后可进行简单的活动，如散步等。下午可适当抬高患肢，以减轻上午散步导致的水肿。6个月内避免患肢内收和内旋，站立时患肢应尽量外展。完全康复后可进行散步、骑车、打保龄球、打乒乓球、游泳、跳舞等活动，并保持适当的体重，避免做对人工髋关节产生过度压力造成磨损的活动，如跳跃、快跑、滑冰、打网球等。

3）日常活动指导：不要弯腰拾东西，不要穿需要系带的鞋，在穿裤和穿袜时应在伸髋屈膝位；厕所坐便不宜过低；加强营养，戒烟酒；避免体重过度增加而加重对假体的负担；使用拐杖至无疼痛跛行时，方可弃拐。注意预防并及时控制感染，防止细菌血运传播造成关节感染。在进行一切活动时，均应减少对患髋的负重。

4）复诊时间：术后3个月内，每月复诊一次；术后6个月内，每3个月复诊一次；以后每6个月复诊一次。若有髋部疼痛或活动后严重不适，应随时就诊。

第四节　人工踝关节置换术

踝关节融合的近期疗效和中期疗效的效果都很好，但是对于远期来说，常常导致难治性距下关节和跗骨间关节的骨性关节炎。正是由于这个原因，目前主张采用踝关节置换来替代踝关节融合。在髋关节、膝关节置换术已经非常完善的今天，踝关节置换术已到了重点发展的时候。

目前已有数种类型假体应用于临床，但其假体的合理性和优越性还有待进一步随访观察，需要长时间的考验。临床医生目前持十分谨慎的态度，严格选择适应证患者。因此，临床人工踝关节转换术患者远远少于人工髋关节、膝关节置换术，术后护理及远期疗效还有待进一步探讨。

【适应证与禁忌证】

（1）适应证

1）类风湿性关节炎，病变同时涉及踝关节、距下关节和跗骨间关节的患者。

2）其他原因的炎症性关节炎、创伤性关节炎和骨性关节炎。

（2）禁忌证

感染及神经性踝关节炎是绝对手术禁忌证。对孤立的踝关节病变，距骨体无菌性坏死，明显骨缺损、韧带不稳定、严重的骨质疏松、踝关节融合术失败的患者均不宜采用人工踝关节置换术。

【护理评估】

1. 术前评估

（1）健康史

患者年龄、职业、身高、体重，有无吸烟或饮酒史以及一般健康状况；既往有无外伤史及慢性损伤史；以往的治疗方法及效果。

（2）身体状况

1）局部：了解行人工踝关节置换的踝关节病损程度及治疗情况，了解受累踝关节的关节活动度（正常踝关节能背屈30°、跖屈45°。其活动范围在平地行走时约需 25°，上楼时增至 36°，下楼时增至 56°）、关节稳定性。距下关节的退变程度，估计患者对手术治疗的接受程度及耐受力，以便在手术前后提供针对性护理。

2）全身：患者营养状况；生命体征是否稳定；有无严重骨质疏松、精神状态是否良好；全身有无急慢性感染；有无糖尿病、心脏病、高血压病史及心肺功能状况。

（3）心理-社会状况

长时间反复疼痛，感觉异常、功能活动受限，严重影响患者的生活质量，给患者带来痛苦，并由此产生一系列不良反应，应注意观察患者的心理变化，了解患者及家属对疾病的认知程度、对人工踝关节的认识及接受程度，能否坚持配合治疗。对手术的心理反应或对术后的效果及有可能发生的并发症有无充分的思想准备。评估家属对患者的关心程度、支持力度、家庭对手术的经济承受能力。

2. 术后评估

（1）手术情况

麻醉和手术方式，人工踝关节假体的类型，术中出血、补液、输血情况、尿量、引流液的量及性状、心肺功能及血压波动情况。

（2）身体状况

包括生命体征、引流情况、伤口愈合及患肢摆放的体位；组织平衡情况、假体位置；关节对合及稳定情况、关节活动度恢复程度；石膏的干固程度及松紧度；患肢末梢血液循环情况；有无因石膏固定后肢体活动长期受限导致的失用综合征，是否按计划进行功能锻炼，有无并发症发生。

（3）心理-社会状况

有无紧张，患者和家属对术后康复训练和早期活动是否配合，术后并发症预防的认知和心理状态，对康复锻炼相关知识的了解程度，以及对出院后继续康复锻炼和注意事项是否掌握。

【护理诊断】

（1）疼痛

与踝关节骨病及术后创伤有关。

（2）康复欲望低下

与术后疼痛及患者意志力薄弱有关。

（3）自理能力缺陷

与术后肢体固定后活动或功能受限有关。

（4）潜在并发症

术后深部感染、伤口愈合不良、假体松动；反应性交感神经营养不良；内踝、外踝骨折等。

（5）知识缺乏

缺乏人工踝关节置换和康复锻炼及预防并发症的相关知识。

（6）焦虑

与担心术后功能恢复有关。

【护理措施】

1. 术前护理措施

（1）心理护理

人工踝关节置换术是开展的新手术，患者对该手术了解不多，对手术的期望值较高，手术费用昂贵，同时又担心术后效果恢复不理想，以及术后可能出现的并发症，同时患者患病时间长，疼痛不适及生活自理能力受限而产生焦虑、恐惧的负性心理。应针对患者存在的心理问题，针对不同个体采取积极的态度，用患者能理解的语言及时向患者及家属交流，说明手术的必要性、手术的方法及优点，治疗过程如何配合及术后效果以及介绍术后注意事项，让患者做到心中有数，给患者安全和信任感，解除心理负担，取得理解和配合。以身心最佳状态接受手术，主动配合手术及术后完成严格长期的踝关节康复治疗，此外，应重视社会支持系统的影响，尤其是亲人的关怀和鼓励，对患者的康复是非常重要的。

（2）饮食护理

因踝关节骨病所造成的长期疼痛、功能受限，患者情绪受到影响，导致食欲下降，以及疾病对代谢的影响，患者均有程度不同的营养不良，同时手术的创伤，使患者的营养状况往往处于低水平，不利于伤口愈合。应根据患者的饮食习惯，与患者及家属共同制定饮食计划，给予高热量、高蛋白、高维生素、易消化饮食，如乳类、蛋类、鱼和瘦肉、多吃蔬菜水果。必要时给予静脉补充营养，增强机体抵抗力，促进康复。

（3）术前准备

1）术前全面了解各系统功能状态，年龄较大、体质较弱者给予全身支持疗法。对合并有心脏病、高血压、糖尿病者应控制在能耐受的状态后再实施手术。

2）皮肤准备：该手术对皮肤的要求非常严格，若手术的皮肤有破损或身体某部位有感染性病灶时，都必须延期手术，应及时控制感染，条件允许后，按踝部手术范围准备，术前一日备皮，备皮时一定不可损伤皮肤，并用软肥皂清洗，更换消毒衣裤，仔细检查术区皮肤情况，有皮肤破损时应做积极处理。

3）常规备血，完善术前检查，常规禁食禁水。

4）为预防感染，术前1~2小时或对双侧同时手术踝关节置换术的病例在第2侧手术开始前加用一次抗生素。

5）术前适应性训练：由于置换术后的患者，必须卧床一段时间，因此应指导患者练习床上大小便，使用大小便器及预防便秘的注意事项。指导患者抬臀运动、下肢肌肉等长收缩练习以及教会患者床上练习患肢直腿抬高运动，手杖助行的方法。

2. 术后护理措施

（1）严密监测生命体征变化

给予吸氧2L/min，持续心电监护至病情稳定。严密监测患者的体温、脉搏、呼吸、血压及血氧饱和度并记录。观察患肢有无疼痛及疼痛程度的变化。伤口引流管接负压吸引器并妥善固定，保持引流管的通畅，观察引流液的性质及量。定时由上至下挤压引流管，每小时1次，手术当天引流液的量应≤400ml，色淡红，若24小时超过400ml，应加强观察及处理。一般在48小时内当引流液≤30ml可考虑拔管，每天更换负压器，操作中保持无菌，避免引流液逆流。导尿管一般留置24~48小时后可拔除。

（2）患肢体位及石膏固定的护理

患者术后去枕平卧6小时后可头部垫枕头，患肢行小腿石膏外固定，或使用短腿支具。患肢保持外展20°~30°中立位，以软枕抬高30cm，以利于静脉血液及淋巴液回流。室温控制在25℃左右，注意观察和判断石膏固定肢体的远端血液循环，患肢皮肤温度、末梢血运、感觉、运动等情况，肢体有无肿胀及肿胀程度。若患肢有苍白、湿冷、发绀、疼痛持续剧烈、感觉麻木或减退时，均应及时通知医师做妥善处理。手术当天根据石膏材料的不同，尽量减少搬动患者的次数。如必须搬动，应用手掌平托石膏固定的肢体，避免牵拉，手指压迫致使石膏出现凹陷，形成压疮或坏死。小腿石膏一般固定 6~8 周，注意石膏的保洁，并告之患者不可随意将物品伸至石膏内抓痒，以免损伤皮肤，采取措施防止石膏固定并发症出现。

（3）疼痛护理

疼痛是手术后最常见的症状，可直接影响患者生命体征的稳定、饮食、睡眠和休息，从而影响伤口的愈合及功能的恢复，故应重视术后疼痛的护理，积极采取有效镇痛措施。如评估疼痛的性质，时间和程度，观察患者的面部表情，耐心听取患者的主诉，根据患者的兴趣爱好，分散患者注意力。必要时使用镇痛剂或连续性镇痛泵同时注意镇痛药物的副作用。

（4）生活护理

保持环境清洁整齐，多给患者关怀，协助其保持正确、舒适的体位，加强基础护理，协助患者家属做好饮食护理，排尿、排便护理，帮助患者解决日常生活中的困难，满足其生活需要，鼓励患者进行一些力所能及的自立运动，提高生活自理能力。

（5）术后早期并发症的观察及预防

术后动态观察患者生命体征变化及伤口渗血情况，患肢疼痛的性质和程度，伤口有无红、肿、热、痛等极为重要。

1）深部感染：术后深部感染是一个灾难性的并发症，发生率为2.7%，感染细菌来源于局部伤口和身体其他部位感染灶。常引起关节疼痛，手术失败，甚至累及足部而必要时行截肢术。因此，术前预防很重要，术前仔细检查皮肤，有无擦伤或皮肤病；有无口腔疾患；有无糖尿病史，积极控制合并症，创造皮肤条件。术前晚及术中给予有效抗生素，术中术后减少人员流动。术后保持伤口敷料干燥，引流管的通畅，加强巡视，观察有无血肿形成，术后使用有效抗生素 7~14 天预防感染发生，观察体温变化，尽量缩短置管时间，加强营养，促进伤口愈合。

2）假体松动：这是手术失败的主要原因。松动与骨组织质量欠佳有关，其无菌性假体松动率在 10%~25%。预防措施主要为改进假体设计，手术医生在不断提高手术的精确性外，术后预防感染、延长制动时间、避免不当的大运动量活动也至关重要，同时要控制患者体重，减轻假体承受的应力。防止外伤，预防骨质疏松。如果假体发生松动，骨组织良好，可行一期返修术或踝关节融合术。

3）术后疼痛：因非感染因素引起的疼痛而行人工踝关节返修术的约占 8%，假体与腓骨间撞击是引起疼痛的原因之一，有时术后踝关节疼痛原因不明。术后加强宣教，合理应用镇痛剂，嘱咐患者使用双拐限制过早负重，控制体重，减少大运动量活动。

4）反应性交感神经营养不良：防止失用性骨质疏松，采用渐进保护性的术后负重练习（1~2 年），经皮电刺激、硬膜外阻滞和心理治疗等方法。

5）伤口愈合不良：是术后主要的并发症之一，发生率在 40% 左右。预防措施是术中采用中间或外前方皮肤伤口，保持术后正常的胫前肌腱的位置，术后可行高压氧疗，短腿石膏制动，以软枕抬高患肢，改善血液供应。

（6）康复功能锻炼

1）术后要求踝关节行短腿石膏中立位固定至少 6 周，保证软组织愈合和骨组织长入固定。因此肢体尽可能抬高，直至软组织愈合。

2）术后第 1 天即可进行股四头肌的等长收缩练习，所谓等长收缩就是肌肉的主动收缩但不引起关节运动。

方法：护理人员立于患者的患侧，将右手置于患侧肢体腘窝处，左手置膝关节，手心相对，嘱患者膝关节伸直患肢下压护理人员的右手后放松，护理人员的左手则明显感到髌骨上下抽动一次。如此反复进行下压—放松动作，股四头肌能得到较好的等长收缩。一般指导患者 2~3 次后就能很好地掌握动作的要领，然后进行主动的练习。重复 20 次（组），逐渐递增至 40 次（组），每天 2~3 组。

3）脚趾屈曲与背伸运动：主要是最大限度地屈伸患肢小关节，并带动小腿肌肉运动。每个动作保持 10 秒，重复 20 次（组），每天 2~3 组。

4）臀收缩运动：患者平卧，收缩臀肌保持 10 秒后放松，双手着力，做抬臀动作，保持 10 秒，重复 20 次（组），每天 2~3 组。

5）仰卧，患肢伸直平放在床上，保持膝关节伸直，缓缓抬起下肢约 45°，稍停 3~5 秒，再缓缓放下，然后再抬，以不疲劳为宜。

6）术后6~8周开始主动屈伸练习，并去掉小腿石膏，改用踝关节支具和弹力袜稳定踝关节内外侧和减轻水肿。在踝关节支具保护下逐步增加踝关节活动度和载荷程度。术后一般需8~16周时间才能逐渐恢复正常的行走步态。

7）随着疼痛逐渐消失和肿胀减退，必要时在医师的指导下，增加主动抗阻力屈伸和内外翻练习（肌肉抵抗外加阻力进行的收缩），直至踝关节恢复正常内在稳定性，而无需依靠踝关节支具保护。

8）完全康复后可进行适当的体育运动，如散步、跳舞、骑自行车、游泳等。

9）应避免重体力劳动和剧烈运动，控制体重。进行日常生活的训练。定期向医师随访。

第十四章　骨科常用护理技术

> 大多数的骨科患者均需要定时更换体位，以便使身体各部分肌肉轮流承受自身的重力，维持肌肉弹性，减少压疮等并发症的发生。
>
> 有些患者不能自行移动，在进行各项检查、治疗及下床活动时，需要依靠担架、平车或轮椅等来协助患者移动。护士需掌握移动和搬运患者的方法，以避免和减轻患者的不适，预防损伤。

第一节　翻身侧卧法

目　　的	使卧床患者身体各部分肌肉轮换承受身体的重量，减少压疮、坠积性肺炎及关节畸形等并发症，使患者舒适，便于治疗和护理
操作前准备	（1）评估患者的病情及治疗需求 （2）评估患者的体重、肢体活动及皮肤情况
护理措施	1. 一人扶助患者翻身侧卧法 （1）向患者解释翻身目的，以取得配合 （2）患者仰卧，两手置于胸腹部，先将患者肩部和臀部移近近侧床缘，两腿屈曲 （3）操作者一手扶其肩部，一手扶其臀部，将患者轻轻推向对侧，使其背向操作者，然后用软枕将患者的背部和肢体垫好 2. 两人扶助患者翻身法 （1）向患者解释翻身目的，以取得配合 （2）患者仰卧，两手置于胸腹部，两膝屈曲 （3）操作者甲、乙两人站立于同一侧床缘，甲将双手分别伸入患者肩、胸后面，托住肩和胸背部；乙用同法托住腰和臀部。两人同时将患者平抬移近自己，然后轻推，使患者翻转向对侧，背向操作者，最后按侧卧位操作
注意事项	（1）若患者身上带有各种导管，应将导管妥善固定并托住一起翻身，翻身后应检查导管是否扭曲、受压 （2）若伤口敷料已脱落或已被分泌物浸湿，应先换药后翻身。若伤口较大，翻身时应将伤口置于适当位置，以防受压 （3）翻身间隔的时间，应视病情及局部皮肤受压情况而定。皮肤有红肿或破损时，应增加翻身次数，并做好床旁交接班 （4）牵引患者翻身时，不可放松牵引而需用手托住牵引装置 （5）翻身后保持患者于舒适卧位；必要时，将床栏升高，以确保安全

第二节　移向床头法

目　　的	协助已滑向床尾不能自行移动的患者移向床头，使患者卧位舒适
操作前准备	（1）评估患者身体下移的原因及需向床头移动的距离 （2）评估患者躯体活动的情况，有无石膏或夹板固定，是否能协助完成上移
护理措施	1. 一人扶助患者移向床头法 （1）向患者解释移动的目的，以取得配合 （2）放平患者床头、床尾支架，取仰卧屈膝位，将软枕横立于床头 （3）操作者一手伸入患者肩下，另一手伸入其臀下，在托起的同时嘱患者双手握住床头栏杆，两足蹬床面，同时向上移动，然后放回软枕，按需要摇起床头、床尾支架 （4）整理好床单位，保持床单平坦、无皱褶 （5）对于不能用手和足协助完成上移的患者，可采用下述方法：上移时，首先移动其腿部（如果将患者往下移，首先应移动头部和肩部）。①将患者的腿斜移向床头；②将患者的臀部斜移向床头；③操作者将近床头侧的手臂支持住患者的头部，并将手伸至患者对侧的肩膀下，抱住患者的肩膀，将其头部、肩部及胸部斜移向床头；④将患者旁边的床栏杆架起；⑤在床的另一侧重复这种斜移，分段移动患者，直至达到预定的位置；⑥整理床单位 2. 两人协助患者移向床头法 （1）向患者解释移动的目的，以取得配合 （2）放平患者床头、床尾支架，取仰卧屈膝位，将软枕横立于床头 （3）操作者甲、乙两人分别在床的两侧，对称地托住患者的肩部和臀部。两人同时行动，协调地将患者平抬移向床头。亦可甲托住肩部及腰部，乙托住背部及臀部，同时平抬患者移向床头 （4）放回软枕，整理床铺，协助患者取舒适卧位
注意事项	（1）对有石膏或夹板固定的患者，应妥善保护患肢 （2）脊柱受伤或手术患者必须由两人或两人以上协助移动 （3）有条件者，可充分利用病床上吊架，让患者双手抓住吊架，协助移向床头，以节省人力

第三节　移向床边法

目　　的	使患者移至床边以便注射或治疗时易于接近患者的方法
操作前准备	评估患者的体重及病情，确定需几人完成移动

续 表

护理措施	1. 一人扶助患者移向床边法 此法可采用"一人扶助患者移向床头法"中的分段移动患者身体的方法
	2. 两人扶助患者移向床边法 （1）甲、乙两位操作者站在床的同一侧，先将双腿移至操作者侧的床边 （2）操作者的双手成杯状，靠近患者头侧的甲一手置入患者的颈下抱住头颈部，另一手置入其腰下；乙一手置入患者的臀下，另一手置入其大腿下。两人同时动作，将患者轻轻平抬，移至床旁
	3. 三人扶助患者移向床边法 （1）甲、乙、丙 3 人站在床的同一侧，甲托住患者的头部、颈部、肩部及胸部，乙托住患者的臀部，丙托住患者的大腿及小腿部，3 个人同时动作，将患者轻轻平抬，移至床旁 （2）协助患者取舒适体位，整理床单位
注意事项	（1）当患者体重较重，由一位操作者完成较困难时，应由两人协助完成，这样可以比较平稳地移动患者 （2）当患者的脊柱必须维持平直或移动骨折固定的患者时，应由 3 人协助完成 （3）有条件者，可充分利用病床吊架，让患者双手抓住吊架；或利用病床的护栏，让患者抓住一侧护栏，协助移向床边，以节省人力

第四节　担架搬运法

目　　的	用来运送不能起床特别是在急救过程中的患者做检查、治疗
操作前准备	担架 1 副（通常使用帆布担架，如现场急救缺少担架的情况下，可使用门板等代用品），所有结构须牢固，尤其简易担架更应牢固、可靠，以免在转运途中发生断裂，造成患者损伤。而且担架上须铺有软垫（但不宜很厚），避免担架板、绳索等损伤患者皮肤。其他用品同平车运送法
护理措施	1. 三人搬运法 （1）向患者解释目的，以取得合作 （2）操作者位于同一侧，甲一手托起患者的头部、颈部、肩部，一手托起患者的腰部；乙、丙分别托起患者的臀部和双下肢。清醒患者嘱其用双手环抱搬运者甲的颈部，3 人同时动作，将患者轻轻抬起慢慢放于担架上 （3）患者以平卧位为宜，注意四肢不可靠近担架边缘，以免途中碰撞造成损伤，盖好盖被 （4）合并有颅脑损伤、颌面部外伤及昏迷的患者应将头转向一侧，以保持呼吸道通畅，防止因舌后坠堵塞呼吸道，或分泌物、呕吐物吸入气管而引起窒息

	2. 滚动搬运法 （1）将患者四肢伸直，并拢，将担架放置于患者身旁 （2）操作者位于患者同一侧，甲扶持患者的头部、颈部及胸部，乙扶持患者的腰部及臀部，丙扶持患者的双下肢，3 人同时像卷地毯或滚圆木样使患者成一整体向担架滚动 （3）使患者位于担架的中央，以保证安全，并盖好盖被 （4）尽量使用硬板担架，采用仰卧位，受伤的胸椎、腰椎下方垫一约 10cm 厚的小枕或衣物。如为帆布担架，应让患者俯卧，使脊柱伸直
	3. 平托搬运法 （1）操作者站在患者的同一侧，将担架移至患者身旁 （2）由 1 人托起患者的头部、颈部，另外 2 人分别托住患者的胸部、腰部、臀部及上肢、下肢，搬运者将患者平托起，一定要保持头部处于中立位，并沿身体纵轴向上略加牵引颈部，或由患者自己用双手托起头部，缓慢转移至担架上 （3）患者应采用仰卧位，并在颈下垫相应高的小枕或衣物，保持头颈中立位。头颈两侧应用衣物或沙袋加以固定，防止头颈部左右旋转活动
注意事项	（1）根据伤情采用合适的担架搬运法：①滚动搬运法适用于胸椎、腰椎损伤者，且无论伤者是否处于仰卧或俯卧位，操作者应尽可能不变动患者原来的位置。②平托搬运法应由 3 人以上人员参加。对怀疑有颈椎损伤的患者在搬运时应特别注意，如果搬运不当，可能引起患者脊髓损伤而发生高位截瘫，甚至短时间内死亡 （2）在运送过程中，应注意患者的病情变化，如有不适和其他异常，应采取相应的救治措施

第五节　平车运送法

目　　的	用来运送不能起床的患者做各种特殊检查、治疗或转运病室
操作前准备	（1）根据患者的体重及病情选择需几人进行搬运 （2）骨折患者，应有木板垫于车上，并将骨折部分固定稳妥 （3）平车上置以被单和橡胶单包好的垫子和软枕，带套的毛毯或棉被
护理措施	**1. 挪动法** （1）向患者解释移动目的，以取得合作 （2）移开床旁桌、椅，松开盖被，将平车推至床边 （3）协助患者将上半身、臀部、下肢依次向平车挪动，此时操作者应在旁抵住平车，防止车身移动。下车回床时，应先帮助其移动下肢，再移动上肢 （4）协助患者躺好，用被单及盖被包裹患者，先盖足部，然后两侧，露出头部，上层边缘向内折叠，使整齐美观 （5）整理床单位

2. 一人搬运法

（1）向患者做好解释，以取得配合

（2）移开床旁椅至对侧床尾，推平车至患者床尾，使平车头端与床尾成钝角

（3）松开盖被，协助患者穿好衣服

（4）操作者一臂自患者腋下置入对侧肩部，一臂在同侧置入其大腿下，面部偏向一侧；患者双臂交叉于操作者颈后并双手用力握住操作者。然后操作者抱起患者，移步轻轻放在平车上，盖好盖被

（5）整理患者床单位

3. 两人搬运法

（1）向患者做好解释，以取得配合

（2）移开床旁椅至对侧床尾，推平车至患者床尾，使平车头端与床尾成钝角

（3）松开盖被，协助患者穿好衣服

（4）操作者甲、乙两人站在床边，将患者上肢交叉于自己胸前

（5）将患者移至床边，甲一手抬起患者头部、颈部、肩部，一手抬起其腰部；乙一手抬起患者臀部，一手抬起其膝部。两人同时抬起，使患者身体稍向一侧倾斜，并移步轻轻将患者放在平车上，盖好盖被

（6）整理床单位

4. 三人搬运法

（1）向患者做好解释，以取得配合

（2）移开床旁椅至对侧床尾，推平车至患者床尾，使平车头端与床尾成钝角

（3）松开盖被，协助患者穿好衣服

（4）将患者移至床边，甲托住患者的头部、颈肩及胸部；乙托住患者的背部、腰部和臀部；丙托住患者的膝及足部。3人同时抬起，使患者身体稍向一侧倾斜，同时移步轻轻将患者放在平车上，盖好盖被

（5）整理床单位

5. 四人搬运法（帆布兜法）

（1）向患者做好解释，以取得配合

（2）移开床旁椅至对侧床尾，推平车至患者床尾，使平车头端与床尾成钝角

（3）松开盖被，协助患者穿好衣服

（4）在患者腰部、臀部下铺帆布兜或中单（中单的质量一定要能承受住患者的体重）

（5）操作者甲、乙分别站于病床首、尾端，分别抬起患者的头部、颈部、肩部及双腿；丙、丁分别站于病床及平车两侧，紧紧抓住帆布兜或中单4个角，4人同时抬起，将患者轻轻放在平车中央，盖好盖被

（6）整理床单位

注意事项	（1）根据患者病情采用恰当的平车运送法 　1）挪动法适用于能在床上配合动作者 　2）一人搬运适用于病情允许、体重较轻者 　3）两人、三人搬运法适合于病情较轻，自己不能活动但体重较重者 　4）四人搬运法适用于颈椎、腰椎骨折患者或病情较重的患者 （2）搬运时轻、稳、准、协调、安全、舒适，两人以上人员搬运时动作要一致。对于烦躁不安或神志不清的患者，需有医护人员在旁守护，以防意外 （3）搬运过程中观察病情有无变化。 （4）患者在平车上，应卧于平车中央，以防碰撞。推车行走时不可过快，上下坡时患者的头部应在高处一端，以减少不适。推车进门时，应先将门打开，以免撞门或撞墙，引起振动，使患者不适或损坏车物 （5）如有输液而车上无输液架时，需由专人高举输液瓶，并注意观察穿刺部位，防止针头凝血或脱出 （6）将患者从床上移至平车时，也可利用床上吊架和护栏协助移动，以节省人力。有条件者，还可借助搬运患者过渡板（滑板）协助患者上、下平车，但病床与平车高度需一致

第六节　轮椅运送法

目　的	用来运送不能行走的患者做各种检查、治疗或进行室外活动
操作前准备	（1）评估患者的病情、躯体活动能力等 （2）准备轮椅，仔细检查轮椅的车轮、椅座、椅背、足踏板及刹车等各部位的性能 （3）根据季节备毛毯、别针等
护理措施	（1）将轮椅推至床旁，使椅背于床尾平齐，面向床头，将闸制动，防止滑脱跌伤 （2）天冷时，将毛毯单层的两边平均地直铺在轮椅上，使毛毯上端高过患者颈部15cm （3）患者坐起，穿鞋下地 （4）操作者站在轮椅背后，用两手臂压住椅背，一足踏住椅背下面的横档，以固定轮椅，不使其前倾。嘱患者扶着轮椅的扶手，身体置于椅座中部，抬头向后靠坐稳。不可前倾、自行站起或下轮椅等，以免摔倒。如身体不能保持平衡者，应系安全带，避免因不平衡而发生意外 （5）对于不能自行下床需要扶助的患者，可扶至床边并帮助其坐起，慢慢进行位置的改变，以免头晕。同时支持其肩和腿至床边直至足触及地板，穿好衣服和鞋。操作者面向患者，使患者的手放于操作者肩部或椅子扶手上，操作者将手置于患者腋下，拇指在前并向上，在跨入椅子时让患者休息一会儿，然后患者的背转向椅子，置患者于椅边并帮助坐进椅子

续　表

	（6）将毛毯上端的边向外翻折 10cm，围在患者颈部，用别针固定。同时用毛毯围着两臂，做成两个袖筒，分别用别针固定在胸部，围好上身，脱鞋后用毛毯将双下肢和两足包裹
	（7）患者如有下肢水肿、溃疡或关节疼痛，可将足踏板抬起，垫以软枕，搁起双足
	（8）整理床单位
注意事项	（1）在推动过程中，应随时注意观察患者的面色和脉搏，有无疲劳及头晕等不适。推轮椅下坡时速度应减慢，患者的头及背应向后靠并抓紧扶手，以免发生意外
	（2）鼓励患者参与搬运，以维持及增强其肌张力

第十五章 骨科常用检查、治疗技术及护理

第一节 石膏固定及护理

医用石膏是利用其加热、脱水，再遇水分时便可结晶硬化的特性，以达到固定骨折、制动肢体的目的，常用于骨折整复的固定、畸形矫正、关节损伤及关节脱位复位后的固定等。

【适应证与禁忌证】

（1） 适应证	（2） 禁忌证
1）骨折固定。 2）矫形手术后的固定。 3）四肢的神经、血管、肌腱损伤手术后制动。 4）骨关节炎症的局部制动。 5）关节损伤、脱位复位后的固定。	1）全身情况差，如心、肺、肾功能不全或患有进行性腹水等。 2）创面或创口较大的开放性骨折，合并大块皮肤挫伤或缺损的骨折。 3）年龄过小及年老体弱的患者禁忌做巨型石膏。 4）孕妇禁忌做躯干部石膏固定，如石膏背心等。 5）患部伤口疑有厌氧菌感染者。

【常用类型与作用】

根据石膏绷带内衬垫的多少可分为有衬垫石膏和无衬垫石膏。

（1） 有衬垫石膏

有衬垫石膏又称衬垫式石膏。即在石膏与皮肤之间加衬垫，其材料有棉花、棉织筒套、毡块等。在骨突起部位，如肩峰，肩胛骨，大粗隆，股骨内外踝，腓骨小头、内外踝及足跟等处加垫后，外置棉织筒套，将拟打石膏的部位全部覆盖，可起到保护和缓冲作用。多用于创伤或手术后可能发生肿胀的肢体固定，防止组织继续肿胀受石膏压迫而发生循环障碍及压疮等。

(2) 无衬垫石膏

无衬垫石膏并非完全没有衬垫，在石膏与大部分皮肤之间无棉花衬垫，但在骨隆起部位放置衬垫，在肢体缠绕一层绷带后将石膏包绕其外。其特点是固定效果好，压力均匀，石膏薄而质轻，不易滑动，多用于损伤较轻、手术较小、不会发生严重肿胀的肢体固定。

【常用的固定类型】

(1) 石膏托

常用于四肢稳定型骨折、软组织损伤、肢体肿胀严重的固定，或骨折关节脱位术后辅助固定。前臂石膏托置于前臂及腕的背侧；下肢石膏托置于大腿、小腿背侧和足底。

(2) 管形石膏

适用于四肢稳定骨折、肿胀较轻者。指趾应外露，便于临床观察及指趾活动。

(3) 肩人字形石膏

常用于肩部、肘部及臂部骨折或矫形手术后。放置石膏板条时注意增加腹部空间，女性患者避免乳房受压。

(4) 石膏背心

常用于第6胸椎至第3腰椎之间的脊柱损伤、结核或脊柱融合术后。

(5) 髋人字形石膏

常用于髋部大腿骨折的患者及矫形术、股骨截骨术、髋关节融合术、髋关节病灶清除术等。

(6) 头颈胸石膏

1）小型头颈胸石膏多用于无移位或复位后的1~2个颈椎椎体骨折，5~12岁肌性斜颈术后的固定。

2）大型头颈胸石膏多用于无移位或复位后的3~4个颈椎椎体骨折，12岁以上的肌性斜颈术后的固定。

3）头颈石膏背心多用于固定颈胸多段骨折，或者结核、脊柱侧弯等。

【包扎、开窗与拆除】

(1) 石膏的包扎

1）将石膏平放于40~42℃的温水内，待气泡出净后取出，用双手握其两端，向当中轻挤，不需拧干，挤去多余水分即可使用。

2）将石膏卷贴着躯体向前推着滚动，自肢体近端向远端一层层地进行缠绕，边推边用手抚摩，以使石膏各层贴紧，无缝隙，平滑无褶。缠绕时，每两层之间应相互覆盖，约占下一层宽度的1/2。在肢体粗细不等处，要做拉回打折，即将较细部位每一层绷带的松弛部向后折回，松紧要适度。

3）缠绕完毕，给予适当的捏塑及修整，抚平石膏表面使之平滑美观，剪去多余部分使边缘整齐。四肢石膏固定应将指、趾端露出，以便观察肢体末梢血液循环及功能锻炼情况。固定躯干的石膏，为利于呼吸、进食、排泄及换药，需着塑形或开窗。

4）在石膏表面注明上石膏的日期。石膏硬固定后方可搬动患者。

（2）石膏的开窗

为减压、局部检查或伤口引流、换药，可在石膏开一窗洞。先用铅笔画出范围，然后用石膏刀沿铅笔线向内侧斜切边，将切开的石膏边向上拉直至切开，注意防止往石膏内掉石膏渣屑。已开窗的石膏需在洞口用纱布敷料包扎。

（3）石膏的拆除

拆除石膏需有专用的工具，如石膏剪、石膏刀、石膏锯、石膏撑开器等。管形石膏的拆除方式是纵形剖开，可用石膏剪从石膏一端开始，向中间推进。石膏较厚部位可用电动石膏锯进行切割，然后用石膏剪剪开。拆除时，用石膏撑开器将石膏撑开，直到能把肢体从石膏内移出为止。

【护理评估】

（1）石膏固定局部软组织受压情况。
（2）有无石膏表面浸血、石膏边缘渗血及擦伤。
（3）患肢末梢血循环情况。
（4）患肢感觉及运动情况。
（5）患肢肿胀情况。
（6）固定肢体肿胀消除程度。

【护理诊断】

（1）自理缺陷

与石膏固定肢体，医疗限制有关。

(2) 有压疮的危险

与石膏压迫肢体有关。

(3) 潜在的并发症

石膏综合征，肢体血循环障碍，肌肉萎缩。

(4) 知识缺乏

与不了解石膏固定后的自我护理知识有关。

【护理措施】

1. 搬动与体位

(1) 搬动

石膏硬固后才能搬动患者，可采取措施促使石膏干固，如适当的通风、灯烤或电吹风吹干等。搬运患者时要防止石膏折断或变形，要用手掌平托，不能用手指抓捏，以免造成石膏凹陷压迫皮肤。髋人字石膏固定患者翻身时，应将患者托起悬空翻转。

(2) 体位

抬高患肢，以利于静脉回流，减轻肢体肿胀。上肢可用绷带悬吊将前臂抬高，下肢用枕垫垫起以抬高患肢，使足跟部悬空。石膏凹陷部位如腘窝、腰部也应垫起，以避免骨隆突部位受压。

2. 保持石膏的清洁

(1) 观察肢体末梢血液循环

注意有无皮肤发绀或苍白、肿胀，有无剧烈疼痛，指（趾）是否发凉、麻木、不能活动等，发现上述情况说明石膏包扎过紧，应拆除或松解石膏，以防发生肢端坏死或缺血性肌挛缩。注意松解石膏管形时，应沿石膏的长轴纵形剖开，但不能仅在石膏的一端做不完全的剖开，还应将石膏及其下面的绷带或衬垫全部切开，直至皮肤完全显露于剖开的空隙内。

(2) 观察出血情况

伤口出血时，血液可渗透到石膏表面上，可用笔沿血迹的边缘做记号，观察血迹有无扩大。出血较多时可能从石膏边缘或身体低处流出，因此需注意观察。

（3）预防石膏压迫而致神经麻痹

石膏包扎过紧可能压迫周围神经，导致神经麻痹。如发现患肢指（趾）端不能自主活动、皮肤感觉减退甚至消失，但肢体血液循环良好，应考虑是否有神经受压，需在受压部位开窗减压或更换石膏。

（4）观察石膏内有无异常气味

如有腐臭气味，说明石膏内伤口感染或有压疮形成造成组织坏死，应立即开窗检查。

3. 并发症的护理

（1）骨筋膜室综合征

石膏包扎过紧或肢体肿胀严重时可导致骨筋膜室综合征，表现为：患肢持续性剧烈疼痛、明显肿胀、皮肤苍白、皮温升高、指（趾）屈曲、被动伸指（趾）时疼痛剧烈。一旦发现应立即拆除石膏。如处理不及时或处理不当，可导致肢体缺血性肌挛缩，甚至肢体坏死。

（2）压疮

应定时协助患者翻身、预防压疮。加强骨隆突部位的按摩以促进局部血液循环，经常检查石膏边缘及骶尾部、足跟等皮肤，有无压疮早期症状，以便早期处理。如石膏内有分泌物和臭味，可开窗检查有无石膏内压疮。

（3）化脓性皮炎

因固定部位皮肤不清洁、皮肤有擦伤及软组织严重挫伤形成水疱后破溃导致化脓性皮炎，应及时告知医生开窗处理。

（4）石膏综合征

是指固定躯干部后患者发生的急性胃扩张，常见于石膏背心、髋人字石膏或蛙形石膏固定患者，要注意预防其发生。包扎石膏不要过紧，开窗修整时要留出进食后腹部膨出的空隙；避免脊柱过度伸展；饮食宜少量多餐，避免暴饮暴食；注意要适当地变换体位，如侧卧或俯卧，以缓解对十二指肠横部的压迫。

（5）关节僵硬和失用性骨质疏松

石膏固定需固定骨折部位上下关节，如固定时间过长，又缺乏功能锻炼，纤维蛋白沉积在滑膜、关节囊及肌肉间，可引起粘连而导致关节僵硬；活动减少，骨骼脱钙可发生骨质疏松。因此，要积极地进行适当的功能锻炼，练习患肢肌肉等长收缩、患肢指（趾）伸屈活动及健肢的全关节活动。

（6）坠积性肺炎

石膏固定需长期卧床者，呼吸道引流不畅，分泌物沉积容易引起坠积性肺炎。预防的办法是加强未固定部位的功能锻炼和定时翻身、拍背，鼓励患者深呼吸、咳嗽，以利于排痰。

4. 拆石膏的护理

（1）皮肤护理	（2）防止失用性水肿的发生
由于石膏的刺激，石膏内的皮肤干燥，可有鳞屑或痂皮产生。拆石膏后，应用温水清洁皮肤，然后涂以润肤霜保护皮肤。皮肤瘙痒时，不能搔抓皮肤，以免皮肤破损。	下肢石膏拆除后，因血液循环已适应坚硬的外固定，突然解除，可形成水肿，引起关节粘连，关节功能恢复缓慢。所以拆除石膏后可穿弹力袜或缠弹性绷带。若肢体明显肿胀，应使患者卧床休息并将患肢抬高24小时后再穿弹力袜，持续使用至肢体的肌张力和血液循环恢复。

【健康教育】

（1）医疗护理措施的配合

1）向患者讲解石膏固定的目的、作用、意义。

2）告诉患者和家属预防石膏变形、折断的相关知识。

①石膏未干前告知家属尽量少搬动患者，需更换体位时，要用手掌平托石膏固定的患肢，切忌用手指抓捏石膏，防止石膏凹陷处皮肤受压后出现缺血性坏死；②向患者及家属讲清楚不可在石膏上面放置重物，也不能将石膏固定的患肢放置在硬质的床板或地板上，以免引起石膏断裂、变形，使骨折端再次发生移位；③石膏未干前，不要在上面盖棉被，天冷时用局部照明灯烤干，天热时用电风扇吹干。

（3）鼓励患者及时说出身体的不适，及早发现问题。

（4）告诉患者及家属石膏干后，不要再使其受潮。

（5）石膏干后如搬动患者时，要向家属讲清楚，切忌对关节处施加屈曲成角的压力以免因其脆性增加和杠杆作用，使石膏在关节处发生断裂，因此，翻身或变动体位时，一定要有专人保护石膏。

（6）教会患者及家属避免石膏污染的知识与技巧：①颈胸部石膏、石膏背心的患者在进餐时应注意用餐巾或颌下垫毛巾，以防止污染石膏；②告知家属应及时料理患者的大小便，妥善放置便器，避免髋人字石膏和下肢长腿管型石膏被尿便污染；③应及时清除伤口分泌物，包扎伤口敷料的厚度要足够，以能充分吸收渗血和渗液而不污染石膏为主；④如患者患肢需放置冲洗引流管时，应建议医生在伤口周围填塞足够的纱布，防止冲洗液和引流液流入石膏内造成污染；⑤告知医生在为患者石膏固定部位的邻近伤口换药时，用治疗巾隔开并遮挡，可防止敷料和分泌物污染石膏；⑥告知患者及家属应将石膏固定的肢体抬高放置，高于心脏水平线 20cm，以促进静脉血液和淋巴液回流，减轻患肢的肿胀；⑦教会患者及家属观察肢体血液循环障碍的先兆，当患者出现肢体疼痛难忍、末梢肿胀明显、皮温较健侧低、感觉迟钝、足背动脉或桡动脉搏动减弱时，均应立即报告医护人员；⑧告知患者如出现某一固定部位持续性疼痛时常是压疮的早期症状，一定要及时告诉医护人员；⑨教会家属利用嗅觉进行观察的方法，如石膏内有腐臭气味时，表明石膏内有压疮、溃疡形成，或石膏内伤口有感染，应立即报告医生给予相应处理。

（2）日常活动

1）向患者及家属讲解石膏固定的患肢进行功能锻炼的意义和方法。

2）指导患者做石膏固定肢体肌肉收缩活动和邻近关节的屈伸活动。

3）指导患者应加强未行石膏固定肢体的主动活动，防止肌肉失用性萎缩。

4）病情允许的情况下，鼓励并指导患者下床活动，应先在床边站立，后借助于拐杖、助行器做短距离的行走。

5）教会患者及家属掌握功能锻炼的方法，并评价患者及家属主动和被动活动的方法是否正确。

6）告知家属在石膏拆除后，应继续每天按摩肌肉 2~4 次，并督促患者加强主动活动。

（3）综合征的发生和表现

向行头颈胸、躯干、髋人字石膏固定的患者解释可能会发生石膏综合征的情况，以减轻恐惧感，配合治疗。石膏综合征的表现主要为：腹胀、腹痛、恶心、呕吐等症状。

第二节 牵引技术及护理

牵引是利用外界的牵引力和对抗牵引力的作用，对肢体或躯干进行牵拉，以达到治疗和辅助治疗的目的。牵引既有复位作用又有固定作用，在骨科应用广泛，是一种简便有效的治疗方法。主要用于颈椎骨折、骨盆骨折、股骨颈骨折、粗隆间骨折、股骨干骨折及不稳定的胫腓骨骨折等。

【牵引的目的和作用】

牵引可达到复位与固定的双重目的，其作用主要在于治疗创伤、骨科疾病及术前术后的辅助治疗几个方面。

（1）治疗创伤

1）使骨折复位，矫正骨折缩短移位。通过调整牵引角度，也可矫正成角和旋转移位。

2）稳定骨折断端，有镇痛和便于骨折愈合的作用。

3）使脱位的关节复位，并可防止再脱位。

（2）治疗骨科疾病

1）使轻中度突出的椎间盘复位，减轻脊髓和神经根压迫症状。

2）使患有骨结核或骨髓炎或瘤样病损、骨肿瘤的患肢相对固定，防止病理性骨折。

3）矫正和预防关节屈曲挛缩畸形，辅助矫正脊柱侧弯畸形。

4）使肢体制动，减少局部刺激，减轻局部炎症扩散。

5）解除肌肉痉挛，改善静脉血液回流，消除肢体肿胀，有利于软组织修复。

（3）术前术后的辅助治疗

1）术前牵引以提高手术成功率，减少术后并发症，如脊柱侧弯畸形的术前牵引有助于术中矫形复位，先天性髋关节脱位术前术后的牵引，还可防止股骨头缺血性坏死等并发症。

2）术后牵引，减少术后并发症，如截肢术后和髋关节脱位手法复位术后牵引。

3）便于患肢伤口的观察、冲洗和换药，便于患者的护理。

【皮肤牵引】

皮肤牵引是利用粘贴于肢体皮肤的粘胶条（或乳胶海绵条）使牵引力直接作用于皮肤，间接牵拉肌肉和骨骼，而达到患肢复位、固定与休息的目的。

皮肤牵引对患肢基本无损伤，痛苦少，且无穿针感染的危险。但皮肤本身所能承受的力量有限，加之皮牵引对患肢皮肤条件要求较高，因此，其适应范围较局限。

适应证	皮肤牵引适用于骨折，需要采用持续牵引治疗，但又不需要强力牵引或不适于骨牵引的病例
禁忌证	皮肤牵引的禁忌证包括：皮肤有损伤或炎症者；肢体有血循环障碍者。此外，对胶布有过敏史者，忌用胶布牵引，可采用乳胶海绵条皮牵引
术前准备	准备器材，比如牵引架、滑轮、牵引绳、重锤、胶布、扩张板、纱布、绷带及安息香酸酊等。肢体要备皮，必要时剃毛。局部皮肤有炎症、溃破、水疱及肢体血运不良者不宜上皮牵引
操作方法	牵引部位皮肤剃毛后，取宽度合适的扩张板黏在长宽适合的橡皮膏中央，将橡皮膏平贴于患肢两侧，骨突部垫纱布保护，橡皮膏外缠绕绷带，放在一定装置上牵引
注意事项	术后应注意观察肢体远端的血运、感觉以及活动。是否有绷带松解、胶布滑脱及扩张板位置改变。如果有异常，及时处理。牵引过程中要经常检查和调整肢体的位置和牵引重量。牵引期间鼓励患者适当功能锻炼

【兜带牵引】

是指利用帆布、皮革等材料按局部体形制成各种布兜及牵引带，包绕或固定患部，通过牵引装置施加牵引力，进行各种牵引复位的治疗方法。可持续或间歇牵引。临床常用有颌枕带牵引、骨盆兜带牵引、骨盆兜悬吊牵引等。

1. 颌枕带牵引

目 的	缓解颈肩肌肉挛缩；颈椎脱位的复位；减轻颈椎内压力，减轻对颈脊髓的压迫
适 应 证	常用于颈椎骨折、脱位和颈椎结核、颈椎病等
操作方法	用颌枕带托住下颌和后枕部，用牵引钩钩入颌枕带远端孔内，使两侧牵引带保持比头稍宽的距离。于牵引钩中央系一牵引绳，置于床头滑轮上加重量牵引。适用于轻度颈椎骨折或脱位、颈椎间盘突出症及根性颈椎病等。有两种牵引方法：一为卧床持续牵引，牵引重量一般为 2.5~3kg，其目的是利用牵引维持头颈固定休息，松弛颈部肌肉，使颈椎间隙松弛或骨质增生造成的水肿尽快吸收，使其症状缓解；二为坐位牵引，每日 1 次，每次 20~30 分钟，间断牵引，重量根据每个患者的具体情况，可增加到 10kg 左右，但需注意如颈椎有松动不稳者，不宜进行重量较大的牵引，以免加重症状

续　表

注意事项	（1）将床头抬高 10cm，患者平卧，枕头高低与牵引力线一致，床头固定牵引架 （2）将枕颌带从头颈套至下颌及后枕部，在耳周和下颌部内层垫小毛巾，枕颌带两头略张呈 V 形，避免两侧颞部过紧造成不适或皮肤压伤 （3）牵引绳一端通过挂钩固定枕颌带，另一端经滑轮改变牵引方向，末端系重锤，头颈部与牵引绳成一条直线

2. 骨盆带牵引

适 应 证	适用于腰椎间盘突出症及腰神经根刺激症状者，也用作脊柱侧弯或后突的术前辅助治疗
操作方法	用骨盆牵引带包托于骨盆，两侧各有一个牵引带，所系重量相等，两侧总重量 9～10kg，床脚抬高 20～25cm，使人体重量作为对抗，进行持续牵引，并加强腰背肌功能锻炼，使腰腿痛的症状逐渐消退。也可利用机械大重量间断牵引，即用固定带将两侧腋部固定做对抗牵引，用骨盆牵引带包托骨盆髂骨进行牵引，每天牵引 1 次，每次牵引 20～30 分钟，牵引重量先从体重的 1/3 重量开始，逐渐加重牵引重量，以患者感觉舒服为宜
注意事项	腰椎如有明显松动不稳者，不宜用较大重量牵引，以免加重症状

3. 骨盆兜悬吊牵引

适 应 证	适用于骨盆骨折有明显分离移位，或骨盆环骨折有向上移位和分离移位，经下肢牵引复位，仍有分离移位者
操作方法	兜带从后方包住骨盆，两侧各系一牵引绳，交叉至对侧上方滑轮上悬吊牵引，牵引重量以臀部抬离床面 2cm 为宜。对骨盆环骨折有向上移位者，同时配合两下肢的皮肤或骨牵引，可使骨盆骨折分离移位整复，待 4～6 周后解除牵引，进行石膏裤固定
注意事项	腰椎如有明显松动不稳者，不宜用较大重量牵引，以免加重症状

【骨牵引】

　　骨牵引又称为骨骼牵引或直接牵引，是利用穿入骨内的克氏针（直径 0.75～2mm）、斯氏针（直径 4～6mm）、巾钳或颅骨牵引弓，对躯体患部进行牵引。其牵引力直接作用于骨或关节，可以对抗肌肉挛缩，纠正骨折重叠或关节脱位所造成的畸形，不致引起皮肤发生水疱、压迫性坏死或循环障碍。

1. 股骨大转子牵引

适应证	常用于骨盆骨折合并股骨头中心性脱位的治疗，常与股骨髁上牵引或胫骨结节牵引联合应用
操作方法	根据定位 X 线片的指导，在股骨大转子中心，朝腹股沟中外 1/3 交点的方向钻入一枚螺丝钉，最好能在电视透视下，从股骨大转子朝股骨头中心拧入螺纹钉。牵引的力线应与股骨颈的轴线一致。维持牵引的重量为体重的 1/12

2. 股骨髁上牵引

适应证	适用于股骨骨折、有移位的骨盆环骨折、髋关节中心脱位和陈旧性髋关节后脱位等；也可用于胫骨结节牵引过久，牵引钉松动或钉孔感染，必须继续骨牵引时，但股骨下段骨折伴有较大血肿，股骨髁上穿针牵引有造成外源性感染的可能
操作方法	将伤肢放在牵引支架上，自髌骨上缘 1cm 处画一条横线。再沿腓骨小头前缘画一条与髌骨上缘横线相交的垂直线，相交的点即是进针点（老年人骨质较松，穿针要距髌骨上缘高一些）。局麻后，根据病情需要，选择粗细适合的钢针或骨圆钉，然后由助手将膝关节近侧软组织用力向近侧按压，使该处软组织绷紧后再穿针。牵引针应由内向外钻入，注意针不可过于向前方，以免进入髌骨上部的关节囊，造成膝关节感染。一般使用克氏针作牵引针，但也有人用斯氏骨圆针作牵引针，可以避免针在骨内滑动，减少刺激和预防感染。安装牵引弓和牵引架后，将床脚抬高 20~25cm，以做对抗牵引。牵引所用的总重量应根据伤员体重和损伤情况决定，如骨盆骨折、股骨骨折和髋关节脱位的牵引总重量，成人一般按体重的 1/7 或 1/8 计算，年老体弱者、肌肉损伤过多或有病理性骨折者，可按体重的 1/9 重量计算

3. 胫骨结节牵引

适应证	适用有移位股骨及骨盆环骨折、髋关节中心脱位及陈旧性髋关节脱位等
操作方法	将伤肢放在牵引支架上，助手用双手牵引踝部固定伤肢，以减少伤员痛苦和防止继发性损伤。自胫骨结节最高点垂直向后 2cm，再向下 2cm 处穿克氏针或骨圆针。在确定牵引针出入点后，由助手将膝关节下端软组织用力向近侧和稍下方按压，使该处软组织绷紧，然后在选定点进针，进针应从外向内，防止损伤腓总神经。将床脚抬高 20~25cm，以做对抗牵引。牵引总重量成人一般按体重的 1/7 或 1/8 计算。年老体弱者、肌肉萎缩，粉碎性骨折或有病理性骨折者，可按体重的 1/9 重量。术后 2 周内要定期测量伤肢的长度和拍 X 线片，以便随时根据检查结果及时调整牵引重量，并检查伤肢远端的运动、感觉及血运情况

4. 跟骨牵引

适 应 证	适用于胫腓骨不稳定性或开放性骨折，髋关节和膝关节轻度挛缩畸形的早期或辅助性治疗
操作方法	踝关节保持正中位置，在局部麻醉下，在内踝尖部和足跟后下缘连线的中点穿针；或自外踝尖向下 2~2.5cm 再向后 2~2.5cm 处穿针。必须注意：外踝尖端的位置比内踝偏向后，并低 1cm 左右，故穿针时要考虑到内外踝不在同一平面。一般由内向外穿针，也可由外向内穿针。由于正常胫骨有轻度外弧，因此，在跟骨穿针时，针与踝关节面略呈倾斜 15°，即针的内侧进针处低，外侧出口处高（外侧点要略高于内侧点），这样牵引时才能恢复胫骨的生理弧度。一般成人的牵引重量为体重的 1/12~1/11。术后要经常观察脚趾活动、感觉及血运情况

5. 尺骨鹰嘴牵引

适 应 证	常用于肱骨颈、肱骨干、肱骨髁上与髁间粉碎性骨折伴移位明显和局部肿胀严重，不能立即复位固定者，以及陈旧性肩关节脱位需要手法复位者
操作方法	助手将患者上肢提起，肘关节 90° 屈曲位固定，在尺骨鹰嘴顶点下 2.5cm，尺骨脊两侧旁开 1cm 处作为牵引针的进口与出口点。按定位线将克氏针从内向外钻穿尺骨。克氏针横穿尺骨鹰嘴时需小心，不可穿过肘关节囊或损伤尺神经，尤其在肘关节肿胀时穿针更应注意。也可在尺骨鹰嘴尖下 2cm 处，拧入 1 枚螺丝钉进行牵引。对于 5 岁以下的小儿，可用巾钳夹持上述穿针部位进行尺骨鹰嘴牵引。为防止损伤尺神经，应由内侧向外侧穿针。伤肢前臂用布带吊起，保持肘关节屈曲 90°。一般牵引重量为 2~4kg 或体重的 1/20

6. 颅骨牵引

目 的	(1) 减轻颈椎后突畸形，改善受伤椎体形态 (2) 固定和稳定颈椎，可以防止不稳定型颈椎外伤的患者，由于颈部活动过度，导致继发神经损伤 (3) 在手术中行颅骨牵引可使手术安全顺利
适 应 证	常用于颈椎压缩骨折、齿状突骨折、寰枢关节脱位、颈椎脱位、颈椎结核并脱位等的牵引治疗
术前准备	(1) 向患者解释骨牵引治疗的重要性、目的、注意事项，签同意书，以便取得患者的配合 (2) 进行皮肤准备：剃头并清洗干净头部 (3) 做普鲁卡因皮试，过敏者可以选择利多卡因

续　表

操作方法	将伤员剃去头发，仰卧位，颈部两侧用沙袋固定。在两侧乳突之间画一条冠状线，再沿鼻尖到枕外粗隆画一条矢状线。将颅骨牵引弓的交叉部对准两线的交点，两端钩尖放在横线上充分撑开牵引弓，钩尖在横线上的落点作钻孔定位标记。在两标记点处进行局部麻醉后，各做一个小横切口，直至骨膜并略做剥离。钻孔时应使用特制颅骨钻头（在钻头上 3mm 深处有一安全环，可防止钻穿颅骨），钻头的方向与牵引弓钩尖的方向一致，与颅顶水平线成 45°，仅钻入颅骨外板。钻孔后安装颅骨牵引弓，并拧紧牵引弓上的螺旋进行固定，以防松脱或向内挤紧刺入颅内。牵引弓系结牵引绳，通过床头滑轮进行牵引。床头抬高 20cm 左右，作为对抗牵引。牵引重量要根据颈椎骨折和脱位情况决定，一般为 6~8kg。如伴小关节交锁者，重量可加到 12.5~15kg，同时将头稍呈屈曲位，以利复位。如证明颈椎骨折、脱位已复位，应立即在颈部和两肩之下垫薄枕头，使头颈稍呈伸展位，同时立即减轻牵引重量，改为维持性牵引
并发症	（1）钳钩滑脱：多因钻孔太浅，钻头未穿透颅骨外板，或未将两弓尖靠拢压紧螺母拧紧，或牵引绳、颅骨钳与头颅未在一条直线上。因此，在行颅骨牵引术时应用特制保安钻头反复多钻几次，保证钻穿颅骨外板，每日将颅骨牵引弓的压紧螺母拧紧一圈，防止颅骨牵引弓滑脱 （2）切口感染：常因钳钩反复滑脱而造成 （3）硬膜外血肿：主要是由于穿透了颅骨内板造成，一般成人颅骨厚约 4mm，小儿约为 3mm，故必须使用特制的、有保护环的钻头，如术后有硬膜外血肿症状时，应摄颅骨正位 X 线片，以明确钩尖之深度，并予以及时处理

【护理评估】

（1）患肢软组织损伤情况。

（2）患肢末梢血循环、感觉及运动情况。

（3）颅牵患者合并脊髓损伤情况。

（4）牵引力、牵引位置及方向、牵引重量。

（5）骨牵引针眼部位情况。

【护理诊断】

（1）自理障碍	（2）疼痛
与牵引后卧床有关。	与受伤和骨牵引有关。

（3） 清理呼吸道无效

与卧床时间长有关，颅牵患者合并脊髓损伤致呼吸肌麻痹有关。

（4） 有皮肤完整性受损的危险

与受伤、长时间卧床有关。

（5） 有便秘的危险

与排便习惯及体位改变有关。

（6） 有失用综合征的危险

与长期卧床、肢体活动减少有关。

【护理措施】

（1） 心理护理

因长期卧床、牵引导致活动受限，生活自理能力下降以及对疾病预后的担忧等因素，可引起患者消极的情绪反应。应加强沟通，关心、鼓励、安慰患者，对不良的心理反应及时给予心理疏导，使患者积极地配合治疗。

（2） 观察患肢血液循环

对新上牵引的患者，尤其是皮肤牵引患者，应观察患肢血液循环。若因包扎过紧而压迫血管、神经，可引起肢端皮肤发冷、发绀、肿胀、疼痛、麻木、运动障碍及动脉搏动减弱或消失，应及时查明原因并报告医师处理。

（3） 维持有效的牵引

1） 患者应卧硬板床，下肢牵引时，抬高床尾 15～30cm；颅骨牵引或颌枕带牵引时，应将床头抬高 15～30cm，形成反牵引力以对抗牵引。

2） 保持牵引装置的有效性：应经常检查有无阻碍牵引的情况，检查牵引绳与患肢纵轴是否在一条直线上，保持滑轮灵活，牵引绳上不能有被单等物，长度合适；牵引锤必须保持悬空，不能着地。牵引重量根据病情决定，不能随意加减；皮肤牵引时应注意海绵带有无松散及脱落。

（4） 功能锻炼指导

1） 患肢早期可锻炼肌肉等长收缩，两周后开始练习关节活动并逐渐增大活动范围及强度，以患者不感到疼痛及疲劳为宜。

2） 瘫痪的肢体应作关节的被动运动，以防止肌肉萎缩和关节僵硬。

3） 病情允许时应加强全身性活动，如扩胸运动、深呼吸、咳嗽、抬起上身等，以改善呼吸功能。

4）及时调整牵引重量：骨折初期患肢肌肉常有保护性收缩，因此牵引重量要大，待数日重叠畸形纠正后改为维持重量。为防止过度牵引而影响骨折的愈合，应定时测量肢体的长度或及时拍摄 X 线片，根据骨折对位情况及时调整牵引重量。

5）经常检查牵引针处有无不适和炎性分泌物，如穿针处有感染，应设法使之引流通畅，保持皮肤干燥；感染严重时应拔出钢针改换位置牵引。

（5）并发症的预防

1）预防呼吸、泌尿系统并发症：长期卧床活动减少，容易发生坠积性肺炎和泌尿系感染。应鼓励患者利用牵引架上的拉手抬起上身，以加强深呼吸，促进血液循环，并有助于膀胱中尿液排出。同时鼓励患者多饮水，多做深呼吸、咳嗽，以防止并发症的发生。

2）预防压疮：牵引患者由于长期卧床，骶尾部、足跟等部位皮肤长时间受压易产生压疮，因此应加强基础护理，保持床单平整、干燥、清洁。在骨隆突起部位应放置棉圈、气垫等保护皮肤，并定时按摩，每日温水擦浴，保持床单清洁干燥、平整无碎屑。指导患者多食高蛋白、高热量、高维生素食物，增加营养，提高机体抵抗力。

3）预防关节僵硬和肌肉萎缩：患肢长期制动，可引起关节僵硬及肌肉萎缩。应鼓励患者进行功能锻炼，以促进血液循环，保持肌力和关节的正常活动度，预防失用综合征的发生。

4）预防足下垂：膝关节外侧腓骨小头下方的腓总神经位置表浅易受压导致足下垂畸形，跟腱挛缩也可引起足下垂。因此下肢牵引时要防止被褥等物压在足背上，并用托足板将足底垫起，保持踝关节于功能位。皮肤牵引时可在膝外侧垫衬垫，防止压迫腓总神经。病情许可时每天应主动伸屈踝关节和足趾活动，维持局部肌张力以防止足下垂。当患者诉说其足背伸展无力时，注意是否是腓总神经受损所致。

5）便秘：长期卧床使消化功能受抑制，肠蠕动减慢，易发生便秘。应鼓励患者多饮水，每日饮水量不少于 2000ml。多吃蜂蜜、水果和富含纤维素食物如韭菜、粗粮等。指导患者在排便前按摩腹部：先由右下腹至右上腹，由左上腹至左下腹达耻骨联合上方，以促进肠蠕动。如发生便秘，可给予口服缓泻剂、开塞露肛门灌入，必要时行灌肠。

【健康教育】

(1) 环境	(2) 心理指导
环境应安静舒适并为生活不能自理的患者提供方便。	主动与患者及家属谈心，掌握患者的思想变化，对不良的心态反应及时疏导和帮助，使之愉快地配合治疗。

(3) 饮食指导	(4) 压疮的预防
1）嘱患者在吃饭时要注意食物以软食、流食和半流食为主，进食速度要均匀，若患者出现呛咳和气管堵塞，要立即通知主管医生给予处理。 　　2）长期卧床牵引会使消化系统功能发生改变，肠蠕动减慢，易发生便秘。应调节饮食，多饮水，多吃含粗纤维的食物、蔬菜和水果，少食生、冷、产气的食物，必要时可给服缓泻剂。	教会患者及家属压疮的预防方法，保持床单平整、干燥、清洁及牵引局部皮肤的清洁、干燥，在骨突起部位垫棉垫，每日应以温水擦洗 2 次，并用 50%红花酒精定时按摩，防止磨破皮肤，定时翻身。

(5) 指导患者进行全身活动
如扩胸、深呼吸、用力咳嗽、抬起上身等，改善呼吸功能，防止发生坠积性肺炎。

第三节　支具的应用及护理

　　支具是根据人体生理结构，暂时或长期的利用机械力学支持肢体、矫正畸形或辅助病残肢体，以利于恢复或发挥肢体功能的器具。

【适应证】

　　(1) 各种类型的脊柱侧弯畸形手术前后。

　　(2) 脊柱不稳的椎管狭窄、腰椎滑脱、椎间盘突出症。

　　(3) 脊柱结核、肿瘤。

　　(4) 脊柱爆裂骨折、严重的脊柱压缩骨折。

　　(5) 强直性脊柱炎等术后患者。

【种类与作用】

支具因其种类不同，作用亦不相同，大致有以下作用：防止畸形；矫正畸形；稳定关节，改善患肢功能；弥补短缩肢体长度，均衡双下肢。

1. 上肢支具

用于帮助或辅助无力或瘫痪的肌肉，防止疼痛及产生畸形，或纠正已存在的畸形。

(1) 肩支具

有保护作用。适用于肩部瘫痪引起的上肢不能外展抬举，处于下垂位；上肢离心重量的牵引，使关节囊、肌腱、韧带被牵拉松弛，用于肱骨头半脱位，上肢功能丧失的患者。

(2) 肘支架

主要是保护作用。适用于各种原因引起的神经系统损伤，如婴儿脑瘫后遗症、颈部外伤引起颈部神经损伤等，表现为肘关节周围的肌肉瘫痪，肘关节失去伸屈功能；背侧屈肘或伸肘型支具，为纠正型支具，用以牵拉软组织，以克服挛缩。

(3) 手、腕部支具

主要用来增加运动的动力，也有部分固定和矫正作用；帮助瘫痪的患者，完成日常生活；指屈、伸肌腱断裂者，将腕关节保持于功能位，防止屈肌挛缩引起畸形；正中神经损伤后，协助完成伸指、屈指、拇指对掌等动作。

(4) 弹力护腕带

用于腕部软组织扭挫伤的固定，预防腕关节肿胀。

2. 下肢支具

主要用于支撑体重，消除或减少患肢负重，限制不随意活动，稳定关节，防止疼痛及畸形的发生。

(1) 长腿支具

利用骨盆或脊椎作支架，用腰部的悬吊或固定装置来佩戴支具。适用于髋和膝有残疾的患者。主要作用于膝关节，固定范围自大腿上端至踝部，与病理鞋相连，常采用双侧铝合金钢条，用皮或帆布将大腿与小腿固定于钢条上。在膝关节部位安装活动铰链，不限制膝关节正常的伸、屈活动。

（2）短腿支具

主要作用是增强足的背屈力量，防止足下垂。适用于膝关节以下部位的病残，特别是踝关节的病残。

（3）足支架

应用于踝关节功能受限的患者。使足跟内翻，用以治疗跖筋膜炎及平足症。该支具可分为补高病理鞋（靴）及矫形鞋（靴）。一侧下肢短缩2.5cm以上者，可用补高病理鞋（靴）适当补高；矫形鞋可防止足内翻的进一步发展。

（4）趾支架

临床上少见，主要用于固定跖趾关节或替代踇趾的作用。

3. 躯干支具

根据其具体使用部位的不同，又可分为颈支架、胸腰背支架。

（1）颈支架

所有颈椎支具都是用来限制颈椎活动的。适用于颈椎压缩骨折、颈椎结核、颈椎间盘突出症等，用颈支具进行托扶、稳定辅助治疗、帮助恢复功能，如塑料颈围、充气式颈围。

（2）胸腰背支架

其作用是增加体腔内压力，减少躯干运动，改善骨骼的对线。适用于胸椎结核、胸腰椎骨折，腰椎第1~5节疾病、腰肌劳损、骨折、退行性变化等，如硬腰围。

4. 其他支具

儿童骨盆固定带可用于髋发育不良，将患髋固定于屈曲、外展位；Milwaukee支具和胸腰支具可用于脊柱侧弯和后凸的患者；助行器包括步行器、拐杖、轮椅及手扶支具，是躯干和下肢伤残患者借上肢的力量支撑、平衡并运动身体的支具。

【护理评估】

（1）患者的病情、年龄及身体残障的程度。

（2）支具合体、固定有效。

（3）患者及家属对支具使用方法的了解程度。

【护理措施】

（1）注意观察支具是否合体，各种固定襻带是否牢固，对软组织有无卡压，对皮肤有无摩擦等。

（2）观察肢体血液循环变化，如疼痛、肿胀、发绀或苍白、末梢麻木、肌肉无力等常为支具压迫或固定过紧引起。一旦发现则需去除支具，查明原因，对症处理。

（3）注意观察患者使用矫形支具后的治疗反应与效果，以便及时调整或更换新的支具。保证支具有效固定，直至关节复位，骨折愈合。

（4）注意皮肤的清洁与护理，每日擦洗穿戴支具的患肢，对支具着力部位应坚持按摩，提高皮肤耐磨性。

（5）对于长期卧床的患者，给予必要的生活照顾，加强基础护理，预防压疮、泌尿系统感染及肺部并发症。

（6）指导患者进行功能锻炼，防止肢体肌肉萎缩，关节强直、粘连及骨质疏松等现象。鼓励患者到户外活动，空气、阳光、室外新鲜的空气都会改善患者的精神心理状态，并能促进食欲、增强体质。

【健康教育】

（1）向患者及家属介绍使用支具能防止畸形、矫正畸形、稳定关节、支持患肢改善功能，补充缩短肢体高度等，使其了解支具使用的目的，更好地配合治疗。支具使用初期往往感觉不习惯，不舒适，此种情况需要一个适应过程。初期不要经常去掉支具，减少对肢体的适应性刺激。

（2）告知患者及家属使用时的注意事项及相关知识，如使用支具可能发生的并发症，出现明显不适、肿胀、疼痛、麻木、循环障碍等要去除支具，对症处理。指导其注意预防及观察不良反应的发生，在使用时注意预防摔伤；对于穿脱、固定及使用方法，逐步训练掌握，不可鲁莽，急于求成，训练时先练站立后练行走。

（3）支具在使用过程中要经常检查维修和保养，对破损部件要及时修复或更换，以保证治疗效果。

第四节 止血带的应用及护理

止血带有气囊止血带及橡皮管等。其中气囊止血带效果最好，其压迫面积大，对组织损伤小，可以调节、控制压力，定时放松也较方便。主要介绍 QZD-I 型气压驱血带。

QZD-I 型气压驱血带是采用人工气压方法，使止血带阻断肢体血流，达到止血。规格为 0~120kPa（正压），附有大、中、小 3 种型号的止血袖带，适用于四肢急性出血、止血或四肢手术时止血，是骨科常备的急救设备。

【操作方法】

（1）操作前准备	（2）简要操作步骤
1）患者准备：向患者说明使用止血带的目的及重要性，以取得配合。 2）仪器准备：QZD-I 型气压驱血带主机及其大小合适的止血袖带。	1）将合适型号的止血袖带缚于肢体适宜的部位。 2）将止血带的橡胶管与外壳气阀接通。 3）打气加压至所需压力。 4）止血完毕，应先旋开气阀旋钮，让袖带内气体缓慢放出，然后拆除止血带。

【护理注意事项】

（1）选择合适型号的止血袖带

大号止血袖带适用于成人下肢；中号适用于成人上肢或小儿下肢；小号适用于小儿上肢。

（2）选择正确的部位

使用时将止血带缚于肢体出血处的近心端且尽量靠近出血处，以减少组织缺血的范围。上臂不宜扎于中 1/3 处，以免损伤桡神经。前臂和小腿因是双骨骼部位，血管在两骨骼间走行，止血带起不到勒闭血管的作用，不宜缚扎止血带。大腿宜扎在上 2/3 处。

（3）调节合适的压力

打气加压，一般成人上肢为 40kPa，下肢为 53~80kPa；小儿上肢为 20~27kPa，下肢为 27~33kPa。均以降压为准，即用于成人上肢时，加压应超过 40kPa，然后旋开气阀旋钮，徐徐放气至 40kPa，立即关闭，依此类推。使用时应根据实际需要增减压力，不得过松或过紧。过松，则压力仅阻断静脉血流，而不能阻断动脉血流，起不到止血作用，反而造成肢体充血，引起大量出血；过紧，可造成组织坏死和神经损伤。

（4）使用止血带时间

使用止血带从充气后开始计时，连续阻断血流时间一般不得超过 1 小时，如必须继续阻断血流，应每隔 1 小时放松 5~10 分钟。

（5）保养方法

①使用前，检查是否漏气：止血带应紧扎在物体上才能鼓气，否则会使橡皮袋因无限涨大而破裂。②使用时，压力表指针读数不应超过 120kPa（900mmHg），以免内部机件损坏。③止血完毕，应先将气阀放气旋钮旋开将气体排出，然后拆除止血带。在放气时，不得将橡胶管拔出而放气，否则，急剧地放气会使正压表内部机件易受损伤而影响示值的准确性。④使用完毕，应清洁、消毒（尤其是被血液污染的袖带），并置于干燥处。

第五节 外固定器的应用及护理

外固定器固定是常见的骨折治疗方法，是在骨折远段与近段经皮插入数支金属钉，用金属连杆将裸露在皮外的钉端彼此连接起来，以达到骨断端固定、牵拉、加压等作用。

外固定器固定根据形状分为：单边式、双边式、三边式、四边式、半环式、全环式和三爪形或四爪形外固定器。

【作用】

（1）对骨折端之间的挤压

加强固定的稳定性，有利于骨折愈合。

（2）牵伸

可用于肢体延长。

(3) 维持长度

严重粉碎性骨折或有大块骨缺损时，用来保持肢体长度，以骨折端对线和稳定为目的。

(4) 调节复位功能

骨外固定器可进行多方向调节，以纠正移位。

【适应证与禁忌证】

(1) 适应证

1）四肢开放性及闭合型骨折伴严重软组织损伤。

2）骨折伴烧伤、多发性骨折或需分期处理的骨折。

3）感染性骨折。

4）各种不稳定性骨折。

5）某些手术的辅助方法，如粉碎性骨折复位后克氏针固定尚不牢固，可加用外固定器。

(2) 禁忌证

1）内固定螺钉穿针部位皮肤感染。

2）肢体严重多节段粉碎性骨折。

3）合并严重骨质疏松症。

【优点和缺点】

(1) 优点

固定可靠、创伤小、失血少、操作简便；便于伤口敷料的更换；有利于早期活动，防止肌肉萎缩、关节僵直等并发症；能对骨折进行再调节；不需二次手术切开除去内固定物。

(2) 缺点

外固定针孔易发生感染、松动导致固定不牢，还可造成骨折延迟愈合，因而外固定器的设计及应用还需不断改进和完善。

【手术方法】

采取局部麻醉，在电视 X 线机监视下先复位，然后选择骨折两个断端的适当位置经皮穿钉入骨质中，钢钉的一端穿过骨骼，另一端外露于皮肤外，用可调节的金属连杆，将钢钉固定于骨外，保持骨折端的稳定，从而促进骨折愈合。

【外固定器的去除】

外固定器存留时间取决于治疗需要、骨折的部位及程度，如果临床及 X 线片检查骨折已愈合，骨折端有骨痂连接时即可去除外固定器。

【护理措施】

1. 术前护理

（1）心理护理

评估患者的心理状态，给予心理疏导。向患者介绍外固定治疗的优点、方法及注意事项，使患者消除恐惧心理，增强治愈疾病的信心，愉快地接受治疗。

（2）做好手术前准备

包括各项术前常规检查，外固定器的消毒以及皮肤准备、禁食水、药物过敏试验等，手术晨按医嘱给予术前用药。

2. 手术后护理

（1）预防及减轻肢体肿胀

术后 1 周抬高患肢，要高于心脏水平，以促进淋巴及静脉回流，减轻肿胀。肿胀明显时，遵医嘱静脉滴注 20% 甘露醇 250ml，每日 1~2 次。

（2）疼痛护理

由于肢体肿胀及钉眼处皮肤牵拉可引起疼痛。应关心安慰患者，教会患者松弛疗法，适当地给予镇痛剂。

（3）饮食护理

鼓励患者进食高蛋白、高热量、高维生素富含钙质且易于消化吸收的食物，以促进骨折愈合。

（4）观察患肢血液循环

应密切观察肢端皮肤颜色、温度足背动脉搏动、感觉及运动情况，观察有无因过度牵拉导致的神经血管损伤。

（5）预防感染

每日 2 次用 75% 酒精点滴钉孔，保持钉孔部位清洁干燥，每隔 1~2 日更换敷料 1 次。渗出液多时应每日更换无菌敷料，必要时随时更换。密切观察体温变化，若术后体温 3~5 日内不降至正常甚至升高，要注意有无全身感染情况及针孔周围有无红、肿、热、痛并定期作血常规检查。遵医嘱应用适当适量的抗生素以预防感染。

（6）功能锻炼

为预防关节僵硬、肌肉萎缩等并发症，手术后应尽早开始功能锻炼。术后第 1 日开始做股四头肌舒缩运动每日 2~3 次，每次 15~30 分钟。术后 2~3 日可开始上、下关节的锻炼。固定可靠，肢体肿胀减轻后，患者可扶拐下地活动。如果活动后，肢体肿胀明显，应减少或暂停活动。

（7）并发症的预防及护理

1）钢钉松动：钢钉松动是常见的并发症，会影响到外固定的稳定，导致骨愈合不良或继发感染。其发生原因与钢钉的部位、穿钉技术以及生物力学因素有关。另外，不稳定的骨折和过早负重也是引起钢钉松动的重要因素。应每日检查外固定器上螺钉的松紧度，紧固连接螺钉，保持有效固定，适当延长患肢不负重的时间，防止钢钉松动。

2）感染：钉孔感染是最常见的并发症。一旦感染，钉孔出现脓性分泌物，周围组织红、肿、疼痛，发展到深部即可导致骨髓炎或关节感染。如发生钉道感染，应立即抬高患肢，停止关节锻炼，全身或局部应用抗生素，及时清除钉孔分泌物，保持周围皮肤的清洁干燥，感染严重者需行切开引流。

3）骨筋膜室综合征：因钢钉横行通过骨筋膜室或皮质切骨后骨筋膜室内压增高所致，引起肢体肿胀、疼痛、活动障碍、牵拉痛及动脉搏动细弱甚至消失等症状，应做到及早发现、及时处理。可静脉滴注 20% 甘露醇 250ml，每日 1~2 次。必要时尽早手术切开，以免造成肢体坏死等严重后果。

4）骨折愈合不良：骨折不愈合主要是由于外固定器的不牢固，存在异常活动、钢钉穿过骨骼的位置不当、骨折断端之间未形成加压等引起。因此应定期观察调整外固定装置，使外固定的固定力适合骨折愈合过程的力学环境需要，从而促进骨折的愈合。

第六节　高压氧疗的护理

高压氧（HBO）疗法是将患者置于高于一个大气压的特殊密闭环境中，呼吸高于一个标准大气压（101.3kPa）的纯氧，以治疗疾病的方法。

【治疗作用】

（1）使血液中的氧含量增加，超过正常时的数倍甚至数十倍。

（2）提高血氧弥散和增加有效弥散距离。

（3）提高组织储氧量，改善和纠正机体的缺氧状态，促进机体有氧代谢。

（4）减轻脑水肿，降低颅内压。

（5）抑制有害因子和细菌对人体的损害。

（6）促进血管新生、创伤修复和骨再生作用。

【适应证与禁忌证】

（1）适应证	（2）禁忌证
1）高压氧作为主要治疗方法或重要的辅助疗法，临床疗效显著。适应证如 CO 中毒、空气栓塞及减压病；窒息、心肺脑复苏后缺氧性脑功能障碍等。 2）高压氧作为综合措施之一，可明显提高疗效。如周围神经损伤、脑缺血性疾病、神经性耳聋等。	1）颅内病变诊断不明者。 2）原因不明的高热、急性上呼吸道感染、急慢性鼻窦炎、中耳炎、咽鼓管通气不良。 3）恶性肿瘤，尤其是已发生转移的患者。 4）出血性疾病患者。 5）严重高血压（$>160/95mmHg$），心功能不全。 6）肺部感染、肺气肿、活动性肺结核、肺空洞。 7）妇女月经期或怀孕期。 8）有氧中毒和不能耐受高压氧者。 9）未经处理的气胸。

【护理措施】

（1）入舱前护理

1）了解病情，对危重患者测体温、脉搏、呼吸、血压，采血标本做血气分析检查。

2）进舱前饮食不宜过饱，排空大小便，取下手表和钢笔，勿穿化纤衣服，严禁吸烟及带火种入舱，夹闭各种引流管，教会患者捏鼻鼓气的动作。

3）给患者备好空位及吸氧面具。

4）对患者进行安全教育。

5）护送患者入舱。

6）10ml 以上安瓿应在舱外锯开后带入舱内或由传递舱送入，防止开安瓿时玻璃爆破飞溅危险。补液患者应使用开口式输液器，如用密封瓶时通气针应在液平面上，以沟通瓶内外的气压。

（2）加压吸氧时的护理

1）指导与督促患者做捏鼻鼓气或吞咽动作或吃食物和饮水。

2）对危重患者密切观察瞳孔、心率、血压与呼吸及末梢循环状况。随时与舱外医师联系采取相应措施。

3）加强对昏迷患者的保护，防止其因躁动而坠床。

4）调节舱内温、湿度，维持在相对适宜的稳定状态。

（3）稳压吸氧时的护理

1）指导与协助患者打开氧气阀，正确戴好吸氧面罩。

2）保持昏迷患者呼吸道通畅，防止分泌物与呕吐物进入气管。

3）观察患者吸氧情况，注意氧气供应是否充足，如有供气不足应及时与控制台联系予以调节，与舱外医护人员密切联系。

4）注意有无氧中毒先兆或早期症状出现，如患者面部及嘴唇周围出现小抽搐。

（4）减压时的护理

1）指导患者安静吸氧，不要屏气与咳嗽，防止肺气压伤。

2）调节输液速度与液平面，防止空气进入静脉。

3）严密观察减压时的体温、脉搏、呼吸、血压变化。

4）对手术切口适当进行加压包扎，防止切口渗血。

5）开放各种引流管及血压计、气阀。

6）给患者保暖，准备护送出舱。

（5）出舱后的护理

1）观察患者有无皮肤瘙痒、关节疼痛等减压病的早期症状出现。

2）协助整理舱内卫生，消毒舱内物品及吸氧面具，更换和补充耗损的医疗用品和药品。

3）作好护理记录。

第七节　关节镜检查

随着竞技体育的要求不断提高，群众运动的广泛开展，交通伤的增多，关节伤病的发生率明显增高，关节镜手术已从根本上改变了以往的状况，使许多关节手术在不切开关节的微创条件下完成。

【特点】

关节镜可以看到关节内几乎所有的部位如关节软骨结构、滑膜、韧带等，而且图像经过放大，做到诊断准确，手术精确度高，创伤小，瘢痕少，康复快，并发症少，效果好。有些情况下麻醉过后即可下地活动，对患者增强战胜疾病的信心大有好处。

【适应证】

（1）半月板损伤

这是扭伤后引起膝关节疼痛和交锁的最常见原因，通过关节镜可以清晰地观察半月板损伤的情况，从而决定切除、休整、成形、缝合、修复。

（2）游离体摘除

寻找游离体形成的原因是关节镜手术的重要意义，产且对所发现的病因进行治疗，防止游离体的再形成。

（3）滑膜病变

关节镜下滑膜切除术适用于滑膜炎早期。疼痛轻，发生关节粘连的机会少，关节活动功能恢复也快。

（4）交叉韧带损伤

交叉韧带损伤在运动创伤中并不少见，而且往往合并膝关节内的其他损伤。关节镜可以修复与重建膝交叉韧带并同时处理关节内的其他病变。

（5）关节炎症

化脓性关节炎的清创与冲洗引流，结核病灶清理，轻中度骨关节炎，特别是伴有关节卡感和交锁者。通过关节镜可以清楚地看到关节面软骨的损害情况，通过修整软骨面、清除破损的半月板、取出游离体和磨削妨碍关节运动的骨赘，起到减轻疼痛和改善功能的作用。同时对关节面的损害状况做出正确的评估。

（6）髌骨复发性脱位	**（7）膝关节粘连**
镜下外侧支持带松解、内侧紧缩。	镜下手术松解。

第八节　关节穿刺术

关节穿刺术是骨科常用治疗技术。

适应证	（1）四肢关节腔内积液，需行穿刺抽液检查或引流，或注射药物进行治疗 （2）关节腔内注入空气或造影剂，行关节造影术，以了解关节软骨或骨端的变化
患者准备	（1）向患者解释穿刺的重要性及注意事项，解除患者恐惧心理 （2）协助患者暴露被穿刺关节，摆好体位，告诉患者针头刺入皮肤后勿动，以免针头脱出
术中配合	穿刺成功后，抽出关节液，肉眼观察穿刺液颜色，准备试管装取关节液进行镜下检查、免疫、细菌培养、抗生素敏感试验等
注意事项	（1）严格无菌操作以免引起关节腔感染 （2）穿刺后加压包扎的患者注意末梢血运，认真听取患者主诉，如出现患肢肿胀、末梢皮肤温度较健侧凉、颜色较健侧暗时及时通知医生

第九节　脊髓造影术

脊髓造影是显示脊髓及蛛网膜下腔的形态变化。

适应证	（1）椎管内肿瘤、炎症及脊髓血管畸形等病变 （2）蛛网膜炎粘连或脊柱外伤所致梗阻者 （3）椎间盘突出症、颈椎病及椎管狭窄
患者准备	（1）向患者解释检查的重要性以及检查中的注意事项，如告知患者在穿刺注液时应保持静卧，当注入造影剂及抽取液体时可有不适感，以及转动体位时可有眩晕或恶心感等，以取得患者合作 （2）检查前4~6小时禁食，1小时前可服用镇静剂。检查前排空大小便 （3）摄脊椎正侧位片，了解有无骨质改变 （4）做小脑延髓池穿刺时，应剃去枕部及颈后部头发 （5）做碘过敏试验

术中配合	（1）患者取侧卧位，行腰穿术。穿刺成功后，放出脑脊液 3~5ml 并缓慢连续注入水溶性碘制剂，取头低、足高位，上行性造影，根据需要进行摄片 （2）颈段病变可采用小脑延髓穿刺，穿刺后，放出脑脊液并注入等量造影剂，取头高足低的下行性造影，造影后根据需要控制体位进行摄片
注意事项	（1）椎管内有活动性出血、穿刺部位有感染、全身情况衰竭、发热及对碘过敏者禁忌 （2）如用油性碘制剂，如碘苯酯，则椎管内存留的造影剂，术后检查后应尽量抽出 （3）造影术后，应抬高头部，以免造影剂流入颅内 （4）注意观察病情变化，出现头痛、眩晕、呕吐、尿潴留等情况，可行对症治疗，同时，应注意观察有无蛛网膜炎、神经根炎、肉芽肿以及碘过敏和肺栓塞等并发症 （5）检查后，卧床休息 12~24 小时，俯卧 1~2 小时，然后平卧，以小枕头支托。如果出现恶心，可取侧卧位。每 2 小时检查运动与感觉状况 （6）告知患者如出现头痛、恶心、眩晕、肢体麻木和无力时，要报告医护人员

参 考 文 献

[1] 刘联群. 骨伤科专病护理路径 [M]. 北京：人民卫生出版社，2010.

[2] 廖威明. 外科学 [M]. 北京：科学技术文献出版社，2009.

[3] 胥少汀，葛宝丰，徐印次. 实用骨科学 [M]. 第 3 版. 北京：人民军医出版社，2006.

[4] 胥少汀，葛宝丰，徐印坎. 实用骨科学 [M]. 第 2 版. 北京：人民卫生出版社，2003.

[5] 宋金兰，高小雁. 实用骨科护理及技术 [M]. 北京：科学出版社，2008.

[6] 曹维新，李乐之. 外科护理学 [M]. 第 5 版. 北京：人民卫生出版社，2008.

[7] 徐万鹏，李佛保. 骨与软组织肿瘤学 [M]. 北京：人民卫生出版社，2008.

[8] 班秋云，钱培芬. 临床骨科护理手册 [M]. 世界图书出版公司，2006.

[9] 宁宁. 骨科康复护理学 [M]. 北京：人民军医出版社，2005.

[10] 景娥. 骨科疾病护理 [M]. 北京：科学技术文献出版社，2008.

[11] 金芳. 骨科临床实用护理 [M]. 北京：科学技术文献出版社，2005.